Kräuterheilkunde
für Frauen

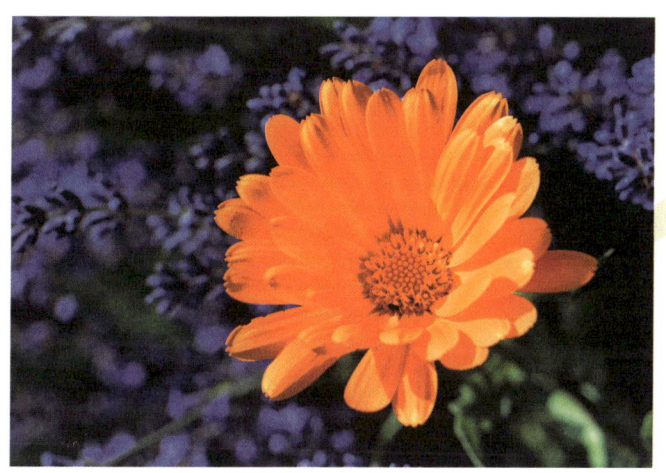

KOSMOS

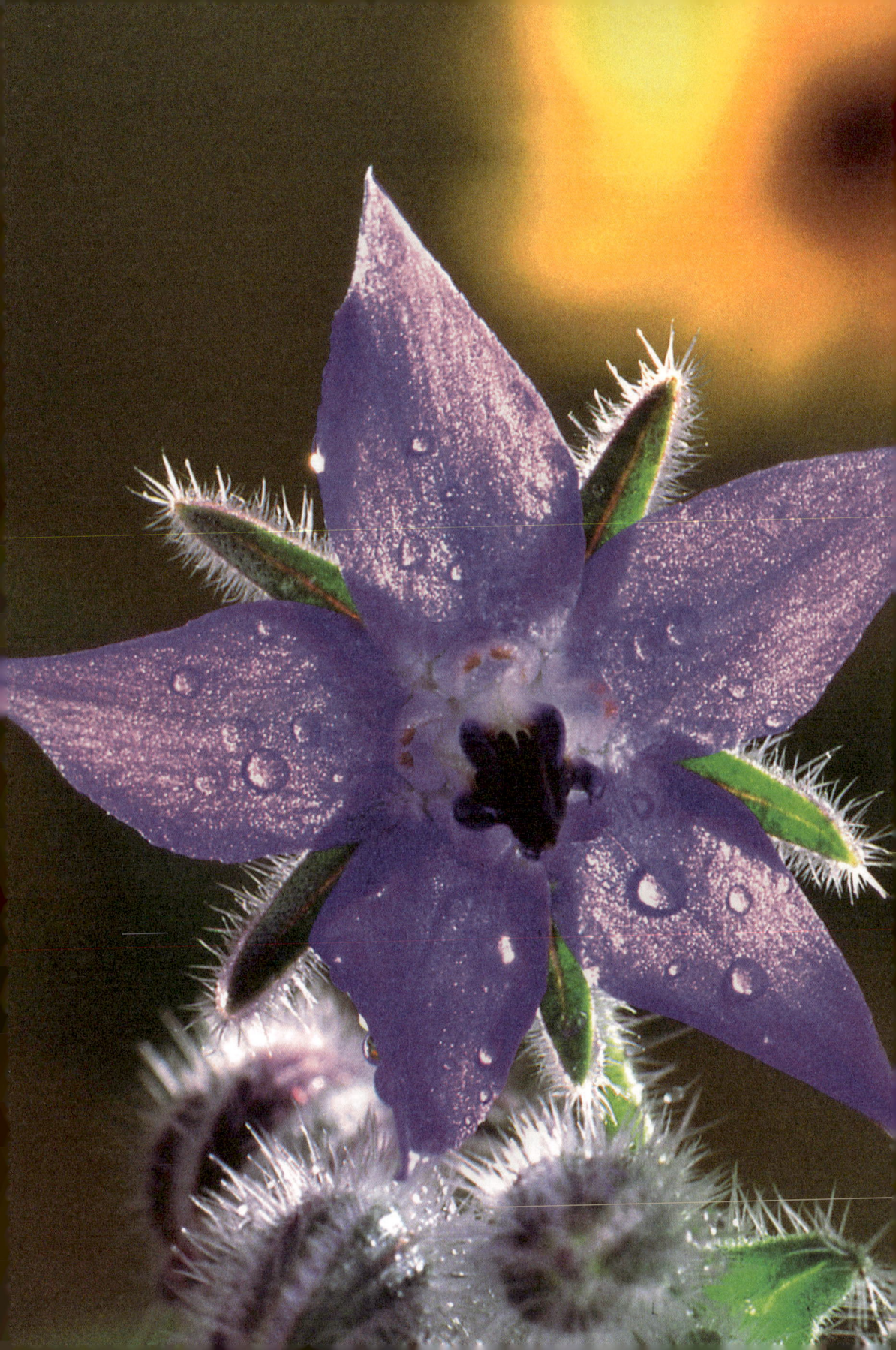

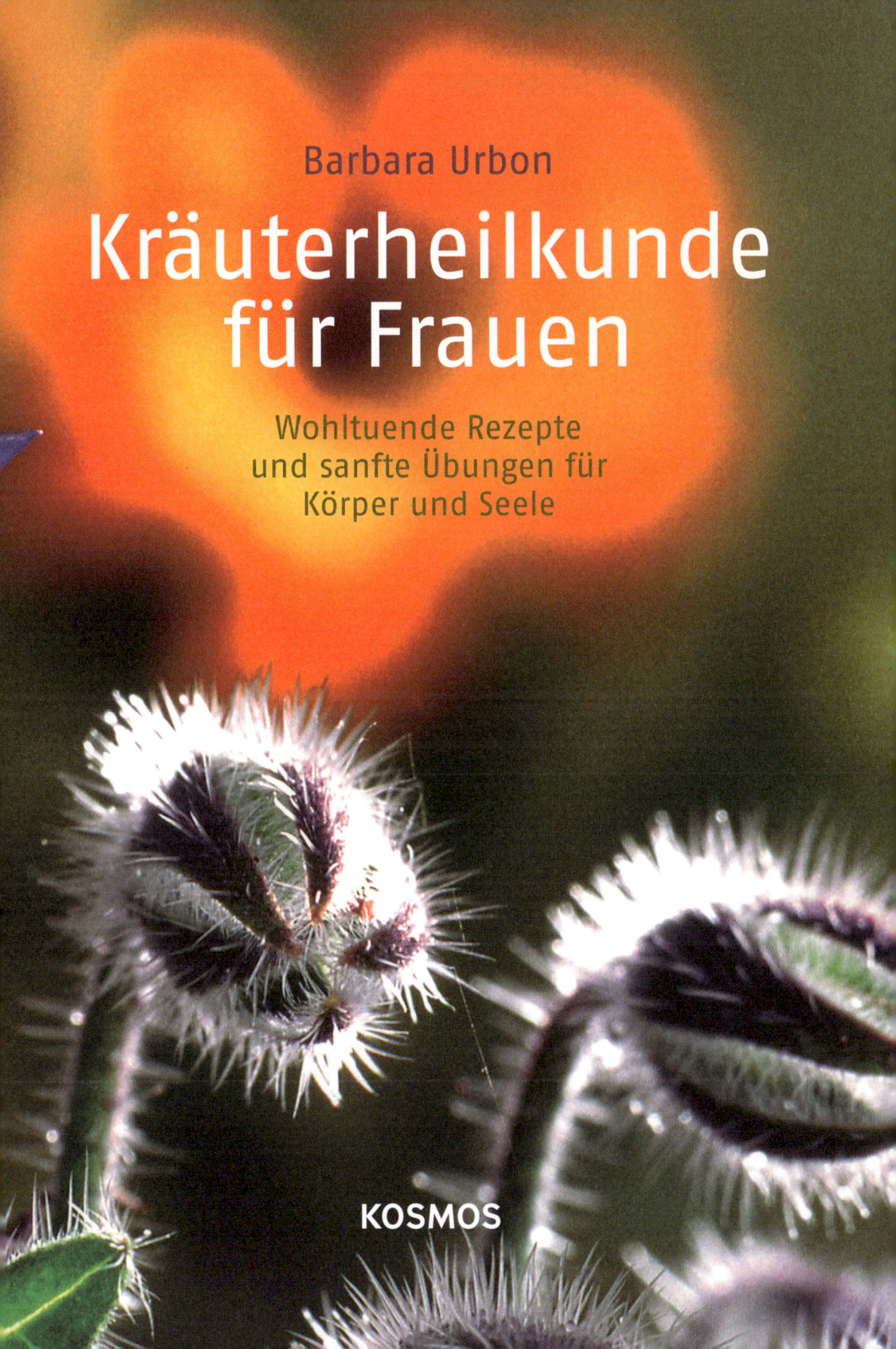

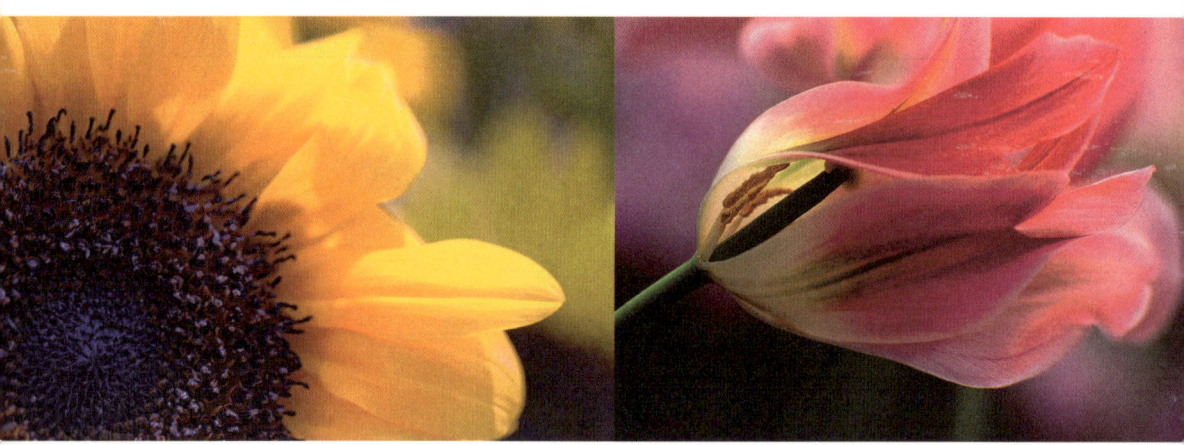

Wege zum Glück

Urvertrauen 10
Wer bin ich? 16
Zwänge und Verhaltensmuster 18
Vorurteile überwinden 20
Intuition und Gefühl 22
Selbstwertgefühl 24
Gedankliche Altlasten 28
Leben im Hier und Jetzt 32
Glücksmomente 34
Ein Lächeln für mich 35
Frauenleben heute 36
Weiblichkeit 38
Keine Angst vor den Wechseljahren 39
Ich bin, was ich bin 42
Sich selbst erkennen 46

Sanfte Körperübungen

Den Körper erfahren 54
Übungen für Körper, Geist und Seele
   Gesund bis ins hohe Alter, Po und Oberschenkel, trainierte Hüften, intakte Bauchmuskulatur, gesunde Beine, straffe Brüste 58
Übungen für den Beckenboden
   Stabiler Beckenboden, Muskeltraining für den Beckenboden 64

Akupressur für jeden Tag

So hilft Akupressur 70
Akupressurpunkte
   Kopfschmerzen / Migräne, Menstruation, Spannungsschmerzen in den Brüsten, Wechseljahresbeschwerden, Schlafstörungen, sexuelle Probleme, Stillzeit, Wassereinlagerung in den Beinen 73

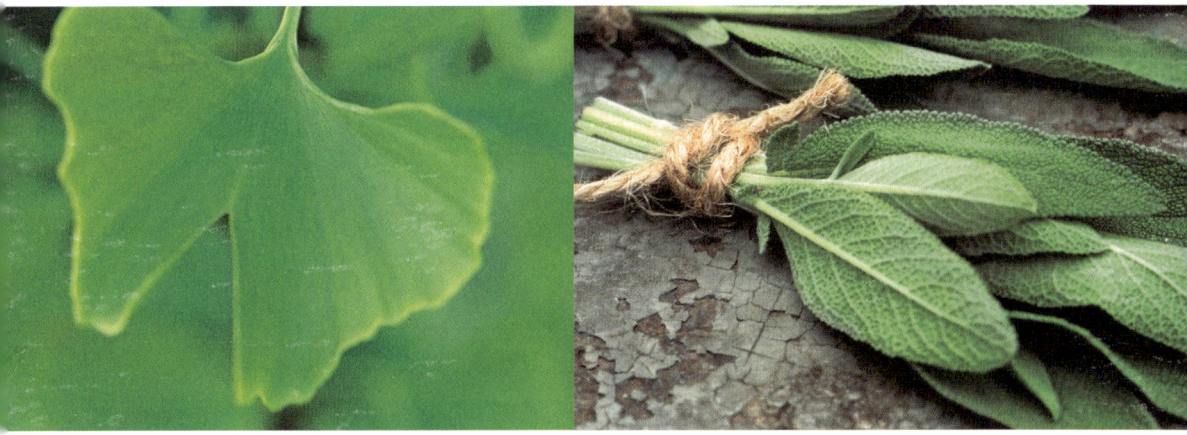

Heilkräuter für Frauen

Heilpflanzen richtig verwenden 80
Berufkraut, Kanadisches *Conyza canadensis* 84
Blutweiderich *Lythrum salicaria* 85
Blutwurz *Potentilla erecta* 86
Bockshornklee *Trigonella foenum-graecum* 88
Brennnessel *Urtica dioica* 89
Buchweizen *Fagopyrum esculentum* 92
Ehrenpreis, Echter *Veronica officinalis* 94
Eisenkraut *Verbena officinalis* 95
Engelwurz *Angelica archangelica* 96
Fenchel *Foeniculum vulgare* 98
Frauenmantel *Alchemilla vulgaris* 100
Gänsefingerkraut *Potentilla anserina* 101
Ginkgo *Ginkgo biloba* 102
Ginseng *Panax ginseng* 103
Hafer *Avena sativa* 104
Hirtentäschel *Capsella bursa-pastoris* 107
Holunder *Sambucus nigra* 108
Johanniskraut, Tüpfel *Hypericum perforatum* 112
Kamille, Echte *Matricaria recutita* 116
Katzenminze *Nepeta cataria* 118
Lavendel, Echter *Lavandula officinalis* 120
Lein, Flachs *Linum usitatissimum* 124
Linde *Tilia* 126
Löwenzahn *Taraxacum officinalis* 127

Myrte *Myrtus communis* 130
Nelkenwurz, Echte *Geum urbanum* 131
Passionsblume *Passiflora incarnata* 132
Pfefferminze *Mentha* x *piperita* 133
Reis *Oryza sativa* 135
Ringelblume *Calendula officinalis* 136
Rose, Apothekerrose *Rosa gallica* 138
Rotklee *Trifolium pratense* 140
Salbei *Salvia officinalis* 141
Schafgarbe *Achillea millefolium* 143
Sesam *Sesamum indicum* 144
Sojabohne *Glycine max* 145
Taubnessel, Weiße *Lamium album* 146
Wiesenknopf, Großer *Sanguisorba officinalis* 148
Ysop *Hyssopus officinalis* 149
Zitronenmelisse *Melissa officinalis* 150
Zitronenverbene *Aloysia triphylla* 152

Fertigpräparate 154

Register 156
Service 160

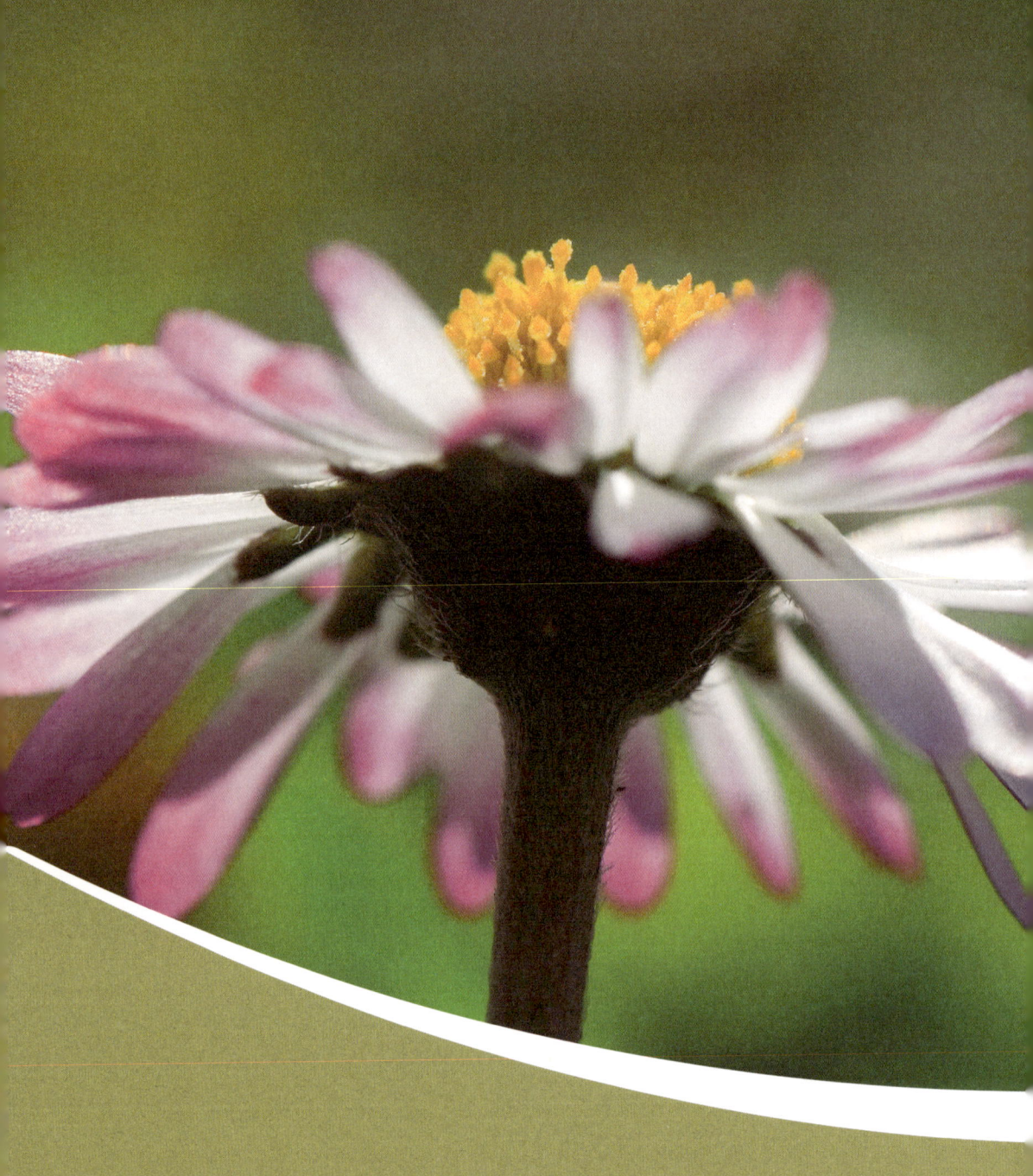

„Die Natur ist meine Welt"

Jeden Augenblick bewusst wahrnehmen. Ich liebe mein Leben, ich liebe den Augenblick und gehöre zu den glücklichen Menschen, die ihr Leben in vollen Zügen genießen. An dieser Begeisterung, dieser Lust am Leben möchte ich möglichst viele Frauen teilhaben lassen.
Meine Erfahrungen aus Beruf und Freizeit zeigen mir, dass viele Frauen Schuldgefühle, Minderwertigkeitskomplexe mit sich herumtragen und sich an ihrem Alltag nicht richtig freuen können, am Leben vorbeileben.
In diesem Buch versuche ich meine Eindrücke und Empfindungen, meine Erfahrungen, mein Wissen, das ich hauptsächlich aus der chinesischen Philosophie, dem Praxisalltag und aus meinem Leben bekomme, möglichst vielen Frauen zu vermitteln.
Ich würde mich freuen, wenn diese Zeilen zu einem intensiven, bewussten, zufriedenen Leben auf dieser Erde führen.
Den Augenblick genießen, im Hier und Jetzt leben, dies kommt in unserer schnelllebigen, hektischen Zeit oft zu kurz. Ab und zu müssen wir uns an das erinnern, was wirklich wichtig ist, das Leben.
Ein ganz wichtiger Aspekt ist dabei die Natur, ohne sie geht nämlich gar nichts.

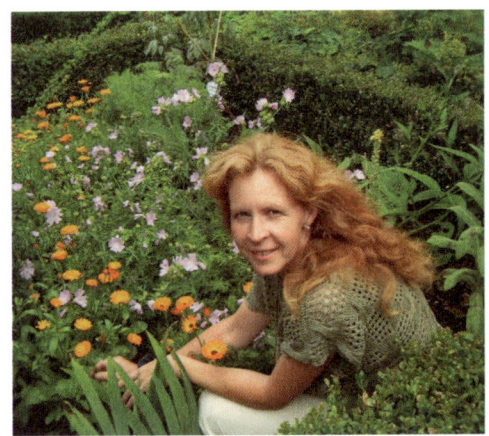

Wir leben in ihr, von ihr und mit ihr. Welche Geheimnisse sie mit ihren Heilkräutern, der Akupressur und wohltuenden Körperübungen ganz speziell für uns Frauen bereithält, wie sie uns pflegt, genießen und in Düften dahinträumen lässt, wie sie sich für unsere Gesundheit einsetzt, werden Sie auf den folgenden Seiten erfahren.
Besonders die Frauenkräuter mit ihren beruhigenden, blutstillenden, entzündungshemmenden Eigenschaften stehen uns bei unseren Frauenbeschwerden hilfreich zur Seite. Die Heilkräuter wirken besonders auf unseren weiblichen Organismus und unterstützen ihn.

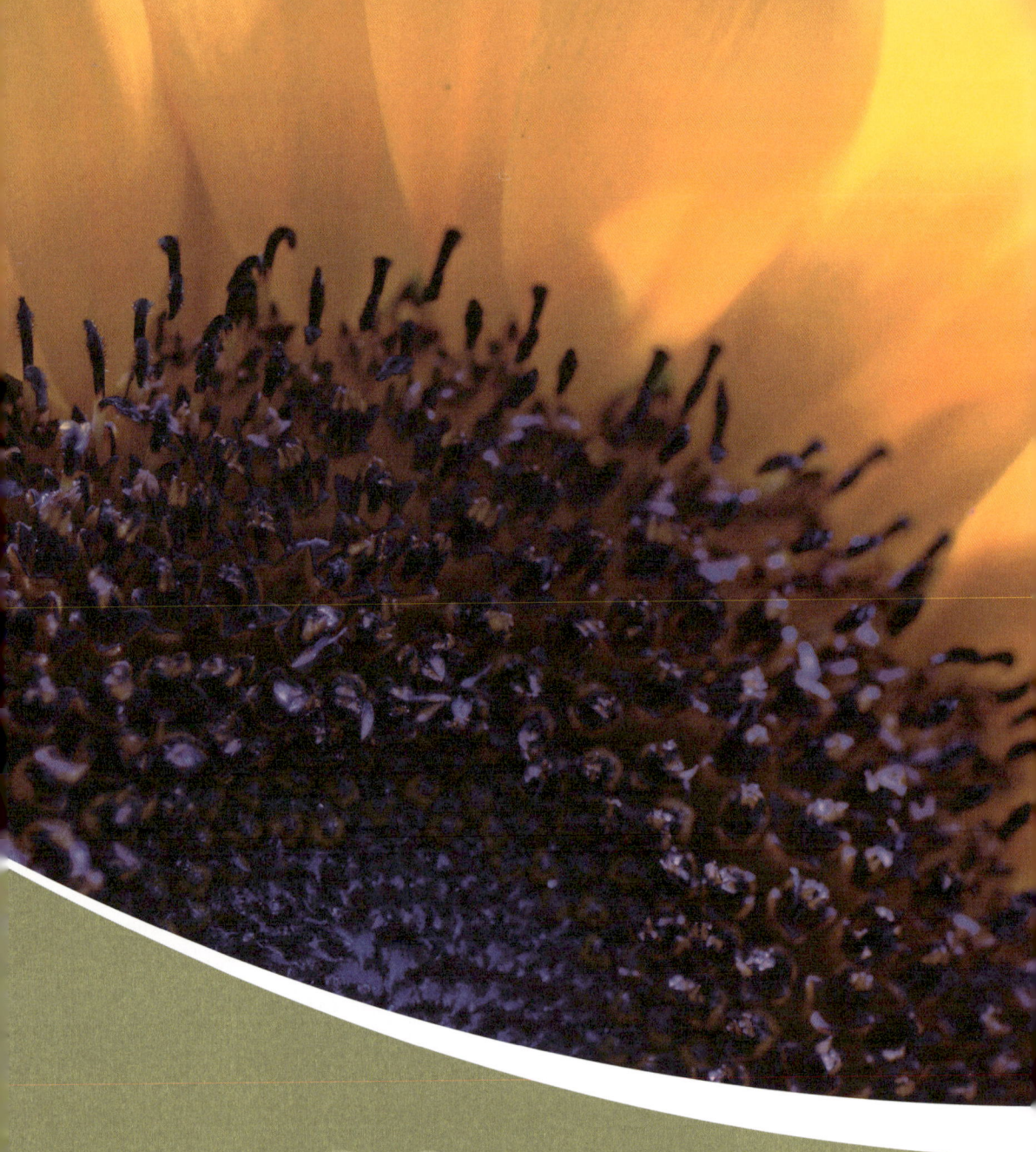

„Mit einem von Herzen kommenden Lächeln können Sie Ihren Mitmenschen und sich etwas Gutes tun."

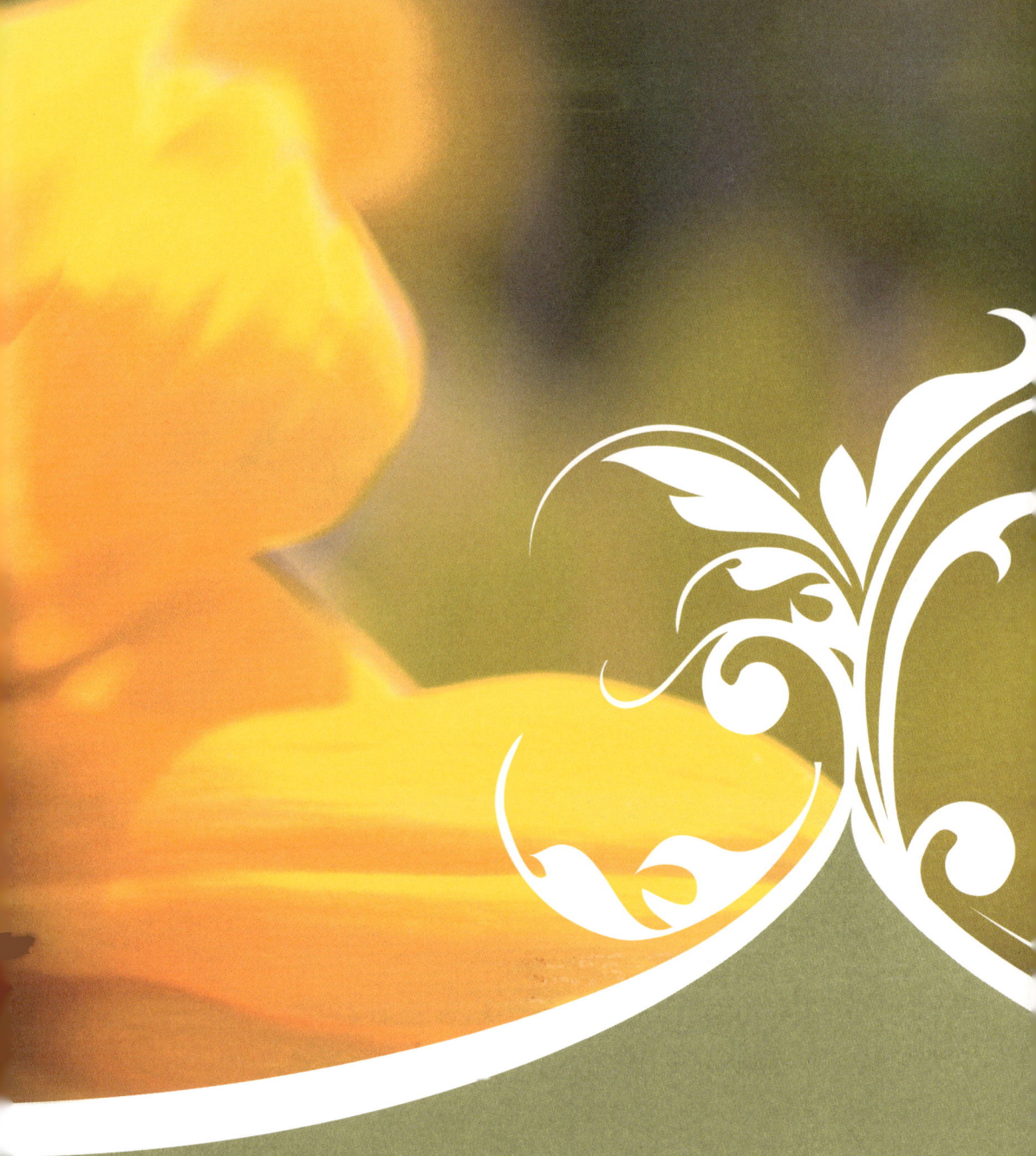

Wege zum Glück

Urvertrauen

Bevor ich Ihnen hilfreiche Ratschläge und gute Anregungen mitgebe, möchte ich kurz über meine Erfahrungen, die ich auf meinem bisherigen Lebensweg machen durfte, berichten. So können Sie mich etwas kennen lernen und Sie werden merken, dass es sich um mein Erlebtes und mein Wissen handelt, das ich gerne an Sie weitergeben möchte.

Starke Wurzeln

Ich gehöre zu den glücklichen Menschen, die auf eine wohl behütete, unbeschwerte und **glückliche Kindheit** zurückblicken können. Meine Eltern gaben mir kräftige, starke, widerstandsfähige Wurzeln, die mich auch in turbulenten Tagen festhalten, damit ich den Boden unter meinen Füßen nicht verliere. Dies war Voraussetzung, dass das Bäumchen, mit dem ich mein Leben gerne vergleiche, zu einem kräftigen, stabilen, kerngesunden Baum heranwachsen konnte. Ich genoss es, Kind sein zu dürfen, ich lebte in Freiheit, suchte im Bach hinter unserem Haus nach Fröschen und kleinen Fischen, beobachtete, wie sie im Wasser schwammen und sich unter Steinplatten vor mir versteckten.

Als die Zeit kam, wo die Kinder eigentlich in den Kindergarten gehen sollten, versuchte man mir unbewusst genau diese Freiheit zu nehmen. Ich sollte nun jeden Morgen in ein mir fremdes Haus gehen, wo schwarzgekleidete, angsteinflößende, für mich fremde Menschen mir meinen Tagesablauf vorschreiben wollten. Ich muss dazu sagen, dass mein Kindergarten damals von Ordensfrauen geleitet wurde, die, wenn man ihrer Meinung nach nicht gehorsam war, auch einen kleinen Stock verwendeten, um sich bei uns Kindern durchsetzen zu können. Ich brauchte nicht lange, um zu erkennen, dass diese Art von Spiel mir nicht gefiel. Ich war viel zu kreativ, ich wollte nicht, dass man mir vorschrieb, was ich zu spielen, zu basteln oder zu singen hatte. Ich wollte hinaus, in meinen Garten, an meinen Bach, wollte in meiner Welt leben, frei sein

---

TAO

Das Tao lässt sich nicht beschreiben und nicht darstellen, es ist einfach vorhanden. In jedem Ding, das sich auf Erden und im Universum befindet, es gibt nichts, was kein Tao hat. Tao ist keine Religion, es ist das, was unsere Existenz ausmacht, das, was uns leben lässt, das, nach was die Menschheit sucht, seit es sie gibt. Die Erkenntnis.

dürfen in der Natur, dem Schoß unserer Entstehung. Ich bin froh, dass meine Eltern dies erkannten und mich nach einer Woche Kindergartenaufenthalt wieder zu Hause ließen.

Dies war eine sehr wichtige Entscheidung, die meine Eltern für mich trafen. Ich durfte zurück in meine freie Kindheit und wurde nicht als dreijähriges Mädchen zu etwas gezwungen, in eine Organisation hineingepresst, um mehr oder weniger gewaltsam eine Abnabelung von den Eltern zu forcieren. Dies geschieht ganz von allein, man muss nur den richtigen Zeitpunkt abwarten können. Durch diese Haltung meiner Eltern lernte ich auch, dass man **nicht alles akzeptieren** muss, nur weil es so üblich ist und die Mehrheit es so macht. Dies sollte für mein Leben ein ganz wichtiger Aspekt sein.

Als ich fünf Jahre alt war, zogen meine Eltern in ihr eigenes Haus um. Ich durfte in Böbingen, in einer sehr romantischen, dörflichen, naturverbundenen Umgebung weiterleben, für mich war dies einfach herrlich. Mit einem Liedchen auf den Lippen, der Freundin an der einen und einer Milchkanne an der anderen Hand, ging es barfuß an hohen, blühenden Wiesen vorbei zum Milchhäuschen, wo ich frische Kuhmilch kaufen konnte. Nun ja, die Jahre vergingen und heute bin ich eine **selbstbewusste, erwachsene glückliche** Frau mit drei wunderbaren Mädchen.

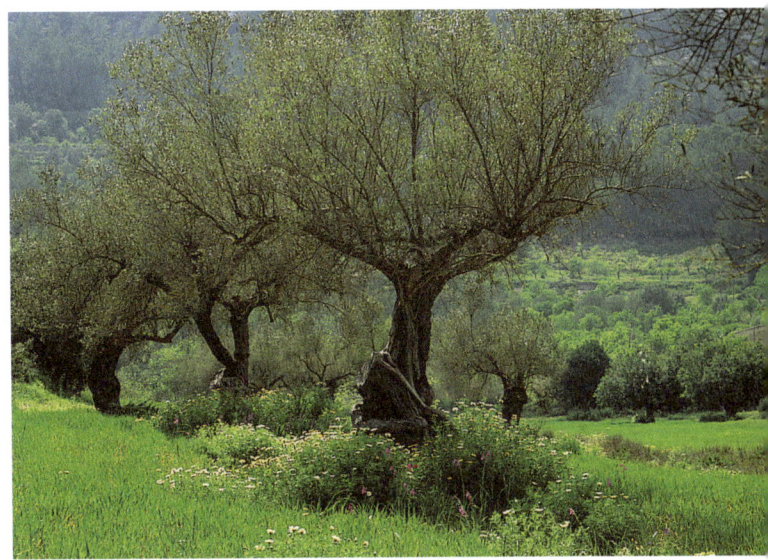

Ich vergleiche mein Leben mit dem eines gesunden Baumes. Stabile Wurzeln geben ihm Halt, gesunde Zweige tragen Früchte.

Den richtigen Weg finden

Als meine älteste Tochter klein war, litt sie unter einer starken Hauttrockenheit. Mein damaliger Arzt meinte, ich solle sie ins Krankenhaus geben, dort könne man herausfinden, ob es eine Allergie sei und wenn ja, auf was. Dank meiner natürlichen Lebenseinstellung tat ich dies nicht, ich suchte einen **anderen Weg**.

Von einer sehr lieben Bekannten erfuhr ich von einer Inderin (in ihrer Heimat absolvierte sie in einem Krankenhaus eine abgeschlossene Ausbildung zur Ärztin). Ihre Praxis lag zwar ein schönes Stückchen von mir entfernt, doch das war für mich kein Hindernis. Ich vereinbarte einen Termin, stellte ihr meine Tochter vor und ließ sie über einen Zeitraum von ein und einem halben Jahr jeden Samstag mit Akupunktur behandeln. Eines Tages fragte sie mich, ob sie einen **Blick in meine Hand** werfen

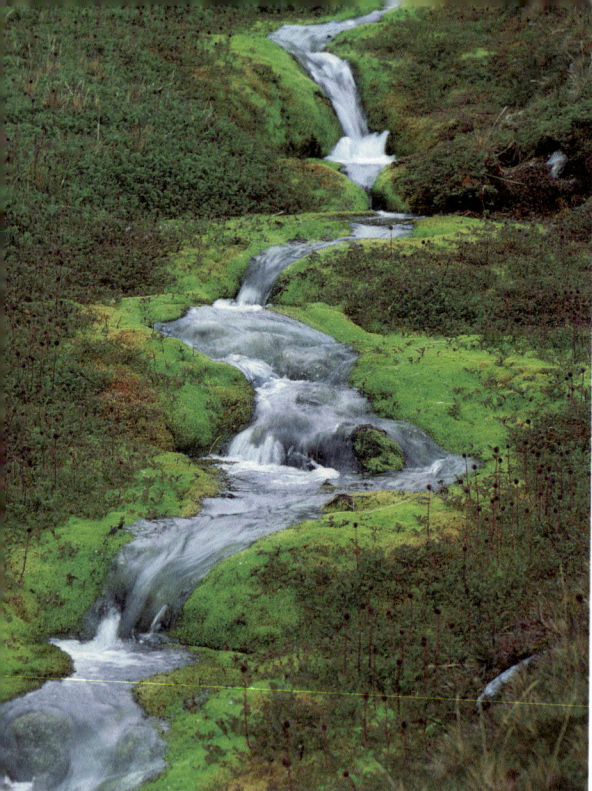

Der Lebensweg sollte sein, wie der des Wassers. Zielstrebig, immer in Bewegung.

dürfte. Ihre Diagnosen stellte sie anhand der Augen und der Hände. Bei der Betrachtung meiner Hand strich sie mit ihrem Zeigefinger über eine meiner Handlinien, dann sagte sie zu mir, dass ein Heilberuf für mich das Richtige wäre. Zu diesem Zeitpunkt konnte ich mir das allerdings nicht vorstellen. Zwar interessierte ich mich für die Welt der Heilpflanzen, seit ich denken konnte, und chinesische Medizinbücher standen schon mehrere Jahre über in meinem Regal und verstaubten, aber die Zeit war bis dahin einfach noch nicht reif genug, mir fehlte der richtige Zugang. Ich hörte ihre Bemerkung, doch erreichte sie mich damals nicht wirklich. Ich sollte noch mehr Erfahrungen machen müssen, ehe ich meinen **richtigen Weg finden** und einschlagen würde. Diese Frau, ich bin ihr heute noch dankbar, brachte mich Stück für Stück meiner Berufung näher. Meine Tochter wurde geheilt und hatte seitdem nie wieder irgendwelche Probleme mit ihrer Haut. Im Gegenteil, aus ihr wurde eine sehr hübsche junge Frau mit einer Haut, wie sie ein junger Pfirsich hat. Ein **unschönes Ereignis**, das mir allerdings den letzten benötigten Ruck gab, um meinen richtigen Weg endlich zu finden, musste geschehen. Mein geliebter Vater starb, völlig unerwartet und unvorbereitet. Es war ein Morgen wie viele davor. Er ging mit meiner kleinsten Tochter zum Einkaufen, als er zurückkam klagte er über fürchterliche Bauchschmerzen, er kam ins Krankenhaus. Dort wurde ein Darmdurchbruch diagnostiziert. Um das alles verstehen zu können, bat ich den Arzt um Aufklärung, warum denn mein Vater nun im Koma lag. Er antwortete mir mit einer Gegenfrage „ob ich denn vom Fach wäre?" und als ich nach meiner Verneinung keine Antwort von ihm erhielt, nahm ich dies als notwendigen Anlass, den ich benötigte, um endlich zu erkennen, wo ich hingehörte. Ich schwor mir am Bett meines Vaters, dass mich dies niemand mehr fragen sollte, wenn es um meine Familie ging. In Zukunft wollte ich auch medizinisch für meine Familie da sein und verstehen können, warum jemand, der mir sehr nahe steht, von heute auf morgen schwer krank wird und um sein Leben kämpfen musste.

Wendepunkte im Leben

Nach diesem Ereignis beschloss ich die **Ausbildung zur Heilpraktikerin** zu machen und spezialisierte mich auf die **chinesische Medizin.** Plötzlich fielen mir die Worte der hilfreichen Inderin wieder ein, sollte sie doch Recht behalten mit ihrer damaligen Diagnose. Endlich bekamen auch die verstaubten Bücher aus meinem Regal ihre verdiente Würdigung. Ich lernte sie zu schätzen und zu behüten wie einen Schatz, denn das sind sie auch, wie ein Schatz blieben sie lange in ihrem Versteck, bis ich sie wieder wahrnahm oder entdeckte.

Dies war der Wendepunkt in meinem Leben. Ich absolvierte die Prüfung, eröffnete meine eigene Naturheilpraxis, die ich heute noch mit derselben Begeisterung führe wie am Anfang. Es ist einfach mein Weg, die **Naturheilkunde gehört zu meinem Leben**. Durch die Arbeit mit der chinesischen Medizin veränderte sich mein ganzes Leben. Ich interessierte mich für die Philosophie, reifte und erkannte, was im Leben wirklich wichtig war. Ich konnte in meinem bisherigen **oberflächlichen Trott** einfach nicht mehr weitermachen, auch meinen Kindern zuliebe.

Für meine Kinder habe ich einen Wunsch, den ich mir für mein eigenes Leben bereits erfülle: Ich möchte meine drei Mädchen zu einem Leben führen, an dessen Ende sie einmal zufrieden sagen können, **ich habe gelebt** und alles getan, was ich wollte, was ich mir vorgenommen habe, habe ich realisiert, ich kann **in Frieden** gehen.

TCM – TRADITIONELLE CHINESISCHE MEDIZIN

Die TCM betrachtet den menschlichen Körper als ein Ganzes. Das Zusammenspiel der Organe wird im Elementekreislauf (siehe Seite 47) dargestellt. Bei einer Erkrankung wird nicht lediglich das Symptom, sondern die Ursache behandelt. Mit Hilfe der Akupunktur, Pflanzenheilkunde und Qi Gong therapiert der Behandler die Wurzel des Übels, er unterstützt den Körper bei seiner Heilung, versucht das gestörte Gleichgewicht im Körper zu beseitigen.

Zur Diagnosefindung dient das Gespräch, die Zunge sowie der Puls. Die Therapie ist darauf ausgerichtet, die Balance in den Organen, die Harmonie des gesamten Körpers wiederherzustellen.

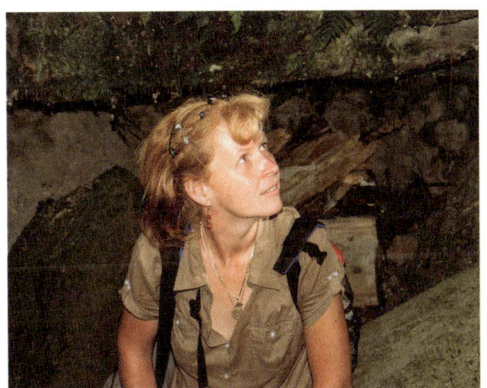

In einer mit Farnen bewachsenen Grotte fühlte ich die Kraft der Schöpfung, zu der wir gehören.

„Die Essenz des Lebens ist,
sich seine Wünsche zu erfüllen,
so zu handeln, wie es das Leben,
das Tao für uns vorsieht, intuitiv,
frei und eigenverantwortlich.
Leben im Hier und Jetzt, den
Augenblick bewusst wahrnehmen,
erleben."

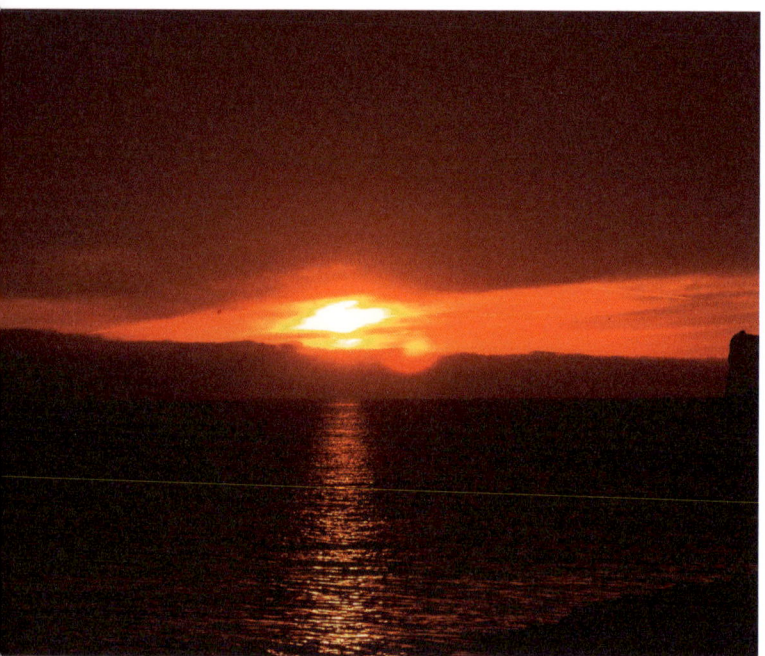

Jeder Abend bringt einen neuen Morgen, auf jede Nacht folgt ein neuer Tag. Alles ist im Wandel, darauf können wir vertrauen.

Urvertrauen finden

Heute bin ich froh, dass alles so kam, dass ich durch meine Erfahrungen lernen durfte, auf die Schöpfung zu vertrauen, mich **vom Tao leiten** zu lassen. Ich fühle mich bewahrt, behütet und konnte in mir erleben und fühlen, wie das Urvertrauen wuchs, konnte die **Freiheit in mir** spüren, wie sie immer größer und mächtiger wurde. Ich bin **keine Gefangene** einer Illusion meiner Person, ich bin nicht gefesselt von äußeren Zwängen oder Vorurteilen. Ich bin frei, behütet von der allmächtigen Schöpfung, ich habe mein Urvertrauen gefunden. Fast wie von selbst, indem ich nur handelte, wenn sich mir die Gelegenheit bot, ich also zum richtigen Zeitpunkt reagierte, stellten sich die **Weichen für mein Leben**, ich vertraute auf den Fluss des Lebens, auf das Tao. Dank dieser inneren Zufriedenheit, diesem **Vertrauen in das Leben** selbst, habe ich meinen **Frieden** und meine **Freiheit** gefunden. Hass, Wut, Neid sind niedrige Gefühle, die den Menschen, der sie hegt, über kurz oder lang selbst zerstören. Was ich aus meinem Leben mache, ist ganz allein meine Angelegenheit. Niemand und nichts kann dafür verantwortlich gemacht werden. Irgendwann bin ich für mich selbst verantwortlich, muss mich fragen, wer oder was bin ich eigentlich, wo ist mein Platz, wo gehöre ich hin, was ist der **Sinn meines Lebens**, dann kann ich danach leben. Da spielen Äußerlichkeiten und **materieller Wohlstand** keine Rolle. Dieser innere Frieden ist bedingungslos, ist echt. In meinem tiefsten Inneren bin ich in Harmonie. Jeden Tag gibt es einen Morgen, jeden Abend folgt eine Nacht, die Erde dreht sich um die Sonne, alles ist eins, alles gehört zusammen, warum sollte ich mich fürchten, vor was sollte ich Angst haben?

> „Irgendwann ist jeder für sich selbst verantwortlich, muss sich fragen, wer oder was ist man eigentlich, wo ist mein Platz, wo gehöre ich hin, was ist der Sinn meines Lebens."

Wer bin ich?

Was weiß ich eigentlich über mich, wer bin ich? Sie finden es vielleicht seltsam, sich darüber Gedanken zu machen. Dies ist jedoch ein wichtiger Punkt für uns Frauen, der sich in mir stärkte, als ich mich während meiner Ausbildung intensiv mit der traditionellen chinesischen Medizin befasste.

Die traditionelle chinesische Medizin lässt sich nicht einfach nur erlernen, sie muss verinnerlicht werden, man muss sie leben – mich zog sie in ihren Bann mit all ihren philosophischen Schriften.
Ich las **Laotse** und das hochgeschätzte **I Ging**, besuchte Seminare und Vorträge. Je mehr ich mich damit befasste, desto klarer wurde es mir:

„Viel Leid, Krankheit, berufliche Probleme sowie zwischenmenschliche Schwierigkeiten kommen daher, dass wir eine drastische Trennung zwischen unserer Person und unserer Umwelt vollziehen. Wir sehen uns losgelöst, abgetrennt, so als würde unser Körper an der Oberfläche unserer Haut enden. Aber alles gehört zusammen, alles ist eins."

I GING

Wird auch das Buch der „Wandlungen" genannt. Es zeigt uns, wie unsere Handlungen und unser Verhalten unser Leben verwandeln.
Es darf nicht als Weissagungsbuch verstanden werden, sondern als „Wirkungsbuch".
Der verschlüsselte Text beschreibt die Wandlung. Daraus kann die fragende Person ihre momentane Situation, also die Gegenwart und die Folgen ihrer Handlungen, die Wirkung in der Zukunft erkennen.
Alles hat seine Ursache. Und das, was wir in der Gegenwart erleben, ist die Wirkung dessen, was wir irgendwann, zum Teil weit zurückliegend, in der Vergangenheit selbst getan, selbst in die Wege geleitet haben.

Dazugehören – sich finden

Mein Religionslehrer sagte einmal: "In jedem und in allem ist ein Stückchen Gott. Welchen Namen man dem Schöpferischen gibt, spielt in diesem Zusammenhag keine Rolle." Die Essenz des Satzes bedeutet, dass alles zusammengehört, in jedem ist die Schöpfung, alles ist eins.
Seit ich dies erkannt habe, durfte ich an mir selbst viele positive Veränderungen wahrnehmen, ich konnte am eigenen Körper erleben, wie sich **Sicherheit, Bewusstheit, Freiheit** und das unbeschreibliche **Gefühl von Glück** in mir ausbreitete. Ich kam zu der Erkenntnis, dass die **Gefangenschaft** in meinem eigenen Körper all die Jahre hindurch rein gedanklicher Existenz war, manipuliert, künstlich erschaffen durch meine eigenen Gedanken, deren gesam-

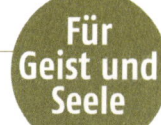

Was weiß ich über mich?

Nehmen Sie sich doch ein paar Minuten Zeit und versuchen Sie herauszufinden, was Sie über sich selbst wirklich wissen.
Was sind Sie?
Was macht Sie zu dem, was Sie glauben, dass Sie es sind?
Woher kommen die Worte, die Sie als Antwort erhalten? Können Sie ihren Ursprung, ihre Herkunft ausfindig machen? Notieren Sie alles, was Ihnen dazu einfällt auf einem Blatt Papier. Wenn Sie damit fertig sind, bitte ich Sie, die Notizen noch einmal ganz genau durchzulesen. Woher wissen Sie, dass es so ist, wie Sie meinen, dass Sie sind?
Sind dies nicht nur Beschreibungen, die aus unserem Gedächtnis stammen?

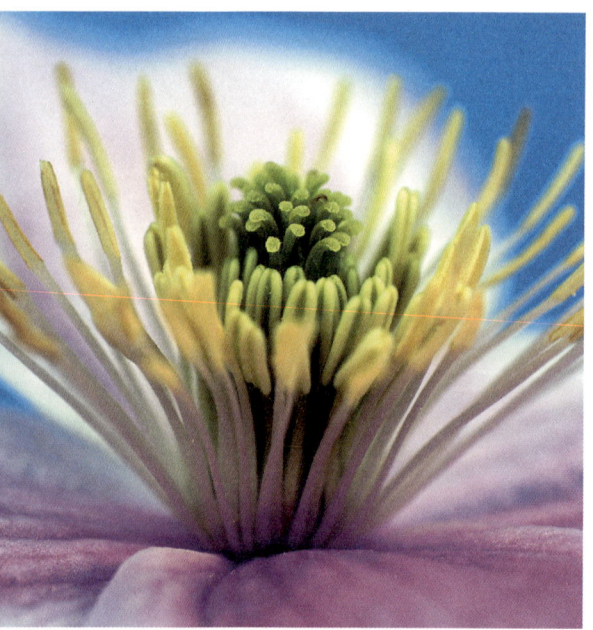

Vertrauen in die Schöpfung mit der Gewissheit, dass auch wir dazu gehören.

meltes Informationsmaterial geprägt war durch Erziehung, Schule und gesellschaftliche Meinungen. Ich war eine **„gedachte" Person**, eine Frau, die dadurch, dass man ihr Aussehen, ihr Verhalten benannte, die Teile ihres Körpers mit Namen versah, das Gefühl des Getrenntseins von der Schöpfung bekam. Dies jedoch vermittelt das unangenehme **Gefühl des Alleinseins**, nicht dazugehören, irgendwann nicht mehr da zu sein, verloren gehen zu können. Wenn uns bewusst werden würde, dass wir dazugehören, wir uns nicht abgetrennt vom Ganzen sehen würden, gäbe es keinen

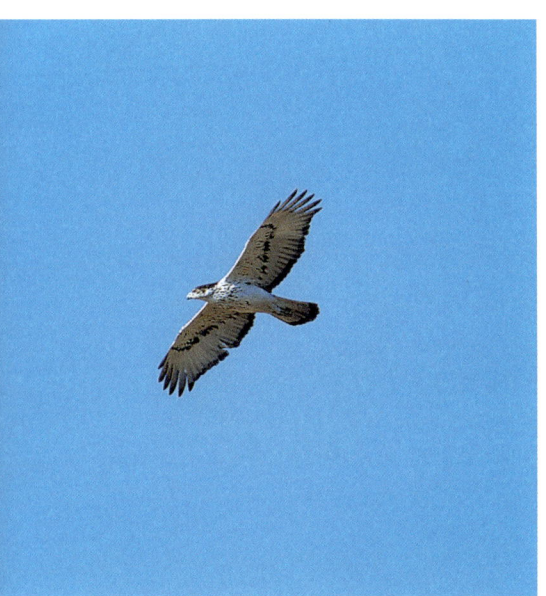

Vertrauen auf die Schöpfung, sich frei machen von unnötigen Ängsten bringt das unedliche Gefühl von Freiheit.

„Wir sind ein Teil vom Ganzen,
gehören der großen Schöpfung an,
haben unseren ganz speziellen Platz,
haben ganz spezielle Aufgaben
zu erfüllen, sonst würden wir nicht
existieren."

LAOTSE

Laotse war einer der wichtigsten Philosophen des Taoismus. Ihm haben wir das Werk „Tao te King" zu verdanken. Aus seiner Feder stammt das Buch, das zu den meist übersetzten Büchern zählt. Mit „Tao te King" gab er uns die taoistische Grundlage für eine sinnvolle Lebensweise, ohne Gewalt, für ein Leben in Genügsamkeit und mit Nachsicht. In „Tao te King" findet der Leser den wahren Sinn des Lebens beschrieben.

Neid, keine Eifersucht, keinen Wettkampf, keinen Hass, keine Habgier, keine Rivalität, **keine Ängste**. Wir müssten erkennen, dass sich all diese Regungen unseres selbsterzeugten Egos gegen unsere eigene Person richten, da wir nicht zu trennen sind und alles, was wir irgendjemandem oder irgendetwas antun, wir uns selbst antun. Viele **Probleme**, die wir Frauen in unserem Leben haben, so manche Schwierigkeiten, die sich uns in den Weg stellen, wären auf einen Schlag gelöst, würden wir diese Erkenntnis verinnerlichen.

„Alles was wir irgendjemandem
oder irgendetwas antun, tun wir
uns letztendlich selbst an."

„Erst durch ein wertungsfreies
Leben erreichen wir die wirkliche
Freiheit. Zu werten bedeutet immer,
sich mit anderen zu vergleichen.
Es dient dem Verlangen sich besser
fühlen zu wollen."

Zwänge und Verhaltensmuster

Von Generation zu Generation werden gewisse eingefahrene Verhaltensmuster weitervererbt, ohne dass über deren Sinn nachgedacht wird. Wie Fesseln legen sie sich um unser Leben, rauben uns die Freiheit, die wir haben könnten, wenn wir den Mut aufbringen würden, zu uns selbst zu stehen, auf unsere Bedürfnisse zu achten. Manch körperliche Beschwerde hat hier ihre Wurzeln. Dieses Verhalten macht unser Leben oft unnötig schwer.

Fesseln sprengen

Leider ließ auch ich mich für eine gewisse Zeit meines Lebens von diesen Zwängen beeinflussen, ich verlor dieses Gefühl: „Ach es wird schon alles gut werden." Doch ich holte es mir dank der chinesischen Philosophie wieder in mein Leben zurück. Ich selbst musste erkennen, dass ich nie in **Freiheit** leben konnte, wenn ich nicht die Fesseln der **gesellschaftlichen Zwänge** sprengen würde. Anhand von ein paar Beispielen möchte ich Ihnen zeigen, dass es sich dabei um ganz **alltägliche Situationen** handeln kann.

Meine Familie, mein Heim

Verwandtschaftsverhältnisse werden oft krampfhaft aufrechterhalten, es gehört sich so, man muss sich wenigstens einmal im Jahr treffen, sonst geht es auseinander. Ich frage mich, wie wichtig eine Beziehung sein kann, wenn man sich mit Müh und Not aus Pflicht einmal im Jahr trifft.

Bei Einladungen sind wir Frauen oft die Vorzeigeperson. Feiertage machen uns häufig das Leben schwer. An uns bleibt meist die Arbeit hängen, wir stehen stundenlang für das Festtagsmenü in der Küche, müssen Einladungen aussprechen, zu denen wir oft gar keine Lust haben. Die Wohnung wird gereinigt, viel zu aufwändig geschmückt und dekoriert – nun ja, ein gewisses **Wettbewerbsverhalten** können wir uns nicht verkneifen, schließlich möchte man gut ankommen, die Schönste, die Beste, die **perfekte Gastgeberin** sein.

Für mich ist **ein Haus** dazu da, um darin zu leben, es hat nicht nur die nüchterne Funktion eines Ausstellungsobjektes. Die Zimmer sollten nach den jeweiligen Bedürfnissen der darin lebenden Personen eingerichtet und gestaltet sein, wie sie es für ihr Leben als sinnvoll und praktisch erachten. So wirkt **Ihr Wohnraum** gemütlich – mir selbst passiert es heute nicht mehr, dass ich wertvolle Stunden meines Lebens mit so unnötigen Aktionen verbringe.

Unsere Wohnräume sind individuell, zweckmäßig und für uns urgemütlich. Ich bin ich und ich stehe zu mir. Ich hoffe, dass ich diese **wahre Freiheit** auch an Sie weitergeben kann.

Mein Alter, mein Aussehen

Dann kommen die Zwänge und auch Vorurteile, die das Alter betreffen. Es gehört sich nicht, dass eine Frau ab einem gewissen Alter noch einen Minirock und langes, offenes Haar trägt oder sie ihrem Liebsten auf der Straße einen kurzen Kuss auf die Wange drückt. Auch dürfte ich von meinem Alter her nicht mehr ausgelassen mit meinen Kindern im Garten herumalbern. Irgendjemand hat irgendwann die **Regeln** für unser **Verhalten** aufgestellt und seitdem vererben sie sich weiter, häufig ohne wirklichen Sinn, ohne Inhalt. Keine der Regeln ist für unsere Existenz, für unser Leben notwendig. Es handelt sich meist um oberflächliche, unnötige Argumente, die zu nichts führen, nichts bringen und für die

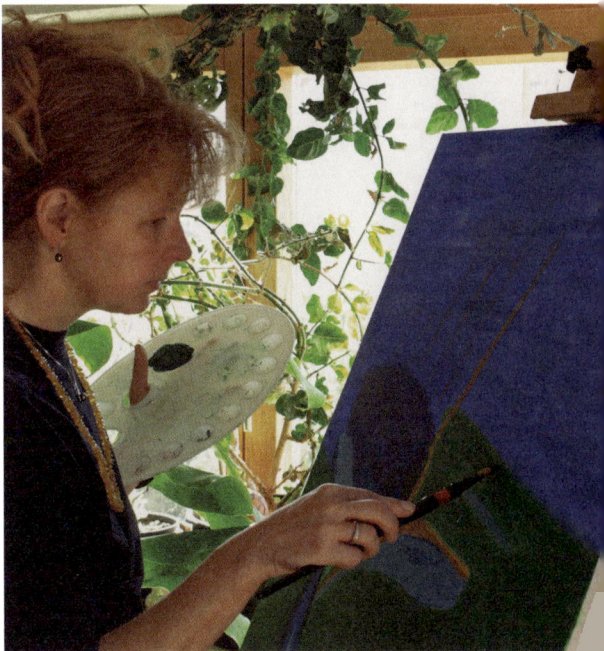

Das Malen ist eine gute Möglichkeit seinen Empfindungen Ausdruck zu verleihen.

Natur vollkommen unnötig und sinnlos sind. Sie verursachen unnötige Arbeit, Ärger, Frust und machen unfrei.

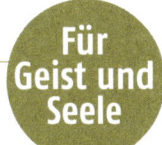

Lebe ich mein Leben?

Sind Sie wirklich frei in Ihren Entscheidungen oder gehen Sie ständig und überall Kompromisse ein?
Leben Sie Ihr Leben oder das, was von Ihnen erwartet wird?
Es ist Ihr Leben, überlegen Sie, was sich verändern lässt.
Seien Sie ehrlich zu sich selbst und Ihren Mitmenschen.

„Jede Frau hat das Recht, ihr Leben eigenverantwortlich in die Hand zu nehmen, sich frei zu machen, von eingefahrenen Verhaltensmustern, die sie von einem freien, glücklichen, natürlichen Leben fernhalten. All die Zwänge führen nur dazu, dass sich Frust aufbaut, der sich irgendwann entlädt oder sich in einer Krankheit Ausdruck verleiht."

Vorurteile überwinden

Vorurteile – was sind sie? Ein Urteil, das im Voraus getroffen wurde! Was soll ich damit anfangen? Entsprechen Vorurteile inhaltlich der Realität? „Frauen und Technik, Frauen können nicht einparken, Frau am Steuer, das wird teuer usw.".

Erst beurteilen

Oft lassen wir uns von Vorurteilen abschrecken, bauen **Ängste** auf, wo noch nichts geschehen ist. Erst wenn ich mir selbst etwas angeschaut habe, wenn ich den Dingen, Situationen oder den Personen selbst gegenübergestanden bin, mich mit

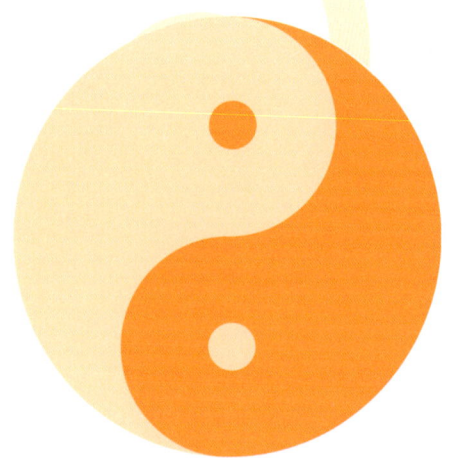

ihnen befasst und auseinandergesetzt habe, dann erst bin ich in der Lage, mir selbst ein für mich **zutreffendes Urteil** zu erlauben. Und dann ist es lediglich **mein Urteil**, ich betone mein, denn eine andere Person steht wiederum dem Ganzen total anders gegenüber, denkt anders als ich, fühlt anders als ich, betrachtet es aus einer anderen Sichtweise, aus einer anderen Situation heraus.
Vorurteile hemmen unser reales Bewusstsein, sie programmieren uns in eine bestimmte Richtung. Dies macht es unmöglich, sich einer Situation gegenüber unbefangen, neutral zu verhalten.

> **YIN / YANG**
>
> **Beschreibt die Zweiheit in der Einheit. Eine natürliche Betrachtungsweise, dass jedes Ding in der Schöpfung zwei gegensätzliche Seiten besitzt. Yin und Yang, die Zweiheit in der Einheit. Sehr schön wird dies im Yin-Yang-Symbol dargestellt. In diesem Symbol zeigt sich ganz deutlich, dass Yin und Yang zusammengehören und in jedem ein kleiner Teil vom anderen vorhanden ist.**
> **Es gibt die Nacht und den Tag, die Kälte und die Hitze, es gibt die Frau und den Mann, unten und oben, Feuer und Wasser usw.**

Vorurteilen keinen Raum geben

Ich kämpfe nicht gegen Vorurteile aus der Gesellschaft an, denn dies kostet mich **unnötig Kraft** und das haben wir Frauen nicht nötig. Wir wissen, was wir wert sind, was wir leisten können. Insbesondere auch in den Filmen aus der Nachkriegszeit können wir uns anschauen, zu welch körperlicher und seelischer Leistung die Trümmerfrauen fähig waren. Der Ausdruck „schwaches Geschlecht" verliert bei diesen Bildern sein Gesicht. Im Chinesischen gehören wir zu **Yin**, einem Teil vom Ganzen, wir sind das gleichwertige Gegenstück zum **Yang**, zusammen ergibt es einen Sinn, es ist das Gesetz der Natur. Ohne das eine kann das andere nicht existieren.

Der Aufstieg wird durch Steinstufen erleichtert, sie bieten mir eine Möglichkeit, den Berg zu besteigen. Wie der Weg weitergeht liegt noch im Verborgenen. Doch mit jedem Schritt den ich gehe, komme ich meinem Ziel näher.

Vorurteile abbauen

Unsere eigenen Vorurteile müssen wir abbauen, sie hemmen unseren Einsatz, führen zu **unnötigen Sorgen**. Sich auf die jeweilige Situation **direkt einlassen** ist viel effektiver. Es nützt nichts, wenn ich mich im Voraus schon negativ auf etwas einstelle, ich kann zu diesem Zeitpunkt nichts tun, nicht einschreiten, nichts verändern. Erst wenn die tatsächliche Sachlage im jetzigen **Augenblick** da ist, kann ich in ihr leben. Ich kann den Berg erst besteigen, wenn ich direkt an seinem Fuß stehe, nicht wenn ich noch kilometerweit von ihm entfernt bin. Da kann ich mir unnötige Gedanken machen, mir selbst Angst einflößen, wie schrecklich der Aufstieg werden kann, dann bin ich im Vorfeld schon geschwächt, komme atemlos am Berg an und muss erkennen, dass Stufen in den Stein geschlagen sind, die mir ein bequemes Besteigen ermöglichen.

> „Die Regel, die ich mir selbst aufgestellt habe, lautet: Vorurteile existieren für mich nicht. Ich bilde mir meine Meinung selbst."

Intuition und Gefühl

Von der so genannten weiblichen Intuition haben wir Frauen uns zum Glück eine gesunde Portion bewahrt und das ist auch gut so.

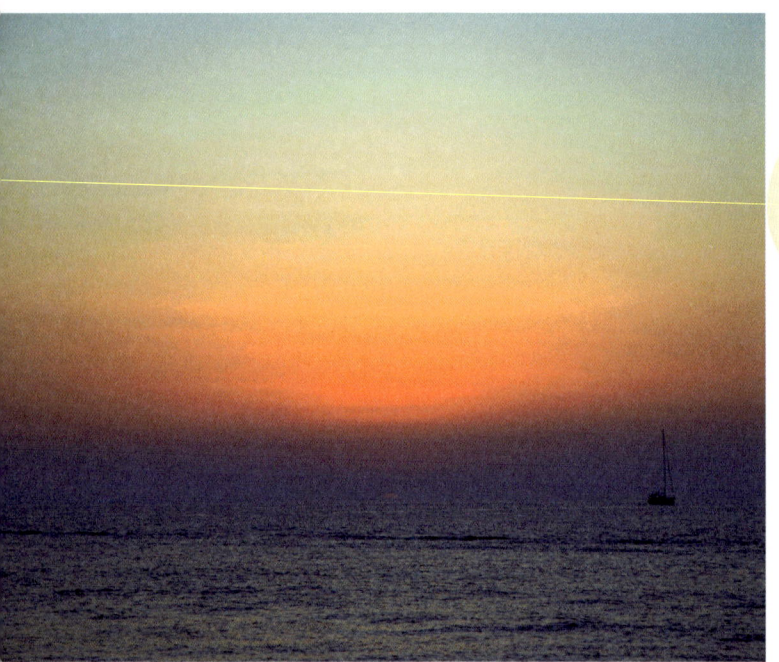

Sich wie ein Schiff tragen lassen von den Wellen des Lebens, auf eine gesunde Intuition und Gefühle vertrauen.

Sie sich anders, frei entscheiden könnten? Versuchen Sie es einmal so: Sie befinden sich in einer **Lebenssituation**, die eine **Entscheidung** verlangt. Betrachten Sie die **Situation als Außenstehende**, so, als wären Sie nicht betroffen, und hören Sie, was Ihr Gefühl dazu ganz spontan meldet. Im Grunde ist dies gar nicht so schwer. Sicherlich ist es Ihnen auch schon passiert, dass Sie ohne viel zu überlegen, ganz spontan etwas entschieden haben – bei mir waren es meist die richtigen und die besseren Lösungen, als jene, die ich durch langes Überlegen und Gedankenmachen getroffen habe.

Intuition stärken

Vielleicht haben Sie sich schon einmal darüber gewundert, dass Sie immer den **selben Fehler** machen. Sie entscheiden sich immer gleich. Kein Wunder, Entscheidungen, die aus dem Gedächtnis kommen, haben nur die Möglichkeit, Argumente aus der Vergangenheit als Lösung anzubieten. Wie würde es denn aussehen, wenn

„Es ist wichtig, bei allem was man tut, ein gutes Gefühl zu haben, Sie müssen es verantworten und dahinter stehen können."

Zu beachten ist hier allerdings, dass ich in meinem wahren „Ich" so weit gereift und gefestigt bin, dass ich erkenne, wann sich in mein wahres Gefühl, in meine **gesunde Intuition**, falsche, durch kranke oder flasche Gedanken gestörte Emotionen einschleichen.

Ich selbst habe schon viele Dinge in meinem Leben gemacht, wo **mein Kopf** „nein" gesagt hat, weil er im Grunde genommen so handelte, wie es ihm beigebracht wurde. Mein Kopf hat mir oft völlig unrealistische Ängste vermittelt, bis ich sein Spiel durchschaute.

Auf wahre Gefühle vertrauen

Das Gedächtnis soll dazu da sein, mich vor Schaden zu bewahren. Zum **Selbstschutz** sind wichtige, bereits gemachte Erfahrungen gespeichert, die mich vor Gefahren schützen sollen. Bei dem Begriff „Feuer" z. B. sind Erfahrungen wie „heiß", „Verbrennung möglich" gespeichert. Das ist gut so, ich gebe acht, trete dem Naturelement Feuer mit dem nötigen Respekt gegenüber. Manchmal spielen die **Gedanken** uns hier aber auch ein übles Spiel, sie bilden einen nie endenden Teufelskreis, verweben die gespeicherten Gedanken, Bilder aus dem Fernsehen, aus Zeitungen unendlich fort, wie eine Kettenreaktion. Feuer – Haus brennt ab – Städte verbrennen usw. Dies kann so weit führen, dass ich mich nicht einmal mehr getraue, an einem romantischen Abend eine Kerze anzuzünden. Doch Feuer bedeutet auch Leben, Nahrung. **Gedanken dürfen sich nicht verselbständigen**. Ich muss immer präsent sein, bewusst leben, mich nicht von Ereignissen aus der Vergangenheit irritieren lassen, keine Situation wiederholt sich exakt gleich

INTUITION

Intuition heißt spontan handeln oder reagieren, hier kommt das Bauchgefühl zum Einsatz. Was uns oft als negative Charaktereigenschaft vorgeworfen wird, hilft uns, Ereignisse oder unerwartete Situationen, mit denen wir im Alltag konfrontiert werden, durch rasches Handeln, ohne uns viel Gedanken darüber zu machen, zu einer schnellen Lösung zu bringen. Meist sind dies sogar die besseren Entscheidungen, als solche, die wir durch langes Überlegen mit dem Kopf getroffen hätten.

wie eine zuvor erlebte. **Weisheit, Intuition, Urvertrauen sollten meine Mitberater sein**. Auf das wahre Gefühl hören und auf die Schöpfung vertrauen.

Ruhe und Zeit nehmen

Manchmal ist es auch sinnvoll, sich nicht sofort im selben Moment zu entscheiden, sondern die Zeit für sich arbeiten zu lassen. Die **Lösung** kommt dann häufig von selbst (unser **Bauchgefühl**) und meist auf eine Art, die man so nie in Erwägung gezogen hätte und oft viel besser, als man es aus seinen eigenen Erfahrungen hätte lösen können.

Wir Frauen machen es uns manchmal schwer und **steigern uns in Dinge hinein,** wo es gar nicht notwendig ist.

Selbstwertgefühl

Ich bin es mir selbst wert, ich bin mit mir und meinem Körper zufrieden, ich habe mich bedingungslos lieb, bin mit mir selbst glücklich, weiß genau, was ich leisten kann. Ich bin es mir wert, dass ich meinem Körper das Beste gebe an Ernährung, Bewegung, Erholung, Fürsorge und helfe ihm, sich vorbeugend gegen Alter und Krankheit zu schützen.

Ich mag mich

In meinem Praxisalltag kommt es oft vor, dass wirklich ausdrucksvolle Frauen an ihrem **Erscheinungsbild** zweifeln. Ich vermeide hier ganz bewusst das Wort Schönheit, denn wer fühlt sich bemächtigt, zu entscheiden, was schön ist und was nicht. Leider vertrauen viele Frauen nicht ihrem Spiegelbild sondern mehr dem Trend. Dem aufgesetzten, äußerlichen Erscheinungsbild wird sehr viel Aufmerksamkeit geschenkt, wobei die **Ausstrahlung**, das innere Lächeln eine viel größere Aussagekraft hat. Frage ich meine Patienten ganz speziell nach ihrer Liebe zu sich selbst, herrscht meist Stille.

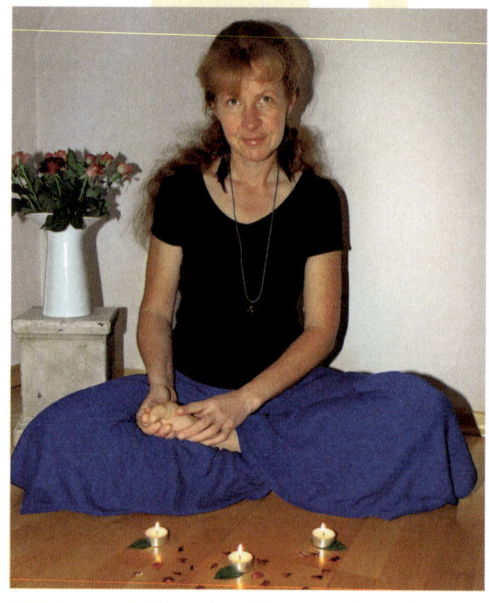

Sich lieben heißt sich schätzen, auf die Gesundheit achten, den Körper nicht nur zur Pflicht rufen, sondern ihm auch schöne Stunden schenken. Ich liebe Fußmassagen.

„**Das Gesicht ist das Spiegelbild der Seele, in ihm kannst Du mit etwas Übung sehr viel herauslesen.**"

Einmal ehrlich, wie oft denken Sie daran Ihren Beinen eine schöne Massage zu schenken, als Dank, dass sie Sie den ganzen Tag über gestützt haben? In meinen Kräuterseiten (ab Seite 84) können Sie nachlesen, wie Sie ganz rasch ein wohltuendes Massageöl selbst herstellen können. Ein **gesundes Selbstwertgefühl** beginnt damit, dass ich meine Liebe zu mir von nichts abhängig mache, ich habe mich gerne, so wie ich hier und jetzt bin. Nicht erst wenn ich abgenommen habe, die Haare gefärbt, den Busen vergrößert ... nein, ich liebe mich so, wie mich die Natur erschaffen hat.

Ich bin stark

Ohne Selbstwertgefühl tun wir uns in den meisten Bereichen unseres Lebens schwer. Im **Berufsleben** wird es benötigt, besonders von uns Frauen, da wir doch immer, auch heute noch, in unserer modernen Welt Vorurteilen gegenüberstehen. Jede von uns hat ihre ganz **speziellen Stärken,** die dürfen wir bei Bedarf ruhig einsetzen. Nicht weil wir beweisen müssen, dass die vorgefassten Vorurteile null und nichtig sind, sondern weil es uns selbst besser geht, wenn wir unseren vollen Einsatz bringen, das Bestmögliche tun.
Verfügen Sie über ein gesundes Selbstwertgefühl brauchen Sie nicht immer nach **Lob** zu suchen. Sie kennen die **Angst des Versagens** nicht, den Stress des ewigen Wettkampfs. Sie sind sich Ihrer Leistung sicher, das erspart Ihnen sehr viel unnötigen Stress und Ängste. Das soll nicht heißen, dass es niemand besser machen könnte, das wäre falsch. Es bedeutet nur, dass Sie es so gut gemacht haben, wie Sie es konnten, wie es zu dieser Zeit in Ihrer Macht stand, wie es mit Ihren Mitteln möglich war.

Ich persönlich erledige meine Arbeit immer mit vollstem Einsatz, ich behandle und berate meine Patienten mit all meinem Wissen, meiner Kraft und meiner Erfahrung. Am Abend, nach getaner Arbeit, bin ich zufrieden, ich gab mein Bestes. Das soll nicht heißen, dass die Behandlung immer super gut anschlägt, es gibt auch Krankheiten, da kann ich nicht viel bewegen, doch auch hier bin ich mit mir zufrieden, denn ich gab, was ich konnte. Das hat auch überhaupt nichts mit eingebildet sein zu tun, denn ich weiß, irgendwo gibt es mit Sicherheit jemanden, der es besser machen könnte. Doch ich, meine Person kann es so machen und damit bin ich zufrieden und dass die Hilfe suchende Person zu mir gekommen ist, hat seinen Grund.

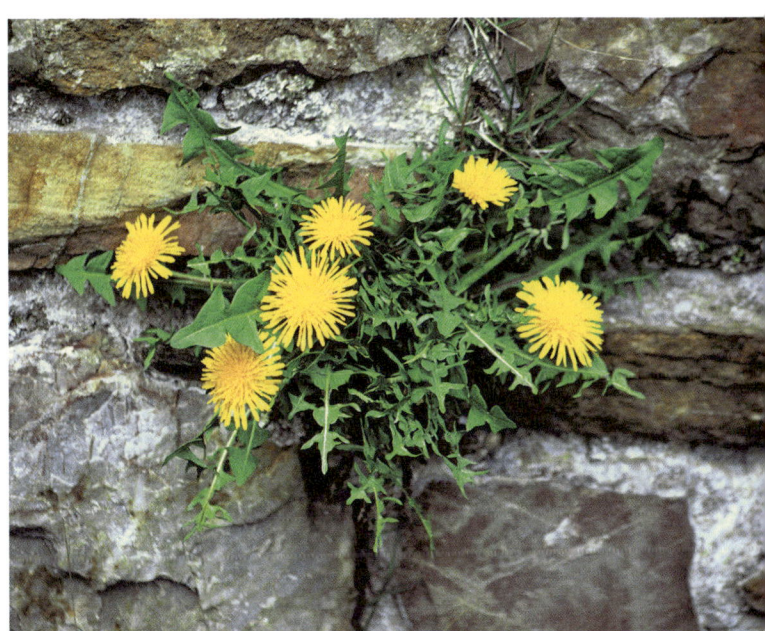

Die filigrane Löwenzahnsaat lässt sich tragen vom Wind. Wo sie hinfällt, treibt sie Wurzeln. Die Pflanze lässt sich nicht unterkriegen, sprengt Mauern, vertraut auf ihre Kraft, macht beinahe Unmögliches möglich und lebt.

Mit einem **starken Selbstwertgefühl** entfallen automatisch die **Minderwertigkeitsgefühle**. In diesem Augenblick kann ich fremden Menschen, egal welche berufliche oder soziale Position sie auch einnehmen, ohne Hemmungen und ungezwungen mit meiner natürlichen Art entgegentreten. Ich brauche mich nicht zu verstellen, zu verstecken oder zu schämen.

Mein Selbstwertgefühl musste bereits als Kind wachsen, da ich eine so genannte „Rothaarige" bin. Zur damaligen Zeit etwas Unmögliches, selbst die Nachbarn gaben meiner Mutter den Rat, sie solle mir doch die Haare schwarz färben lassen, mit so einem Kind würde man doch nicht herumlaufen.

Doch meine Eltern und ich waren stolz auf mein Haar, ich fühlte mich als etwas Besonderes, ich sah nicht aus wie all die anderen Mädchen, egal was man mir nachschrie. Heute haben viele dieser Menschen, die mein Haar damals so unmöglich fanden, ihres entweder künstlich rot gefärbt oder sie bestaunen heute meine gesunde Haarpracht. Hätte ich damals ein labiles Selbst-

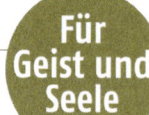

Bin ich mit mir zufrieden?

Beobachten Sie sich doch morgens einmal, wie Sie Ihren Tag beginnen.
Wie fühlen Sie sich?
Wie schauen Sie in den Spiegel?
Welche Gedanken haben Sie dabei?
Sind Sie bedingungslos mit Ihrem Spiegelbild zufrieden und sagen Sie sich das auch?
Haben Sie das Gesicht, das Sie anschaut, lieb, so wie es Ihnen entgegenblickt?
Sind Sie mit Ihren Leistungen zufrieden?
Empfinden Sie Neid anderen Frauen gegenüber?
Wünschen Sie sich, dass Sie anders wären?

wertgefühl gehabt, hätte ich meine Haare gefärbt und mein Gesicht, meine Identität verloren. Ich vertraute schon damals auf die Schöpfung, dass sie genau wusste, warum sie mir rote Haare gab, heute gehören sie mit zu meinem Kapital, sind mein Markenzeichen.

Ich bin ich

Bin ich mit mir **zufrieden**, entsteht tief in mir das Gefühl von Glück, von Liebe. Mit dieser **Eigenliebe** gelingt so manches, was zuvor als unüberwindlich erschien, diese Liebe ist in der Lage, Berge zu versetzen. Ich kenne meinen Platz in der großen wei-

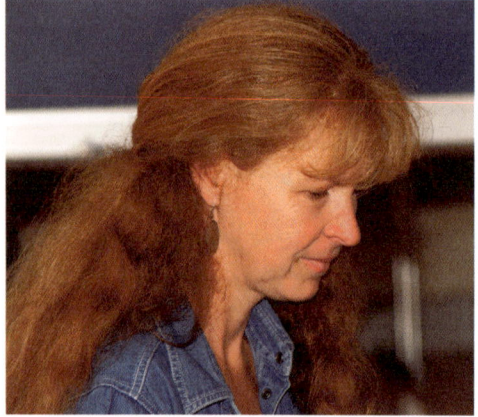

Ich bin stolz auf meine natürliche Haarpracht, stehe zu meinem Typ.

ten Welt, mir ist es egal, was andere Menschen über mich reden oder denken. Entsprechen die Kommentare vielleicht der Wahrheit? Ich bin ich und ich weiß, wer ich bin und welche Qualitäten ich habe. Mit dieser Einstellung kann mich niemand verletzten, ich biete **wenig Angriffsfläche**, kann niemandem böse sein, habe meinen Frieden, muss mich niemandem gegenüber behaupten oder rechtfertigen. Viele unnötig zermürbende Gedankengänge, die mir wertvolle schöne Augenblicke meines kostbaren Lebens rauben, entfallen. Ich befasse mich mit Tatsachen, mit der Realität und nicht mit Gedachtem, mit einer virtuellen Welt.

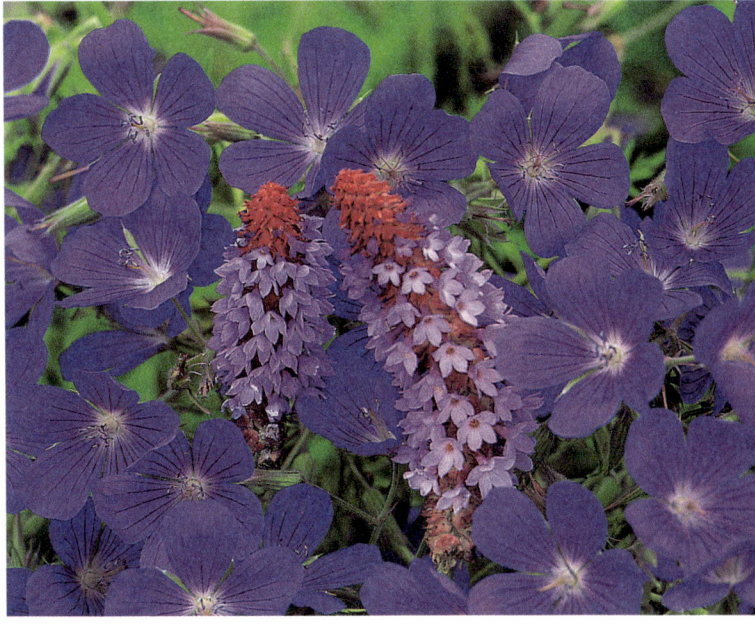

Seinen Nächsten lieben wie sich selbst, setzt die bedingungslose Liebe zur eigenen Person voraus, dann kann ich auch andere lieben.

Positiv denken und reden

Achten Sie auf **Ihre Wortwahl**, wenn Sie über sich reden. Sagen Sie: „Ich sehe eigentlich gar nicht schlecht aus", speichert Ihr **Unterbewusstsein** das Wort schlecht.

„Üben Sie ganz bewusst, dass Sie alles, was Sie als gut empfinden, auch mit guten Worten ausdrücken, dann kommt es in Ihrem Innersten auch als wirklich gut an."

Wer beurteilt oder teilt ein, ob etwas schön oder unschön ist? Das sind wir Menschen selbst. Hauptsächlich wir Frauen schauen anderen Frauen nach, wie sie angezogen sind, wie sie sich schminken, wie sie ihre Frisur tragen. Nicht umsonst ist der Markt überschwemmt mit Frauenzeitschriften... Gerne **vergleichen** und **messen** wir uns an einer anderen Frau. Dies wäre wohl nicht so, hätten wir ein stabiles Selbstwertgefühl. Wenn ich mit mir selbst **zufrieden** bin, komme ich nicht auf die Idee, mich mit anderen zu vergleichen. Für Konkurrenzkampf, Neid, Hass, Eifersucht, Unzufriedenheit und Groll untereinander wäre dann kein Anlass mehr. Diese unschönen, für Körper, Geist und Seele sehr **belastenden Gefühle** wirken im Verborgenen, in unserem Unterbewusstsein und können auf Dauer krankmachen.

Gedankliche Altlasten

Unsere Gedanken speichern alles, es gibt nichts, was Sie jemals wieder vergessen könnten. Wie in einem riesigen Archiv wird alles in Schubladen gepackt und aufbewahrt. Zwar fehlt uns manchmal der richtige Zugriff, wir finden im Moment nicht die richtige Schublade, doch geht nichts verloren. Wenn Sie etwas tun, tun Sie es daher bewusst und mit Sinn.

Schlechte Gedanken einfach verbannen

Gedanken können uns manchmal ganz schöne Streiche spielen. Wir sitzen gemütlich beisammen, denken an nichts Schlimmes, dann geschieht irgendetwas, ein Wort wird gesprochen, eine **Situation aus der Vergangenheit** erwähnt und schon sind sie da, unsere Gedanken. Trifft das Thema in uns einen **wunden Punkt**, vielleicht etwas, das wir eigentlich schon längst vergessen wollten, ist es bereits jetzt schon zu spät, das **Gedankenrad** beginnt sich zu drehen. Es lässt sich nicht mehr stoppen. Ein Gedanke folgt dem anderen. Wir bekommen Herzjagen, die Gedanken werden immer schlimmer, die Hände werden feucht, wir bekommen **Angst**.
Stopp!
Ganz bewusst müssen wir es nun schaffen, die **Gedanken in ihre Schranken** zu weisen, sie zu eliminieren. Ich erledige dies, indem ich sie verschnüre und hochkant über Bord werfe oder in Gedanken **in den Mülleimer** stecke und vom Müllwagen abtransportieren lasse, auf Nimmerwiedersehen.
Gedanken sind sehr hartnäckig und penetrant, es kann sein, dass Sie die Verbannung Ihrer üblen, unnötigen Gedanken zu Beginn des Trainings mehrere Male in der Minute anwenden müssen, bis unser Gedächtnis endlich begreift:

Für Geist und Seele

Meine Gedanken

Bevor wir in die Welt unserer Gedanken eintauchen und versuchen, etwas über sie zu erfahren, sollten Sie einen Moment innehalten und sich fragen:
Was sind Ihre Gedanken?
Woher kommen sie?
Aus was bestehen sie?
Welcher Zeit würden Sie Ihre Gedanken einordnen? Vergangenheit, Gegenwart oder Zukunft?
Welche Eigenschaft würden Sie Ihren Gedanken zuordnen? Selbst erdacht, gleichbleibend, wiederkehrend, realistisch?

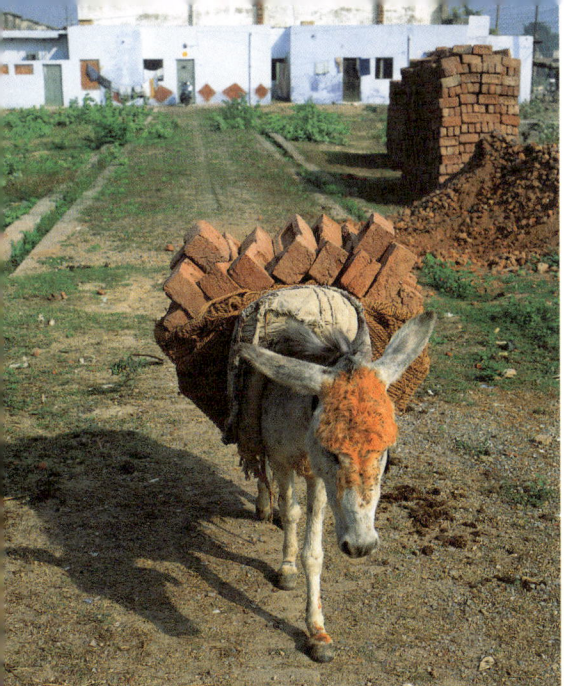

Negative Gedanken sind wie eine schwere, drückende Last. Sie rauben unnötig viel Kraft.

„Wir sind die absolute und einzige Herrscherin über unsere Gedanken und nicht die Gedanken über uns. Nur so erlangen wir die komplette Freiheit unserer Person."

Mit dieser relativ **einfachen Methode** können Sie sich selbst helfen, wenn Sie die Schlaflosigkeit quält und das Gedankenkarussell sich zu drehen beginnt. **Eliminieren** Sie die Gedanken. Denn leider befindet sich in unserem Gedächtnis kein Katalysator, der schlechte Gedanken einfach aussondert und in weißen Rauch auflöst. Manchmal habe ich das Gefühl, dass genau das Gegenteil der Fall ist. Anstatt sich unsere Gedanken nur mit Sinnvollem, schönen Erinnerungen und Wertvollem, oft mühsam Erlerntem abgeben, füllt sich unser Gedächtnis lieber mit negativen, angsteinflößenden, sinnlosen Ereignissen. **Gedankenmüll prägt sich viel leichter ein.**

Gedanken lenken

Es gibt **sinnvolles Gedankengut**, das mich am Leben hält, mich vor Gefahren warnt und beschützt. Einmal gemachte Fehler brauchen sich nicht ständig zu wiederholen. Wenn Sie sich einmal an einer Kerze verbrannt haben, werden Sie bei der nächsten Kerze mit Sicherheit acht geben.
Gedanken oder Handlungen dürfen sich auch **nicht aus übertriebenen Emotionen** heraus oder aus hormonell bedingten **Gemütsschwankungen** entwickeln, dies gilt es zu erkennen.
Stehen wir einer Situation gegenüber, drängen sich unsere Gedanken sofort zwischen uns und der augenblicklichen Situation. Das Gedächtnis sucht in der Vergangenheit und beeinflusst uns, schränkt unsere neutralen Gefühle dabei ein, da die bereits gemachten Emotionen bei einer ähnlichen Situation ins Gedächtnis kommen. Das Vorurteil ist perfekt. Dabei hemmen die Gedanken oft unsere natürlichen Regungen, unser **neutrales Realitätsempfinden,** sowohl bei alltäglichen wie auch bei geschäftlichen Entscheidungen oder Handlungen. Bei vielen Menschen drehen sich so ängstliche Gedanken ständig im Kreis, immer und immer wieder wird das **Gedankenkarussell** angeschubst.

„Sie müssen erkennen und objektiv entscheiden, ob die gedanklichen Einfälle realer oder irrealer Natur sind, ob sich hier nur ein Hirngespinst bildet oder ob die Warnungen gerechtfertigt und zu unserem Schutz gedacht sind."

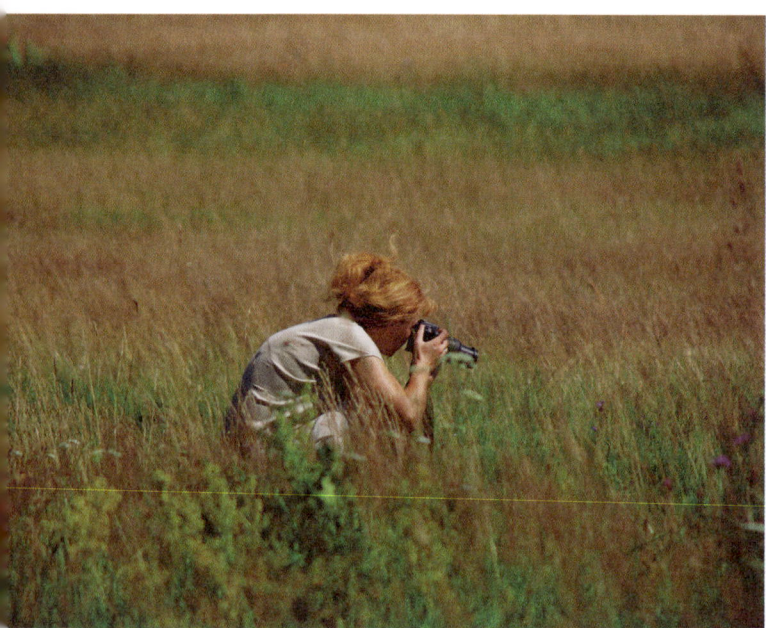

Ich liebe die Naturfotografie, sie öffnet die Augen für eine ganz andere Betrachtungsweise.

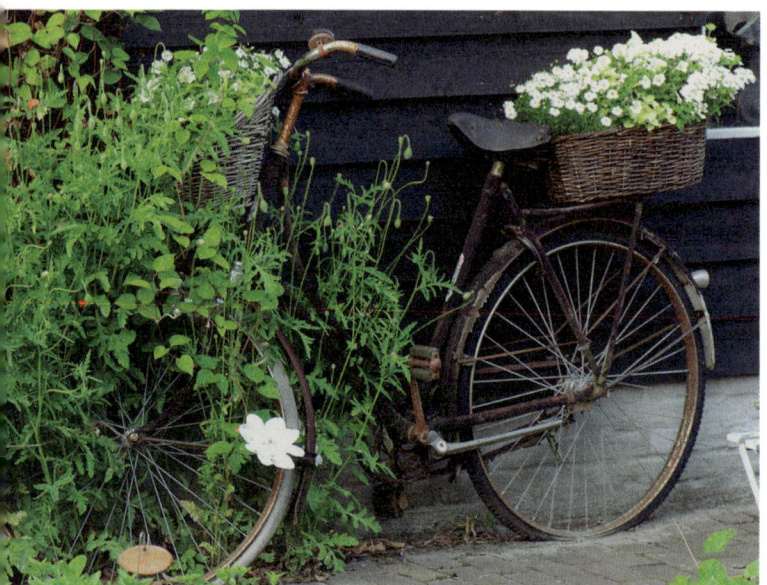

Über die Vergangenheit wächst gesundes, frisches Grün der Gegenwart. Wenn wir möchten, können wir an die Vergangenheit denken, doch die Gegenwart sie erblüht jetzt.

Selbstverständlich gefällt es mir, wenn ich gemütlich in meinem Sessel sitze und vom vergangenen Urlaub träume, doch dann will ich das, ich hole die Gedanken ganz bewusst aus der Vergangenheit in mein Gedächtnis zurück. Ich regiere und **lenke meine Gedanken** ganz bewusst, nicht sie mich, das ist ein riesengroßer Unterschied. Wenn Sie etwas beurteilen oder sich über etwas Ihren Kopf zerbrechen, sollten Sie sich fragen, warum Sie dies tun. Ist es für Ihr Leben wichtig, dass Sie sich zu diesem Ereignis oder zu dieser Situation eine Meinung bilden? Jede Sekunde, in der Sie sich mit etwas beschäftigen, das Sie gar nicht betrifft oder in diesem Augenblick relevant ist, ist eine Sekunde Ihres Lebens, die Sie in der Gegenwart nicht bewusst erlebt haben.

Echte und wahre Gedanken

In meiner Freizeit male und fotografiere ich sehr gerne. Bei beiden Hobbys kommt es auf das wirkliche Betrachten an.
Beim Malen erkannte ich plötzlich etwas ganz Wesentliches, das ich Jahre zuvor auf einem Seminar

Für Geist und Seele

Schlechte Gedanken abschalten

Schalten Sie das sich immer wieder drehende, unnötige Gedankenkarusselle ab, indem die entstehenden Gedanken über Bord geworfen werden. So oft wiederholen, wie sie sich im Kopf zu Wort melden.

Lassen sich die Gedanken nicht über Bord werfen, kann es hilfreich sein, die Gedanken vor dem inneren Auge zu beobachten – ich konnte die Erfahrung machen, dass beobachtete Gedanken sofort aufhören sich weiterzuentwickeln. Das Gedankenrad hält still.

Lernen Sie zu erkennen, ob es eine Situation ist, über die es sich lohnt nachzudenken oder ob sich alles von selbst erledigen kann oder ob Sie wirklich etwas verändern können. Warten Sie in Ruhe auf den kommenden Augenblick, wo Sie tatsächlich eingreifen und eine Entscheidung treffen können, wo eine Lösung oder eine Änderung möglich ist.

---

gehört, aber nicht verinnerlicht hatte. Das Seminar befasste sich mit dem **Raum zwischen den Dingen**. Der leere Raum zwischen den Dingen lässt das Gesehene erst zur Geltung kommen. Wir betrachten immer nur das Hauptmotiv, das Haus oder den Baumstamm direkt, doch entsteht dies nur, weil es einen Raum gibt, der diese Form zur Geltung bringt. Erst durch das Nichts, durch diesen Zwischenraum, durch diese Leere, entstehen die Stämme des Baumes, so wie Licht erst auffällt, wenn es dunkel ist. Durch meine Hobbys lernte ich Gegenstände oder Stimmungen genau zu betrachten. Ich versuche sie mit meinen Augen zu sehen, **wirklich zu sehen** und nicht zu denken, ich würde sie sehen.

Was würden Sie malen, wenn Sie die Aufgabe hätten, einen Urwald zu malen? Meist malt man automatisch etwas, das sich lediglich in den Gedanken befindet, aber nicht als selbst erlebte Realität, sondern als fertiges Gedankengut, produziert durch Bücher, Fernsehen oder Erzählungen. Also von anderen Menschen weitergegeben, in ihrer Darstellung, aus ihrer Sicht. Häufig gibt man **vorgefasste Meinungen**, Eindrücke, Erfahrungen, die, egal von wem sie auch kommen und die mit persönlichen Emotionen behaftet sind, gefiltert weiter. Natürlich kann man nicht jedes Mal, bevor man ein Bild malt, in den Urwald oder in ein anderes fernes Land fahren, dennoch besitzt jeder die Freiheit, sich seine **eigene Vorstellung** dazu zu machen.

> „Gedanken, die sich ständig bemühen mich in die Vergangenheit zu entziehen, lehne ich konsequent und generell ab, da ich im Hier und Jetzt leben möchte, ich möchte diesen Augenblick erleben, voll und ganz genießen."

> „Gedanken lassen sich erziehen und lenken. Sie können bestimmen, in wie weit Sie sie bei einer Entscheidung mitreden lassen möchten."

Leben im Hier und Jetzt

Leben, den Augenblick wirklich zu leben, ihn zu erleben, kann nur im Hier und Jetzt stattfinden, dies ist zu keiner anderen Zeit möglich.

Mit allen Sinnen leben

Ich kann mich an ein schönes Ereignis aus der Vergangenheit zurückbesinnen, mich an meinen Erinnerungen erfreuen, doch kann ich es nicht mehr erleben. Etwas wirklich erleben oder begreifen, kann ich nur im Hier und Jetzt. Das **Erleben mit meinen fünf Sinnen**, dem Hören, Riechen, Fühlen, Schmecken und Sehen findet nur in der Gegenwart statt.

Halten wir uns gedanklich in der Vergangenheit auf, können wir nicht gleichzeitig die **Gegenwart bewusst wahrnehmen**, es entgehen uns die schönen Augenblicke des Jetzt. Mit allen Sinnen durchs Leben gehen, heißt in der Gegenwart zu weilen. Seine Umgebung wahrzunehmen, die Luft zu riechen, deren Duft sich ständig verändert. Bei meinen Bewusstseinsführungen, die immer in freier Natur stattfinden, sind die Teilnehmer jedes Mal erstaunt, wenn ich sie darauf aufmerksam mache, wie sich der Geruch ständig verändert, im Alltag wird darauf überhaupt nicht mehr geachtet. Unser Geruchssinn ist auf dem Weg zu verkümmern. Für sensible Nasen wären die starken Düfte der Körperpflegemittel oft nicht zu ertragen – ich bemerke dies an meinem Hund, der jedes Mal zu niesen beginnt, wenn es stark nach Parfüm duftet. Unsere **Sinne stumpfen** ab, es muss immer stark duften, den Lebensmitteln wird mit ätherischen Ölen oder künstlichen Aromen ein starker Geschmack gegeben, für dezente, feine Geschmacksnuancen haben unsere Zungen meist schon zu verwöhnte (abgestumpfte) Geschmacksknospen.

Ein **bewusstes Dasein** in der Gegenwart trainiert all unsere Sinne, sie werden von unserer Umgebung ständig gekitzelt, die Sinne müssen ständig aufmerksam und präsent sein, geschenkt wird uns dafür das intensive **Erleben unserer Umgebung**.

Leben, erleben und begreifen

Oft träumen die Menschen von längst vergangenen Zeiten, vertreten die Meinung, damals wäre alles viel besser gewesen. Werden sie auf verschiedene Situationen hingewiesen, kommen ihnen auch die schlechten Erinnerungen wieder ins Gedächtnis und sie müssen erkennen, dass die Erinnerung einiges weggelassen hat. Arbeiten Sie ständig an sich, versuchen Sie sich dahingehend zu erziehen jede Sekunde des Lebens wahrzunehmen, versuchen Sie kein „**Konservenleben**" zu führen, in dem Sie nichts mehr fühlen, riechen, schmecken, sehen oder hören können, wie es in den virtuellen Leben der PC-Spiele der Fall ist. Versuchen Sie, Ihr Leben ganz bewusst **wahrzunehmen** und zu **erleben,** was sich momentan um Sie herum abspielt. Geben Sie sich nicht mit längst vergangenen Eindrücken zufrieden.

Sicher gibt es Alltagssituationen, die Sie nicht schön finden oder in denen Sie sich nicht wohl fühlen. Stellen Sie sich dann selbst die Fragen: „Wer oder was ist es, das mir dieses Gefühl vermittelt? Warum empfinde ich in dieser Situation so, warum fühle ich mich in diesem Augenblick unwohl?" Versuchen Sie sich auf das Bild der augenblicklichen Situation zu konzentrieren, nehmen Sie **unverfälscht und bewusst** wahr, was Ihre Augen tatsächlich sehen. Sie werden feststellen, dass an dem Bild, das sich Ihnen zeigt, an sich meist nichts Schlimmes ist (wir sprechen hier von Situationen, Problemen, die es in jedem Leben einmal gibt). Entweder handelt es sich um ganz natürliche Abläufe, da sich alles in ständigem Wandel zueinander befindet, sich verändert oder man befindet sich in einer Situation, die das Ergebnis auf das bisherige Handeln oder Verhalten ist. Meine Gedanken füllen den Augenblick mit Inhalt, lassen Sentimentalität, Angst und Emotionen entstehen. So entsteht eine „gedachte" Betrachtungsweise. Jeder traurige Moment lässt sich in seiner Traurigkeit noch verstärken, wenn wir ihn mit sentimentalen Gedanken oder Ängsten hochtunen.

Neue Lebenssituationen

Versuchen Sie, sich auf **das Wesentliche** zu konzentrieren. Es führt meist zu nichts, mit schwierigen Situationen zu hadern. Körper, Geist und Seele sind bei bester Gesundheit, beweglich und flexibel, können sich auf Lebenssituationen einstellen, Veränderungen mitmachen, **neue Lösungswege** finden und gehen. Es wäre umständlich, wenn ich ständig gegen eine Betonmauer rennen würde, nur weil ich nicht akzeptieren kann, dass sie hier steht, ich aber Angst habe, einen neuen Lösungsweg einzuschlagen, nämlich die Mauer zu umgehen, nur weil mir meine Gedanken sagen, ich solle immer den geraden Weg nehmen wie bisher auch.
Leben Sie den Augenblick und erkennen Sie seine Realität, das wirklich Vorhandene. Erleben Sie das Leben.

> „Das Leben gewinnt unwahrscheinlich an Qualität, wenn es unvoreingenommen angenommen werden kann, so wie es ist und jede Sekunde bewusst erlebt wird."

ZUKUNFT

Ein Wort, das Ereignisse beschreibt, die in der Ferne liegen. Ob wir sie jemals wirklich erleben werden, weiß niemand von uns. Niemand kann vorhersagen, was uns die Zukunft tatsächlich bringt. Verlasse ich die Gegenwart, um mich gedanklich in die Zukunft zu versetzen, mir vorzustellen, wie es irgendwann einmal sein wird, dann verpasse ich mein jetziges Leben, meine Zeit als Frau im Hier und Jetzt, ich sehe nicht wirklich, was sich Schönes um mich herum abspielt, ich empfinde dann auch nicht wirklich, mein Gefühl ist erfüllt von Sehnsucht anstatt von Leben.

Glücksmomente

Erwarten Sie bei dieser Überschrift große Ereignisse, dann muss ich Sie enttäuschen – Glücksmomente sind für mich im Grunde genommen jeder bewusst erlebte, wirklich wahrgenommene Augenblick.

Für Geist und Seele

Glücksmomente

Achten Sie bei Ihren Handlungen auf Routine, versuchen Sie einmal alles, was Sie auch tun, ganz bewusst zu tun, die Gedanken immer beim jetzigen Augenblick zu halten.
Schenken Sie Ihren Mitmenschen Ihre volle Aufmerksamkeit, nehmen Sie sie und ihre Arbeit wirklich wahr. Wenn Sie Glücksmomente verschenken, kommt das Glücksgefühl an Sie zurück.

Meine persönlichen Glücksmomente

Persönliche Glücksmomente sind für mich, wenn meine Kinder mich mit einer Umarmung am Morgen begrüßen. Ich empfinde Glück, dass ich mir gesunde Lebensmittel kaufen kann, Kleider zum Anziehen habe, meinen Hobbys nachgehen kann, in Freiheit leben darf. Meine ganz speziellen **fünf Begriffe des Glücks:** Leben, Gesundheit, Zufriedenheit, Weisheit und Liebe.

> „Glücksmomente kommen auf sanften Sohlen, machen keinen Lärm, sind einfach da, erkennen müssen wir sie selbst."

Allzu oft werden die schönen Dinge des Lebens viel zu abgehakt einfach mit Worten benannt und fertig, wie z. B. die zauberhaften Bewegungen des Windes. Man sieht ihn gar nicht mehr, vielleicht ärgert man sich noch darüber, dass der Wind die Haare zerzaust, aber das war es dann auch schon. Dieses Benennen macht vieles kaputt, zerstört die Kreativität. Sicherlich braucht man Worte, um sich mit anderen Menschen verständigen zu können, doch darf dabei das wirkliche Sehen, das Erkennen und wirkliche Erleben nicht verloren gehen und das passiert oft ganz rasch dabei.

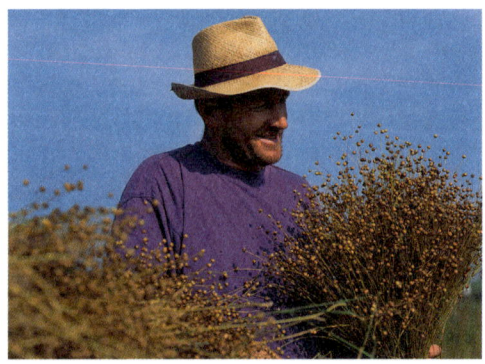

Das glückliche Gesicht des Mannes, der stolz seine Ernte in den Händen hält.

Ein Lächeln für mich

Mit der erste Mensch, dem Sie morgens in die Augen schauen, ist Ihr eigenes Spiegelbild. Mit ihm beginnen Sie Ihren Tag, es stimmt Sie ein, es bereitet Ihnen Freude auf das, was der Tag für Sie bereithält.

Lächeln Sie sich glücklich

Stehen Sie am Morgen mit einem freundlichen Lachen vor Ihrem Spiegelbild und begrüßen es. Dabei dürfen Sie nicht nur den Mund zu einem Lächeln verziehen. Es muss wirklich **ehrlich** sein und von **tief innen** kommen, dann strahlen auch Ihre Augen mit, sie sprühen vor **Lebensfreude, Erwartung und Glück.** Jetzt fühlen Sie die **Wärme,** die Ihnen Ihr eigener Anblick bereitet.
Ja, Sie haben allen Grund zum Lächeln. Alles was Sie zum Leben benötigen, steht Ihnen zur Verfügung. Sie müssen es nur wahrnehmen und zugreifen. Ihr Lächeln signalisiert Ihren Körperdrüsen, sie sollen mit der Produktion der **Glückshormone** beginnen. Dadurch verändert sich der Stoffwechsel in Ihrem Gehirn und lässt Ihren ganzen Körper an Ihrer **Freude**, an Ihrer **positiven Lebenseinstellung** teilhaben. Alles geht Ihnen viel leichter von der Hand. Dadurch wird Ihnen vielleicht manches gelingen, das Ihnen zuvor schwerviel. Eine **positive Lebenseinstellung** kann sich auch auf Ihre Mitmenschen übertragen.

Ihr Lächeln – entdecken und pflegen

Entdecken und pflegen Sie Ihr kostbares inneres Lächeln. Als Hilfsmittel benötigen Sie einen gewöhnlichen Spiegel: Schauen Sie hinein, betrachten Sie Ihr Gesicht.
Was sehen Sie? Wie fühlen Sie sich? Was empfinden Sie dabei? Was fühlen Sie in Ihrem tiefsten Inneren? Geht es Ihnen gut?
„Ein Lächeln am Morgen vertreibt Kummer und Sorgen" sollte Ihr zukünftiges Motto zum Tagesbeginn sein.
Lächeln Sie Ihr Spiegelbild an, lassen Sie Ihre Augen strahlen, geben Sie einen beschwinglichen Jauchzer von sich.
Na, wie fühlen Sie sich jetzt? Scheint die Sonne? Könnten Sie sich vorstellen Ihren Tag in Zukunft so zu beginnen?

Eine gesunde positive Einstellung

Sie verleiht uns Kraft auch diese unschönen Dinge zu bewältigen, denn in jedem Leben gibt es Höhen und Tiefen. Ich bekomme wesentlich mehr Energie, Kraft, Durchsetzungsvermögen und Ideen zur Entscheidungsfindung.

> „Mit einem von Herzen kommenden Lächeln können Sie sich und Ihren Mitmenschen etwas Gutes tun."

Frauenleben heute

Im Laufe der Zeit hat sich unsere Rolle als Frau stark verändert – jede hat ihren ganz speziellen Platz in der Gesellschaft. Dieser darf nicht von irgendjemandem vorgeschrieben werden, es gilt ihn selbst zu finden.

Rollenverteilung

Die **typische Rollenverteilung** gibt es in der heutigen Zeit nicht mehr, doch sind durch unseren Körperbau und unser Wesen **natürlicherweise bestimmte Arbeiten** und Situationen nur für uns Frauen von der Schöpfung vorbestimmt. Dazu zählen die monatliche Periode, die Empfängnis, Schwangerschaft, Geburt, Stillzeit, Wechseljahre und heutzutage mit Einschränkungen die Kindererziehung.

„Als Frau sind uns von Natur aus gewisse Aufgaben vorgegeben, es sind Möglichkeiten, kein Muss."

Die **Position der Frau** hat sich, wie aus Geschichtsbüchern zu entnehmen ist, in all den Jahren von unseren Vorfahren bis zu uns heute stark verändert. Während bei den Urmenschen die Stammesaufgaben von den Eltern zu ihren Kindern weitervererbt wurden und die Kinder jeweils mit dem wertvollen, lebensnotwendigen Wissen der Eltern aufwuchsen, es von klein auf erlernen durften, erlernen die Kinder heutzutage ganz andere Fertigkeiten in ganz anderen Bereichen als ihre Eltern.

„Ich finde, es ist wichtig, dass sich jeder seinen Fähigkeiten, seinen Möglichkeiten entsprechend entfalten und weiterbilden darf, denn dies verspricht Erfolg."

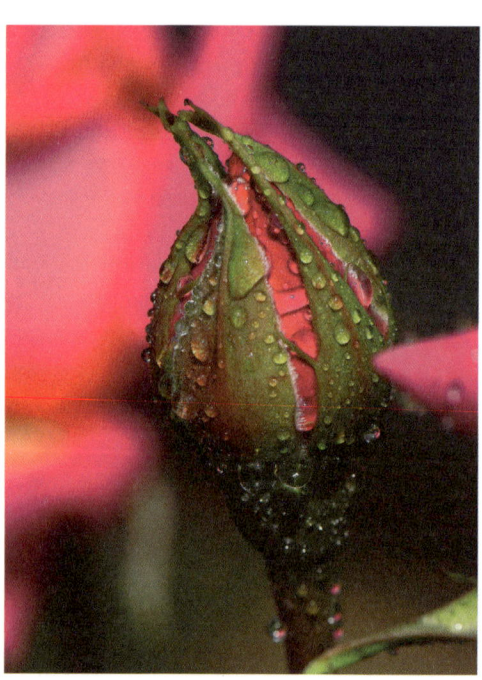

Manchmal ruht unser Wesen noch im Verborgenen, doch liegt es an uns, unsere Persönlichkeit zur Entfaltung zu bringen.

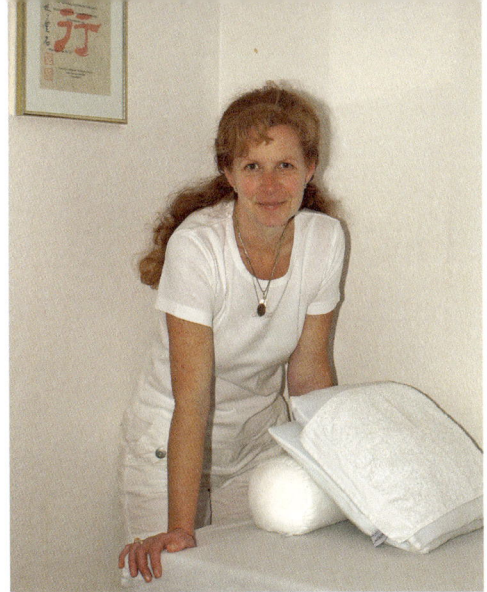

Ich arbeite gerne in meiner Praxis als Heilpraktikerin, freue mich über das Vertrauen, das mir von Hilfe suchenden Menschen entgegengebracht wird.

So hat sich auch im Laufe der Zeit unsere Rolle als Frau stark verändert. Welche **Aufgaben** wir im gesellschaftlichen Leben zu erfüllen haben, für was wir Frauen uns eignen, möchte ich nicht zu bestimmen haben, ich finde es nicht gut, wenn jemand in eine **bestimmte Rolle** hineingepresst wird, die er dann spielen muss, ob er will oder nicht. Ich selbst gehöre zur Gattung der berufstätigen Frauen, das wäre vor Jahren noch unvorstellbar gewesen.

Mein Platz!

Zugegeben hatten es unsere Vorfahren im Clan etwas einfacher, da die Gruppe überschaubar war, doch war jeder in diesem kleinen Gefüge genauso wichtig, wie heute jeder im Großen benötigt wird.
Wir haben die schöne Möglichkeit Kinder zu bekommen. Dadurch entstehen ganz spezielle Pflichten und Aufgaben für mich als Frau, als Mutter. Aber auch ohne Kinder habe ich in der Natur **meinen Platz als Mensch**, als Tochter, als Freundin, als Partnerin, als Kollegin, als Chefin, als Firmeninhaberin usw. Der weibliche Aspekt gehört zur Schöpfung, er ist ein Naturgesetz, ohne Yin kein Yang, ohne Frau kein Mann, ohne Nacht keinen Tag.

> „Jeder hat seinen ganz speziellen Platz in der Gesellschaft. Dieser darf nicht von irgendjemandem vorgeschrieben werden, sondern den gilt es selbst zu finden."

Für eine harmonische, funktionierende Gesellschaftsstruktur sind wir Frauen wichtig und nicht wegzudenken.
In meiner Jugendzeit spielten die Mädchen Puppen, während ich bei meinen drei Töchtern dafür kein Interesse mehr wecken konnte. Die große Tochter wollte immer am aktuellen, realen Leben teilnehmen, wie einkaufen, Autos reparieren. Die mittlere Tochter half mir viel im Haushalt, die Jüngste untersuchte alles, was sie interessant fand, in der Natur. Und dennoch werden sie bei ihren Handlungen in ihrem Beruf den weiblichen Aspekt einfließen lassen.

> „Von Natur aus hat jeder seinen ganz bestimmten Platz, wo er gebraucht wird, wo er hingehört. Den gilt es zu finden, dann fühlt man sich angekommen, akzeptiert, kennt seine Rechte und Pflichten und befindet sich in der glücklichen Lage, diesen Aufgaben gewachsen zu sein und das schafft Befriedigung."

Weiblichkeit

Welche Rolle wir in unserem Leben einnehmen, haben wir Frauen selbst zu entscheiden. Dabei sollten wir nicht auf Kosten unserer Weiblichkeit handeln. Bei allem, was wir tun, dürfen wir unser feminines Wesen nicht außer acht lassen und sollen zu dem stehen, was wir sind.

Was wir sind

Unsere Vorstellung, **was als „weiblich" angesehen** wird, hat sich in den letzten Jahren sehr verändert. Allerdings spielt es hier noch eine wesentliche Rolle, welches Land wir betrachten. Es gibt Völker, die verbinden mit dem Wort Weiblichkeit ganz andere Assoziationen als wir hier in Deutschland.

Zu bedenken geben möchte ich noch, dass der **Begriff „Weiblichkeit"** von uns Menschen selbst erfunden wurde, wir selbst haben unsere Eigenschaften so benannt. Denke ich an die Gesamtheit in der Schöpfung, in der Natur, dann gehören wir einfach dazu, so wie wir eben sind, und in der Schöpfung gibt es kein wichtig, wichtiger am wichtigsten, da gibt es nur ein Ganzes.

In erster Linie ist für mich die Weiblichkeit als Gegenstück zur Männlichkeit zu sehen. Das Yin zum Yang. In Worten ist dies vielleicht so einfach auszudrücken und in zwei Rubriken einzuordnen, doch die Realität zeigt, dass **in jedem Yin etwas vom Yang** zu finden ist und umgekehrt. Dies wird in dem Symbol des Yin- und Yang-Zeichens (Seite 20) auch ganz deutlich dargestellt.

Eine klare, lupenreine Trennung ist also nur **im körperlichen Bereich** möglich, hier sind die Aufgaben, die Möglichkeiten von Frau und Mann ganz klar strukturiert. Im Charakter, im Wesensbereich jedoch wird es vielfältiger und ineinanderfließend. Hier kommt die **gegenseitige Ergänzung** zum Ausdruck, die Notwendigkeit, dass es beides gibt.

Anders gut

Mit unserem weiblichen Charakter bereichern wir die Menschheit. Wir können alles tun, was in unserer körperlichen Macht steht, wir sind nicht auf Platz zwei, wir stehen ganz sicher nicht hinter den Männern, wir erledigen manche Dinge vielleicht etwas anders, gehen **einen anderen Weg zum Ziel**. Wie wir mit Schwierigkeiten umgehen oder nach Lösungen suchen, entspricht eben unserer Art, dies muss nicht unbedingt schlechter oder besser sein, einzig und allein das Ergebnis zählt. Wir haben es nicht nötig uns an eine Männerwelt, wie es im Fernsehen manchmal so schön heißt, anzupassen. Wir erledigen die Dinge eben auf unsere Art und Weise.

Keine Angst vor den Wechseljahren

Wechseljahre sind nichts anderes als ein weiterer Lebensabschnitt im Dasein von uns Frauen. Es ist völlig unnötig, sich Ängste und Sorgen über diese Zeit zu machen, sie sollte als natürlich und als selbstverständlich angenommen werden.

Irgendwann kommt für jede Frau die Zeit der Wechseljahre und jede Frau hat ihre ganz speziellen eigenen Gedanken und Gefühle dazu. Für die einen ist es eine Zeit, die eben irgendwann einmal kommt und zum Leben dazugehört, sie nehmen es eher lockerer und als gegeben. Für die anderen ist es die Zeit, wo sie alt werden, sich nicht mehr als Frau fühlen, sich minderwertig vorkommen und Ängste aufbauen. Sie fürchten sich vor körperlichen Problemen genauso wie vor den seelischen.

Nicht von Ängsten leiten lassen

Belasten Sie Ihren Körper nicht mit unnötigen **schlechten Gedanken**, sorgen Sie sich nicht, auch diese Zeit gehört einfach dazu und auch sie sollte ganz bewusst gelebt und erlebt werden.
Jede Minute unseres Lebens ist so kostbar, dass es reine Verschwendung wäre, sich in eine **Wechseljahresangst** gleiten zu lassen. Es ist ein ganz **natürlicher Vorgang**, der seine Berechtigung hat, wir sollten ihn annehmen und auch diese **Zeit genießen**, denn auch sie hat ihre Vorteile.

Missempfindungen und gesundheitliche, körperliche Beschwerden wie Hitzewallungen, Depressionen, Angstzustände, Schweißausbrüche, erhöhte Reizbarkeit, Haarausfall, dünneres Haar, Schlafstörungen, Schwindelattacken, trockene Schleimhäute und eventuelle Gewichtszunahme werden als typische Wechseljahresbeschwerden genannt. Doch dass wir Frauen uns in diesem Lebensabschnitt so fühlen, kann so sein, muss aber nicht, warten wir es doch ab.
Es liegt sehr viel an einem selbst, wie diese Zeit erlebt wird. Ich kann mich psychisch in ein Loch fallen lassen und all den Frauen Glauben schenken, die diese Zeit als so schrecklich darstellen, obwohl sie jede dieser Frauen ja dann bereits unbeschadet überlebt hat. Oder ich kann mir sagen, dass mein Körper noch lange nicht zum alten Eisen gehört und ich kann mich **geistig und körperlich fit halten,** auf meinen Körper achten, auf ihn hören, wenn er zu mir spricht, auf seine Wünsche, seine Unpässlichkeiten eingehen.
In Büchern, die über das Leben von Naturvölkern berichten, wird von älteren Frauen mit Achtung gesprochen. Auf Grund ihrer

Erfahrungen und ihrer Weisheit wurden sie als weise Frauen bezeichnet. Ihnen wird Achtung und Respekt entgegengebracht, sie werden geehrt und liebevoll in das Alltagsgeschehen miteinbezogen.

> „Durch das Wissen über die Heilkräfte aus der Natur, haben wir die Möglichkeit, unseren Körper mit sanften Mitteln in seinen natürlichen Reaktionen zu unterstützen, auf die Veränderungen einzugehen, uns der momentanen Situation anzupassen. Das ist viel einfacher, als ständig gegen die Gefühle, gegen den augenblicklichen Körperzustand anzukämpfen. Die Wechseljahre gehören zu jeder reifen Frau."

Körper und Geist pflegen

Kaum bleibt die Monatsblutung einmal aus oder beginnt unregelmäßig zu werden, greifen viele Frauen zu Hormonpräparaten. Das ist jedoch aus meiner Sicht nicht nötig.

> „Wechseljahre sind nichts anderes, als die Zeit der wechselnden Jahre."

In der Natur ist alles ständig im Wandel und so wandelt sich nun einmal auch mein Körper. Er unterliegt den Naturgesetzen und wenn die Natur der Ansicht ist, dass ich den Anforderungen einer Schwangerschaft bzw. dem späteren Erziehen der Kinder einfach nicht mehr gewachsen bin,

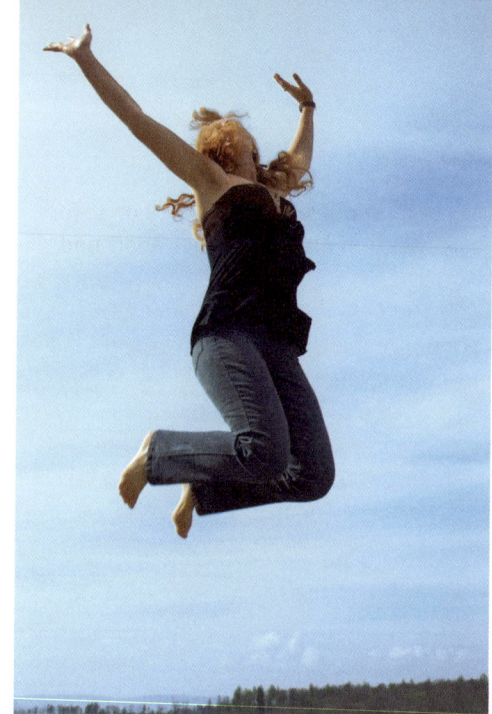

Wechseljahre, na und? Eine positive Lebenseinstellung kann hier sehr nützlich sein.

dann ist für mich die Zeit gekommen, wo **meine Aufgaben**, **meine Stärken** in einem anderen Bereich benötigt werden, ich muss mich umorientieren, ich werde **woanders gebraucht.**

Die Vorgänge in meinem Körper verändern sich naturgemäß, denken Sie an das Rad der Elemente. Ist der Höhepunkt des Jahres erreicht, kommt der Spätsommer usw., so ist es auch mit unserem Körper. Ob ich auch diese Zeit als angenehm und gesund erleben darf, hängt auch mit von meiner **Ernährung** und **Lebensweise** ab, sie sollte ausgewogen und gesund sein – seit meinem 40. Lebensjahr achte ich beispielsweise auf Lebensmittel, die pflanzliche Östrogene enthalten, wie Soja, Rotklee, Gelee Royal, Brennnesseln usw. So versuche ich meinen Körper bei seinen wechselnden Jahren zu unterstützen.

Ältere Frauen haben oft das Gefühl nicht mehr faszinierend zu sein, aber gerade ihre gesunde, vitale, lebensbejahende, selbstbewusste **Ausstrahlung** kann auch in fortgeschrittenem Alter noch sehr apart und attraktiv sein.

Natürlich ist hier auch der bisherige **Lebensstil** maßgebend, ob ich verantwortungsbewusst mit meinem Körper umgegangen bin oder ob ich exzessiv und unbewusst gelebt habe. Eine gewisse Rolle spielt auch die **Veranlagung**, doch schätze ich sie als gering ein, denn mein Erbgut ist zwar mein Startkapital, doch kann ich es selbst positiv oder negativ beeinflussen und dementsprechend unterstützen.

Mein Rat für Sie

- Wechseljahre sind lediglich Jahre, in denen sich etwas wandelt, verändert. Alles, was lebt, ist in Bewegung und ständigem Wandel unterzogen. Nichts bleibt ewig gleich, denken Sie an das Rad der Elemente, an den immerwährenden, nie endenden Kreislauf, ohne Anfang und ohne Ende.
- Vieles liegt an meiner Einstellung, wie ich dazu stehe, damit umgehe. Ob ich es annehmen kann oder mich dagegen stelle.
- Es gibt viele pflanzliche Mittel und Präparate. Sprechen Sie mit Ihrem Frauenarzt darüber, welchen Weg Sie gehen möchten.
- Bewusstheit und Verständnis für die Vorgänge in unserem Körper nehmen uns die Angst und lassen Zuversicht wachsen. Wenn Sie verstehen, was in Ihnen vorgeht, dann wächst in Ihnen das Verständnis, dann erkennen Sie, dass es etwas ganz Natürliches ist und nichts Außergewöhnliches.
- Schöne Spaziergänge an der frischen Luft, angemessene körperliche Bewegung, Entspannungsübungen und Qi Gong können uns helfen, das Gleichgewicht von Körper, Geist und Seele zu erhalten.
- Gesunde Ernährung, Fürsorge und die Liebe zu mir selbst lassen die Achtung für meinen Körper wachsen, geben mir das Gefühl, dass ich es mir wert bin, dass ich etwas ganz Besonderes bin. Ich bin es wert, dass ich mir ein gesundes Mahl zubereite, ich bin es wert, dass ich mich um meine eigene Gesundheit kümmere, ich bin es wert, geliebt zu werden.

WECHSELJAHRE

Wir gehören noch lange nicht zum alten Eisen. Die Wechseljahre sind eine völlig natürliche Wandlungsphase. Wir wandeln uns von einer fruchtbaren Frau zu einer an Erfahrungen gereiften Frau.

Unser Körper passt sich der veränderten Lebenssituation auf eine natürliche Art an, indem er gewisse Funktionen, die er nicht mehr benötigt, einstellt. Die Natur hat das praktisch eingerichtet, sie hat bemerkt, dass bestimmte Hormone ab einer bestimmten Zeit keinen Sinn mehr machen, sie werden nicht mehr benötigt. Dadurch verändert sich einiges in unserem Körper, jedoch nicht zum Nachteil, er gestaltet sich um. Alles, was lebt, ist einem ständigen Wandel unterzogen. Wir sind noch genauso wichtig wie zuvor, nur auf einer anderen Ebene, unsere Qualitäten werden in anderen Bereichen benötigt.

Ich bin, was ich bin

Unser Körper besteht nicht nur aus den medizinisch nachweisbaren Körperteilen, was uns tatsächlich sein lässt, ist unsichtbar.
Der Charakter, unser Wesen, was wir in uns tragen, was uns von der Natur gegeben wurde, was sich zwar benennen lässt, jedoch bis jetzt noch nicht greifbar und sichtbar gemacht werden konnte.

Bin ich mein Beruf?

Zu meiner Jugendzeit wurde im Fernsehen eine Ratesendung mit dem Titel „Was bin ich?" ausgestrahlt. Es gab einen Kandidaten und ein Rateteam, das den Beruf des Kandidaten erraten musste. Schon damals wunderte es mich, dass die Sendung diesen Titel trug. Sind wir das, was wir beruflich tun? Ich bin von Beruf Heilpraktikerin. Ich freue mich, kranken und Hilfe suchenden Menschen mit der Naturheilkunde und meinen persönlichen Möglichkeiten zur Seite zu stehen. Als Frau, als Mensch bin ich doch aber hoffentlich auch noch etwas anderes.
Die Ärztin, die Fachverkäuferin, die Schornsteinfegerin usw., hinter jedem Beruf steht ein ganz **individueller Mensch** mit seinen eigenen Bedürfnissen ans Leben.
Die Mehrzahl der Menschen, so hoffe ich, sucht sich ihren Beruf selbst aus, der ihren Erwartungen, ihren Interessen und Wünschen entspricht. Eine wichtige Rolle spielen hierbei die Veranlagung, die Begabungen und der Charakter – ich habe mir also nun einen Beruf ausgesucht, der, so denke ich zu meiner Person zu meinem Wesen und auch zu meinem Charakter passt.

Bekleiden statt Verkleiden

Ähnlich ist dies mit unserer Kleidung. Das Sprichwort: „Kleider machen Leute" gilt für mich nur für den oberflächlich lebenden und denkenden Menschen.
Oft lassen wir uns allzu schnell von einem **äußerlichen Erscheinungsbild** täuschen, wir lassen uns verleiten, einen Menschen nach seinem Äußeren einzuordnen. Das kleine Schwarze oder der supertolle Anzug, nach neuesten Moderichtlinien geschneidert, kann schon mächtig Eindruck machen. Doch wer steckt in den Kleidern? Man kann nicht mit dem schicken Anzug leben, sondern mit dem Mann, der ihn trägt. Die Darstellung ist oft ganz anders als die Wirklichkeit, eine Show, um anderen zu imponieren, Interesse zu wecken und einen bestimmten Eindruck zu hinterlassen. Sind wir so leicht zu manipulieren, zu täuschen? Tatsächlich lassen wir uns von Äußerlichkeiten sehr stark beeinflussen. Doch würden wir es wirklich bemerken, den Unterschied erkennen, ob nun ein Arzt oder der Gärtner im schicken Anzug vor uns stehen würde? Mit **Äußerlichkeiten** lässt sich viel **verstecken** und **überspielen**, ich kann kaschieren was mir nicht gefällt, kann das Bild, das ich auf andere mache

möchte, künstlich erzeugen und dennoch, im tiefsten Inneren meines Daseins bin und bleibe ich, **was ich wirklich bin.** Diese äußere **Fassade** kann absplittern, ist nicht immer von langer Dauer, ich kann sozusagen entlarvt werden. Dieses Wort passt ausgezeichnet, denn eine Larve ist nichts anderes als eine Hülle, die verbirgt, was sich in ihrem Inneren abspielt. Haben wir es nötig, ein Larvendasein zu führen – ich habe manchmal das Gefühl, dass wir versuchen unser **wahres „Ich"** zu verbergen.

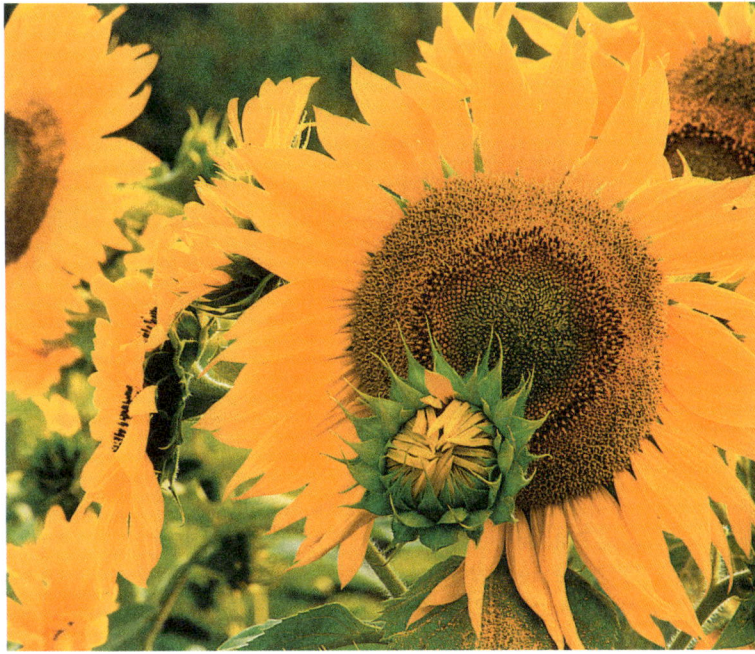

Die Natürlichkeit strahlt am ehrlichsten, leuchtet am schönsten und hat Bestand.

Zustimmung zum eigenen Ich

Ich bin so alt, wie ich mich fühle und ich bin das, was ich ausstrahle. Es ist unwahrscheinlich befreiend und erleichternd, sich so anzunehmen, wie man tatsächlich auch ist. **Keine Zwänge** mehr, kein Wettbewerb, die Schönste und Tollste sein zu müssen, es fällt diese ständige Suche und die **Erwartungshaltung**, dass von außen eine Bestätigung kommt, weg (siehe auch Seite 25). Diese rasch gefällten Beurteilungen anderer Personen interessieren plötzlich nicht mehr. Ich habe mich angenommen, so wie ich bin, ich bin voll und ganz zufrieden, ich bin glücklich. Ich stehe zu meinem Körper, so wie die Natur ihn erschaffen hat und so, wie sie ihn verändert. Diese Zustimmung zum eigenen „Ich" **stabilisiert**, öffnet die Tore zur **wahren Freiheit**. In diesem Augenblick, wo uns das gelingt, sind wir nicht nur unendlich frei und **unverletzbar,** sondern jetzt kommt das innere Lächeln, die **Ausstrahlung** zum Ausdruck. Unsere Persönlichkeit hat sich frei gemacht, kann sich endlich entfalten und sich vorbehaltlos zu einer individuellen, starken, **charakteristischen Persönlichkeit** entwickeln. Diese natürliche Ausstrahlung drückt wesentlich mehr aus als ein Boutiquekleid und der neueste Modehit an Schuhen. Das Schöne daran ist auch, dass sie uns von niemandem weggenommen werden kann, sie gehört uns ganz allein.

> **„Die Zustimmung zum eigenen Ich stabilisiert und öffnet die Tore zur wahren Freiheit."**

Ehrliche Entscheidungen treffen, sich selbst lieben, wie die Schöpfung uns erschaffen hat. Diese **innere Festigkeit** führt dazu, dass dieses Wettbewerbsdenken wegfällt. Bin ich mit mir zufrieden, habe ich es nicht nötig, mich mit anderen ständig zu vergleichen oder gar zu messen. Ich kann ohnehin nur die äußerliche Hülle erkennen und die muss nicht von Bestand sein, die kann sich jeden Moment verändern oder ganz auflösen. Rein auf Grund von **Äußerlichkeiten** kann ich mir kein wahres Bild machen, keine klare oder aussagekräftige Wertung abgeben, sie ist aufgesetzt, künstlich und kann jederzeit entlarvt werden.

Schön von innen

Aus dieser Erkenntnis heraus entsteht nun auch das Bewusstsein, für unsere Gesundheit selbst zu sorgen. Der Körper bekommt einen ganz anderen Stellenwert, nicht nur den des „Kleiderständers". Denken Sie an die früheren Jahre, wie den Organen Schaden zugefügt wurde durch das Schnüren einer Wespentaille. Es heißt auch in einem Sprichwort: „Wahre Schönheit kommt von innen." Damit ist nicht nur die gesunde Ernährung gemeint, sondern auch **unser Seelenleben**. **Unzufriedenheit,** alles verbissen sehen, vor allem Angst haben, keine Freude empfinden können, all dies sind Gemütsregungen, die irgendwann zur **Krankheit** führen können. Dazu kommt unregelmäßiges Essen mit minderwertigen, künstlich hochgezüchteten Nahrungsmit-

> ### Für Geist und Seele
>
> ### Schenken Sie sich Aufmerksamkeit
>
> Stellen Sie sich vor einen großen Spiegel, ziehen Sie etwas Aufgesetztes an, etwas, das nicht zu Ihnen passt, schauen Sie in Ihr Gesicht.
> Dann ziehen Sie sich etwas über, das Ihren Typ betont, ihn untermalt. Betrachten Sie nun Ihr Gesicht. Wie sieht es jetzt aus? Bemerken Sie den Unterschied?
> Was gefällt Ihnen ganz besonders an Ihnen?
> Wenn Sie sich annehmen, stärken Sie Ihre Persönlichkeit, Sie finden sich wertvoll, betrachten sich als etwas ganz Besonderes.
> Tun Sie sich jeden Tag etwas Gutes, schenken Sie sich Blumen, massieren Sie Ihre arbeitsamen Hände und Füße, gönnen Sie sich ein Wohlfühlbad.

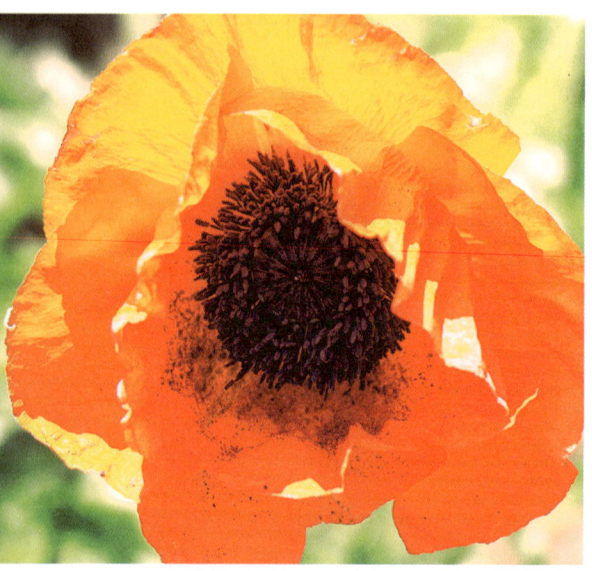

Grüne Blätter halten die Mohnblüte verschlossen, bis sie ihre wahre Schönheit offenbart.

teln, vitaminschädigend zubereitet oder hektisches Essen im Schnellimbiss.
Ich lege sehr viel Wert auf einen gesunden Körper, ob er nun hier und da ein paar kleine Fältchen sehen lässt, was soll's? Die tun mir nicht weh. Wir befassen uns oft mit lächerlichen Äußerlichkeiten, die meist jedoch nicht schmerzen. Viel wichtiger ist, dass der **Bewegungsapparat** schmerzfrei funktioniert, mein Körper anpassungsfähig, geschmeidig und beweglich ist und dies möglichst bis ins hohe Alter bleibt, dass ich mich rundum wohl fühle, meine Organe gesund sind, mein Geist wach, meine Energie, meine Kraft stabil und widerstandsfähig. Ich sage „Ja" zu mir, ich bin glücklich, so wie ich bin. Das nenne ich das echte Leben, eine tiefe Bewusstheit, die mich wirklich leben lässt.

Mit mir im Reinen

Neid, Gier, Hass, Eifersucht, alles **schmerzende Eigenschaften,** die wegfallen, wenn ich mit mir im Reinen bin. Ich habe kein Verlangen danach, mich mit jemandem zu vergleichen, wie denn auch? **Vergleiche** ich die Kleidung? Die kann gewechselt werden. Die Haarfarbe? Die Fingernägel? Die Lippen? Oder sonst etwas? Dies alles kann verändert und gewechselt werden. Was jedoch immer Bestand hat, ist die Seele, **die inneren Werte,** die Persönlichkeit, so wie die Natur uns erschaffen hat, dies entspricht den Tatsachen.
Ich verliebe mich schließlich in einen Menschen und nicht in seine Kleidung. Sich annehmen bringt Frieden und bewahrt uns vor vielen seelischen Qualen: Geltungssucht, **Minderwertigkeitskomplexe,** mangelndes Selbstwertgefühl bis hin zur Selbstzerstörung.

> „Sich so sehen, wie man wirklich ist, nicht, wie man denkt zu sein."

> „Sie sind eine eigenständige, einzigartige Persönlichkeit, Sie sind ein einmaliger Mensch. Jede von uns ist etwas ganz Besonderes, sagen Sie ja zu sich, stehen Sie zu sich, so wie Sie sind, wie Sie erschaffen wurden."

Stärken und Schwächen bewusst kennen

Wo liegen die Stärken und Schwächen einer jeden Frau? Bei manchen ruhen sie vielleicht noch im Verborgenen und warten darauf, entdeckt zu werden, andere Frauen kennen sich und ihre Stärken oder Schwächen ganz genau, haben gelernt, damit umzugehen und mit ihnen mehr oder weniger in Balance zu leben.
Bin ich in der glücklichen Lage, mich, mein Innerstes zu kennen, kann ich mein Leben danach richten und stoße seltener an meine Grenzen, denn ich kann mich einschätzen und weiß genau, wie weit ich gehen kann, was ich erreichen kann, was in meinen Möglichkeiten steckt.

> „Seine Stärken und Schwächen zu erkennen heißt auch, sie gezielt einzusetzen, sie im täglichen Leben so platzieren, dass sie mir nicht selbst im Weg stehen, sondern mich weiterbringen, auf meine ganz persönliche Art."

Sich selbst erkennen

Um Ihnen eine Möglichkeit zu geben anhand der Sie sich vielleicht selbst erkennen können, möchte ich die chinesische Ansicht, die Betrachtung der Elemente, in die sich alles einteilen lässt, zu Hilfe nehmen. Viel Spaß, beim Herausfinden und Entdecken Ihres Selbst.

Die fünf Elemente

Die fünf Elemente sind eine Naturbetrachtung, deren Ursprung im Konfuzianismus liegt.
Die Materialien **Holz, Feuer, Erde, Metall und Wasser,** die zur Einteilung in die fünf Elemente verwendet werden, sind die Grundmaterialien, aus denen sich die gesamte materielle Welt zusammenfügt. In der traditionellen chinesischen Medizin wird diese Betrachtungsweise **zur Ursachenforschung von Krankheiten,** Diagnose und Behandlung verwendet. Jedes Element verkörpert ganz spezifische Organe, Sinnesorgane, Gewebe und Gefühle, selbst Jahreszeiten, Nahrungsmittel und Farben können ihnen zugeteilt werden. Einfach alles, was sich in der Schöpfung findet, lässt sich im Rhythmus der Elemente, in deren Beziehungen untereinander darstellen und erklären.
Der Elementekreislauf zeigt ganz deutlich die Beziehung der Organe untereinander, wie sie sich fördern, unterstützen, nähren, aber auch kontrollierende Funktionen ausüben. Sie stehen in einer so genannten „Mutter-Sohn-Beziehung" zueinander, das heißt, jedes Element ist sowohl die nährende „Mutter" als auch empfangender „Sohn". Man nennt dies auch das Hervorbringungsprinzip oder Erzeugungsprinzip.

Jeder Lebenszyklus, egal ob von Mensch, Tier oder Pflanze, kann durch die Elemente verdeutlicht werden.
Das Element Wasser steht für Geburt, Holz für den heranwachsenden Menschen, der erwachsen werden möchte, er strebt zum Höhepunkt seines Lebens, hat er dies erreicht, befindet er sich im Element Feuer. Es verkörpert die Fruchtbarkeit, das Erlangen der Reife. Mit dem Element Erde ist der Höhepunkt bereits überschritten, das Leben wird ruhiger, die Ernte der Früchte kann genossen werden, alles geht seinen Lauf. Bei Metall sind wir in der Rente angelangt und genießen unser Alter, das uns langsam in die Welt eines anderen Daseins hineinführt. Die Beweglichkeit von Körper, Geist und Seele wird statischer.

Das Element Wasser

Zum Element Wasser gehören:
- Organe Nieren und Blase, Ohren und Knochen
- Gefühl Ängstlichkeit
- Geschmacksrichtung salzig
- Jahreszeit Winter
- Farbe Blau oder Schwarz
- Es beinhaltet die geschlechtlichen Körperteile und regelt die Sexualität.

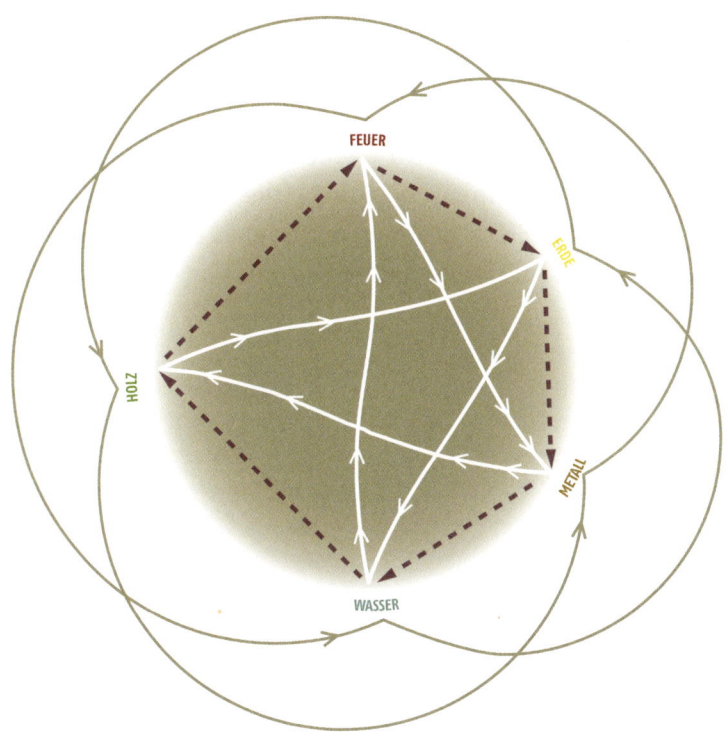

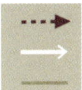 *Hervorbringungszyklus (Mutter-Sohn-Beziehung)*
Unterdrückungszyklus
Überwindung der Unterdrückung

Der Elementekreis symbolisiert die Harmonie der Elemente. Jedem Element ist ein bestimmtes Speicher- und Hohlorgan, sowie Sinne, Emotionen, Körperbereiche, Himmelsrichtungen, Farben, Geschmack, Energie, Jahreszeit und die Transformation zugeordnet.

Hervorbringungszyklus / Mutter-Sohn-Beziehung
Die Mutter nährt den Sohn, Wasser nährt das Holz. Sind die Wasserspeicher gefüllt, kann das Grün ausreichend versorgt werden und gedeiht, mangelt es an Wasser, verkümmern die Pflanzen. Holz nährt Feuer, Feuer nährt Erde, Erde nährt Metall, Metall nährt Wasser. Der Kreislauf ist geschlossen.

Brennt das Feuer zu heftig, kann es mit Wasser kontrolliert werden. Im medizinischen bedeutet dies: Lodert das Feuer des Herzens zu heftig, benötigen wir eine starke Niere (Wasser), sie hält das Feuer in einem gesunden Rahmen.

Überwindung der Unterdrückung
Ist die Erde schwach, wird sie vom Holz unterdrückt. Der Urwald benötigt so viel Nahrung, dass es kaum eine Humusschicht gibt, die dicken Wurzeln ragen aus dem Erdreich hervor = Unterdrückung. Ein zu starkes Element Erde kann aber auch das Holz unterdrücken. Eine zu dicke Erdschicht lässt den Samen nur sehr schwer keimen.

Das Element Wasser bedeutet Ruhe.
Hier können wir uns einen See mit spiegelglatter, ruhiger Wasseroberfläche vorstellen. Sicherlich ist Ihnen der Ausspruch „In der Ruhe liegt die Kraft" bekannt.
In vielen Lebenslagen, bei der Entscheidungsfindung sowie bei der Bewältigung von Problemsituationen ist es unwahrscheinlich wichtig, über eine **gute Nierenenergie** zu verfügen, die uns die notwendige Ruhe, die Kraft zur Entscheidung und das Durchsetzungsvermögen gibt, unsere Ziele zu realisieren, die uns ermöglicht, dass wir unser Leben selbst in die Hand nehmen. Es gibt noch eine wahre Aussage: „Einen kühlen Kopf bewahren", damit ist gemeint, dass bei Aufregung, die sowohl negativen als auch positiven schönen Ursprungs sein kann, das Herzfeuer aufflammt und nach oben in den Kopf steigt, die Gedanken rasen. In dieser Stresssituation einen vernünftigen Gedanken zu fassen ist ein Ding der Unmöglichkeit. Denken Sie an eine Prüfungssituation in der Schule, Sie werden etwas gefragt, das Herz jagt, Sie wissen plötzlich gar nichts mehr. Kaum sind Sie aus dem Prüfungszimmer heraus, fällt Ihnen alles wieder ein.
Also immer einen kühlen Kopf bewahren ist wichtig und dabei hilft uns eine kräftige, solide Nierenenergie, sprich das Wasser. Es bringt das aufflammende Feuer in ein gesundes Maß zurück. Verfügen wir über eine gesunde Nierenenergie, kann unser Körper den Belastungen des Alltags kräftig gegenüberstehen, nichts wirft uns so schnell aus der Bahn.

„**Wasser ist das Element,
ohne das es kein Leben gäbe.
In ihm wächst neues Leben heran."**

Die Wasserfrau
Sie ist sehr einfühlsam, ihre Kraft liegt in der **Ruhe,** wie es ihr Element verdeutlicht. Sie weiß genau, was sie will, denn sie verfügt über die nötige Nierenstärke, ihren **Weg unbeirrt** zu gehen.
Wasser besitzt die Fähigkeit, sich den Gegebenheiten anzupassen, es schlängelt sich dem Flussbett entlang, macht Biegungen und Windungen, die das Gelände oder die Bodenbeschaffenheit vorgeben, einfach mit. Hindernisse, die sich in den Weg stellen, werden elegant umspült. Dies spiegelt die **Anpassungsfähigkeit** der Wasserfrau wider. Ruhig und unbeirrt geht sie ihren Weg, **Hindernisse** werden geschickt umgangen und bravourös gemeistert. Sie nimmt alles wahr, was sich in ihrer Umgebung abspielt, erkennt die Laufrichtung der Trends und des Marktes, lässt sich, dem Wasser gleich, mitziehen in allen Bewegungen, passt sich problemlos dem Fluss der Zeit an. In einer Hinsicht ist allerdings Vorsicht geboten. Das **Temperament** einer Wasserfrau kann, wenn sie es für notwendig erachtet, auch hochschäumen. **Beruflich** findet man die Wasserfrau gerne dort, wo viel geredet wird. Als Moderatorin oder Reporterin fühlt sie sich wohl.
Wasser ist die Mutter von Holz und Sohn von Metall.

Das Element Holz

Zum Element Holz gehören:
- Leber und Gallenblase, Augen, Nägel und Sehnen
- Gefühle Wut, zügelloser Zorn, Depression
- Geschmacksrichtung sauer
- Jahreszeit Frühling
- Farbe Grün

Im Frühling drängt das Holz nach oben

aus der Erde, jede Pflanze kämpft sich unter größten Anstrengungen nach oben, sie will wachsen und möglichst **die Erste** sein. Kinder in der Wachstumsphase ihres Lebens gehören zum Element Holz.
Die Leber ist für die Säfteverteilung in unserem Körper zuständig. Sie befeuchtet die Sehnen und lässt die Nägel stabil, glänzend und kräftig aussehen. Außerdem eliminiert sie Körpergifte, die durch die aufgenommene Nahrung, durch das Einatmen der Luft oder durch Emotionen entstehen. In der Schwangerschaft, wenn unsere Leber für zwei Leben verantwortlich ist, kann es vorkommen, dass sie überfordert ist. Sie signalisiert dies durch die unbändige Lust auf Saures.

Die Holzfrau

Sie hat **stabile Wurzeln,** die mit dem Boden fest verankert sind, sie weiß ganz genau, was sie will und strebt mit aller Kraft **nach oben**. Sie ist auf der einen Seite stabil wie ein mächtiger Baumstamm, der immer höher und höher wachsen möchte, und auf der anderen Seite ist sie **anpassungsfähig** wie die Weide im Wind, sie wirft nichts so schnell um. Ihren sozialen Stand in der Gesellschaft weiß sie zu schätzen, wie ein **Baum im Walde**. Ständig ist sie darauf bedacht, sich zu vergrößern, ihr Wirkungsfeld zu erweitern, wie eine Pflanze, die unterirdisch durch Wurzelausläufer und Ableger immer mächtiger wird. Ihre **kreative Art** lässt sie selten zur Ruhe kommen, sie ist immer am Gestalten, am Kreieren und Erfinden. Wie ein Baum wächst sie ständig und nähert sich Stück für Stück ihrem Ziel.

Die Holzfrau liebt **kreative Berufe** und solche, in denen sie Menschen helfen kann. Holz ist die Mutter von Feuer und Sohn von Wasser.

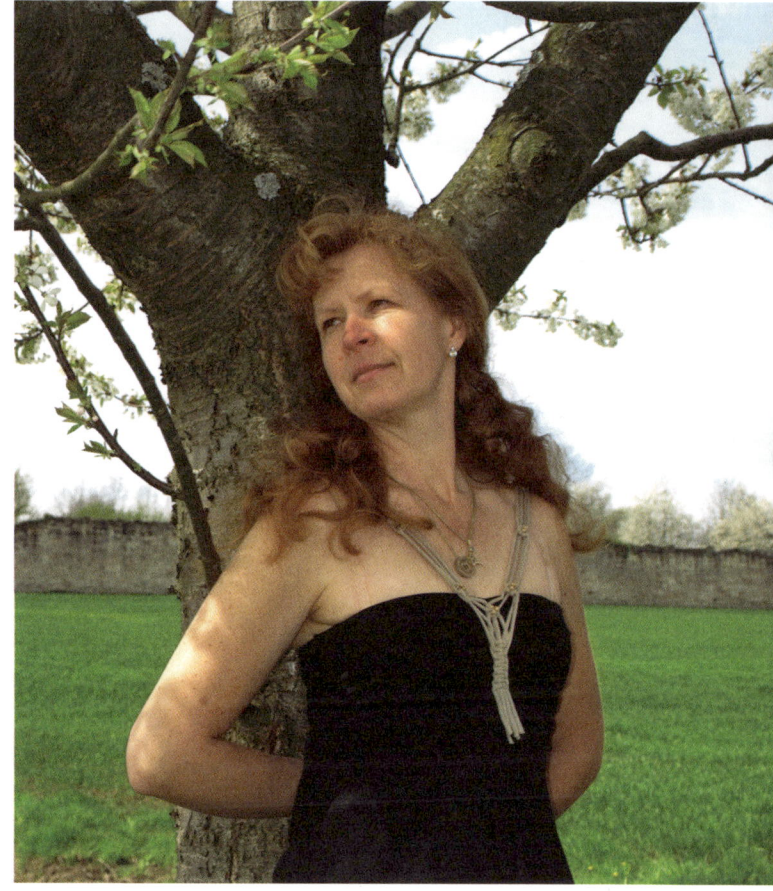

Holz, Symbol von Wachstum. Standfest verwurzelt, geschmeidig wie die Weide im Wind, dies ist mein von der Schöpfung gegebenes Wesen.

Das Element Feuer

Zum Element Feuer gehören:
- Herz, Dünndarm, Zunge, Gefäße
- Gefühl der Freude
- Geschmack bitter
- Jahreszeit Sommer
- Farbe Rot bis zu einem kräftigen Orange

Mit dem Feuer hat die Wachstumsphase die Fruchtbarkeit erreicht. Das Ziel von jedem Lebewesen Mensch, Tier und Pflanze ist auf dem Höhepunkt angelangt.
Spitze Gegenstände, Kirchtürme mit spitzen Dächern gehören zum Element Feuer. Das Feuer setzt das fort, was im Element Wasser begann und im Element Holz wachsen durfte. Feuer wärmt und nährt die Erde. Verfügen wir über ein gesundes Herzfeuer, wird unser Magen optimal mit Energie versorgt, dies wird sich durch eine **kräftige Konstitution** auszeichnen. Er kann die aufgenommene Nahrung gut verarbeiten und verwerten. Unsere Gefäße werden elastisch und gesund sein, Krampfadern sind somit ein Fremdwort. Unsere Gefäße sind anpassungsfähig und unsensibel gegenüber Wetterveränderungen, unser **Kreislauf** kann sich optimal anpassen.

Die Feuerfrau

Sie hat **Rasse** und **Klasse** und verfügt über eine rasch entflammbare **Begeisterungsfähigkeit**. Sie zieht alles und jeden in ihren Bann. Doch Vorsicht, leicht kann man sich an ihr die **Finger verbrennen**. In ihrer zügellosen Begeisterung kann sie auch über Leichen gehen, sie setzt ihre Qualitäten ganz gezielt ein und spielt mit ihrer **Macht,** um zu erreichen, was sie sich in ihr schönes Köpfchen gesetzt hat. Was sich ihr in den Weg stellt, wird verbrannt. Doch bedeutet Feuer nicht immer nur Vernichtung, denn auch der ausgebrannte Boden bietet **Platz für Neues**, gedüngt durch die Asche sprießt oftmals etwas sehr Kräftiges empor. Einer Feuerfrau wird es **nie langweilig**, sie findet immer einen Anlass zum Weitermachen, Brennholz liegt schließlich fast überall in Mengen herum. Sie ist die ideale Führungsperson.
Feuer ist die Mutter von Erde und Sohn von Holz.

Das Element Erde

Zum Element Erde gehören:
- Milz, Bauchspeicheldrüse, Magen, Mund, Muskulatur
- Gefühl der Nachdenklichkeit
- Geschmacksrichtung süß
- Jahreszeit Spätsommer
- Farbe Gelb und Ocker

Der Magen lässt uns sehr rasch fühlen, wenn etwas nicht stimmt. Sorgen und Kummer schlagen uns auf den Magen. Aufregung oder Probleme, die nicht verarbeitet, sondern nur hinuntergeschluckt werden, bleiben im Magen liegen und verursachen Schmerzen. Kinder, die traurig sind, werden mit etwas Süßem getröstet. Auch wir greifen bei **Kummer** zur Schokoladentafel, nicht umsonst spricht man vom Kummerspeck. Bei einer optimalen Versorgung des Magens verfügen wir über eine gut angelegte Muskulatur, das Gewebe ist straff und ohne Bindegewebsstreifen. Durch den Mund wird die Nahrung aufgenommen und in den Magen transportiert, unter Zugabe diverser Verdauungssäfte wird die Nahrung in wichtige Bausteine zerlegt und auf die Weiterverarbeitung vorbereitet. Es ist wichtig, sich gesund, möglichst naturnah und vital zu ernähren. Was durch den Mund in unseren Körper wandert, landet im ganzen Körper. Wird die Erde aus ihrem **Gleichgewicht** herausgerissen, wird sie zu dominant, beginnt der Mensch zu grübeln.

Die Erdfrau

Ist eine sehr **bodenständige** Person, ihre **Grenzen** sind ihr ganz genau bewusst, so wie die Erde einen ganz exakt begrenzten Raum einnimmt. Ihre Ideen, die sehr konkret sind, setzt sie mit sehr ernsthaftem Handeln und guter **Organisation** in die Tat um. Da sie mit beiden Beinen auf der Erde steht, besitzt sie ein sehr ausgeglichenes, **harmonisches Wesen,** mit einer sehr angenehmen Ausstrahlung, was sie zu einem sympathischen Mitmenschen macht. Sie ist mit sich und der Welt einfach rundum **zufrieden.**

Die Erdfrau liebt **Berufe**, wo sie mit beiden Händen in ihrem Element tätig sein kann oder die Grenzen genau feststehen, z. B. Landwirtin oder Beamtin. Sie mag es nicht, wenn es turbulent wird oder hoch hinausgeht, sie braucht die Erdverbundenheit, die Geborgenheit ihres Elements, den **Bodenkontakt**.

Die Erde ist die Mutter von Metall und Sohn von Feuer.

Das Element Metall

Zum Element Metall gehören:
- Lunge, Dickdarm, Nase, Haut und Haare
- Gefühl der Trauer
- Geschmacksrichtung scharf
- Jahreszeit Herbst
- Farbe weiß

Das Element Metall ist **statisch** und **kühl.** Der Verlust eines liebgewonnenen Menschen geht zu Lasten der **Lunge**, er nimmt uns die Luft, lässt uns beinahe ersticken und bereitet uns mächtigen Kummer, was sich am Aussehen der Haut zeigt, sie wirkt blass und leblos.

Hautprobleme, wie Neurodermitis oder unreine Haut, sind ein Zeichen für schlecht versorgte Lungen. Die Zahl der an Neurodermitis und an Asthma erkrankten Personen nimmt in den letzten Jahren immer mehr zu. Liegt es an unserer Ernährung, dass der Magen die Lunge nicht mehr optimal versorgt, ist es permanenter Erfolgszwang, krankhafter Ehrgeiz oder raubt uns unsere eingeengte Lebenseinstellung, die selbst auferlegten Zwänge vielleicht die notwendige Luft? In meiner Praxis konnte ich erleben, dass ein ungesunder **Ordnungswahn** und Putzsucht zu chronischem Husten, Haarproblemen bis hin zu Haarausfall führte.

Die Metallfrau

Sie ist ein nüchterner, sehr **sachlicher** Mensch. Ihr Verhalten kann als statisch und manchmal auch als **stur** bezeichnet werden. Beruflich findet man sie häufig in der **Bank**, da sie sehr gerne mit Geld, also mit Metall, zu tun hat und eine Vorliebe für akkurate, **korrekte Kleidung** besitzt. Sie neigt dazu, ihre Ideen und Pläne mit einem **eisernen Willen** in die Tat umzusetzen. Sie ist berechnend. Manchmal geht sie dabei auch mit der **Brechstange** vor, sie ist nicht die Frau, die gleich aufgibt. Es kann schon vorkommen, dass sie ihre Vorhaben auf Biegen und Brechen durchsetzen will. Als Geschäftspartnerin ist sie hart wie Eisen, als **Partnerin** hat sie aber auch andere Qualitäten, die **Wärme der Liebe** kann sie zum Schmelzen bringen und biegsam werden lassen. Wenn das Element Metall zu dominant wird, neigt sie zu einem krankhaften Sauberkeits- und **Ordnungswahn.** Metall ist die Mutter von Wasser und Sohn von Erde.

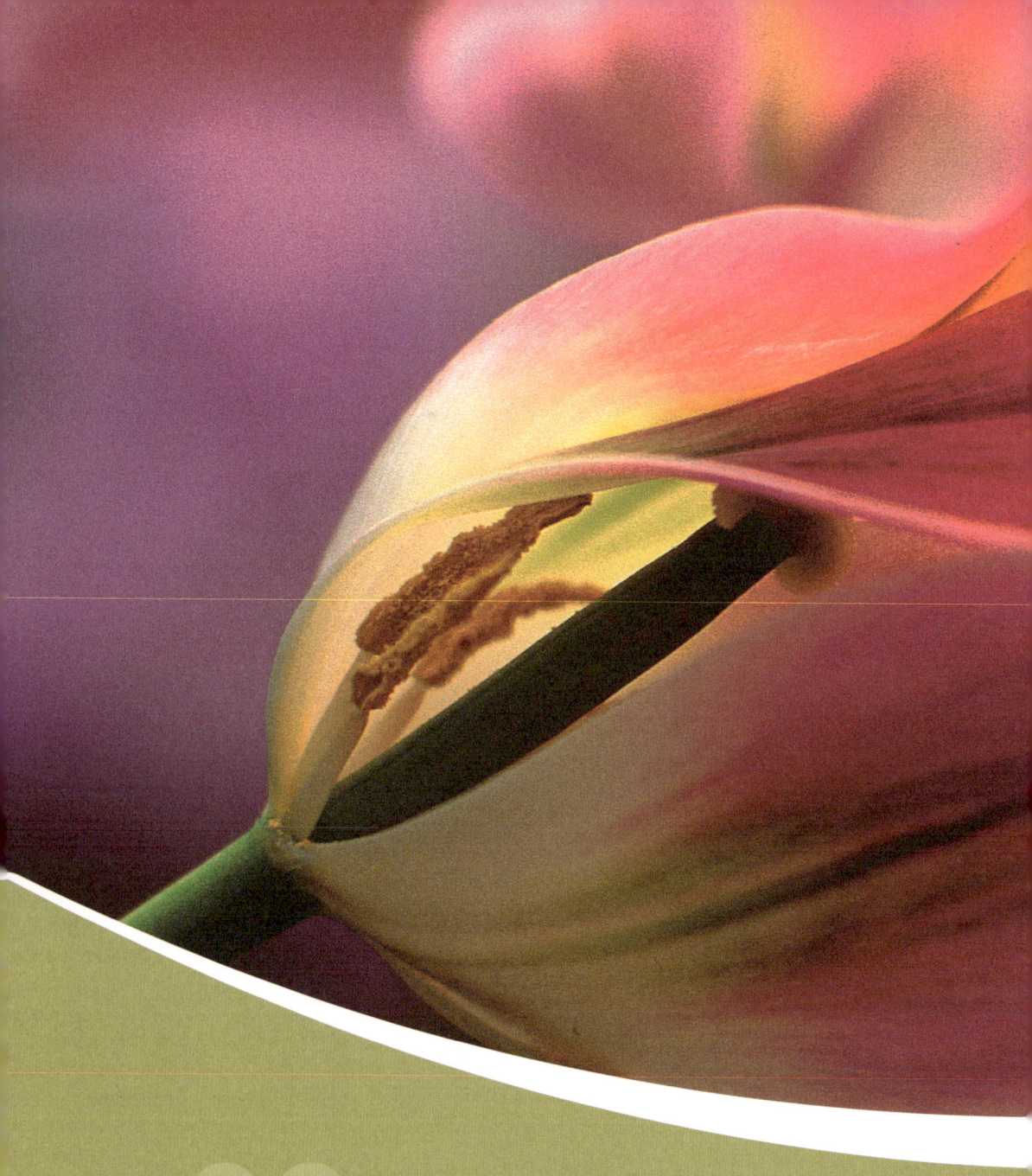

„Durch das Wissen über die Heilkräfte aus der Natur haben wir die Möglichkeit, unseren Körper mit sanften Mitteln in seinen natürlichen Reaktionen zu unterstützen."

Sanfte Körperübungen

Den Körper erfahren

Unser Körper wurde von der Natur so konzipiert, dass er ganz bestimmte „Aufgaben" erfüllen kann. Das fein aufeinander abgestimmte Zusammenspiel des Körpers zu kennen, hilft ihn zu verstehen, erweckt Achtung und Ehrfurcht vor dem eigenen Ich. Es nimmt die Angst vor altersbedingten Veränderungen bzw. Anpassung.

Mein Körper

Medizinisch sachlich ausgedrückt unterscheidet sich unser weiblicher Körper von unserem Gegenstück, dem männlichen Körper, durch die rein äußerlichen und inneren Geschlechtsmerkmale sowie durch ganz spezielle weibliche hormonelle Vorgänge. Diese sind für die Regelung unserer Fruchtbarkeit, unseres Zyklus, der Empfängnis und Schwangerschaft, bis hin zu den Wechseljahren, verantwortlich. **Hormone** nehmen Einfluss auf unsere Gefühlswelt, unsere Emotionen, unser Denken und Handeln und sind maßgeblich am Alterungsprozess beteiligt.

Rein äußerlich zeigt die Form unseres Skelettes ein etwas breiteres Becken als das des Mannes. Bei der weiblichen Skelettform spricht man auch von der **Birnenform** und bei der männlichen von der **Apfelform**, dies hat seinen Grund in der Funktion. Unser Becken ist so konstruiert, dass es sich für eine Schwangerschaft eignet, schließlich soll in seinem Schutz das ungeborene Kind neun Monate lang bis zu seiner Geburt ein sicheres und gemütliches Zuhause haben. Für seine gesunde Entwicklung, vom Embryo zum Baby, benötigt es ausreichend Platz und genügend Freiraum für das Training seiner Muskulatur, die es durch spürbare Wendemanöver im Mutterleib austobt. Unsere **weiblichen Geschlechtsmerkmale** lassen sich in drei Bereiche einteilen: in die äußeren und inneren sowie in die sekundären Merkmale.

Unsere Eierstöcke mit den dazugehörigen Eileitern, die Gebärmutter und unsere Schamlippen zählen zu den inneren Geschlechtsmerkmalen, sie haben ihren Platz im kleinen Becken.

Zu den äußeren Geschlechtsmerkmalen zählen unsere äußeren Schamlippen, Venushügel, Klitoris und der Scheideneingang.

An dieser Stelle möchte ich einen **Rat von meiner Urgroßmutter** an Sie weitergeben. Sie sagte immer, dass kleine Mädchen nicht auf den Boden sitzen sollten, solange ein „R" im Monat sei, also von September bis März. Da die Geschlechtsorgane der Mädchen vom eigenen Körper mehr oder weniger ungeschützt und geöffnet wären, müssten sie im Gegensatz zu den Bübchen viel mehr aufpassen, dass sie sich nicht verkühlen oder krankmachende Erreger bekämen.

Aus meiner Erfahrung kann ich sagen, dass mehr Frauen unter Blasenentzündung leiden als Männer.

Die Reife der weiblichen, sekundären Geschlechtsmerkmale, dazu gehören die

Brüste sowie die Fettverteilung an ganz bestimmten Stellen, sind mit der Vollendung der Pubertät abgeschlossen und nach außen hin ersichtlich.

Die weibliche Brust
Unsere weiblichen Brüste bestehen aus der Brustmuskulatur, dem Drüsenkörper, der Brustwarze und dem Fettgewebe.
Als Mädchen ist das Drüsengewebe noch flach und unauffällig. Mit Beginn der Pubertät entwickelt sich mit Hilfe des Hormons Progesteron das Drüsengewebe und unter Einfluss des Hormons Östrogen die **Größe und Form** der weiblichen Brust. Von nun an sind die Milchbläschen in der jungen Brust angelegt, jedoch noch nicht ausgereift, um tatsächlich Muttermilch zu produzieren. Dies geschieht erst während der ersten Schwangerschaft, wenn ein tatsächlicher Bedarf an Muttermilch vorhanden ist. **Mit der Geburt** bekommen die Milchdrüsen den Befehl, Milch zu produzieren. Das Anlegen des Säuglings an die Brust und der Saugreflex des neuen kleinen Erdenbürger, bringt die Milch zum Fließen. Die erste Muttermilch, Kolostrum genannt, ist für den Säugling ausgesprochen wichtig. Der Saugreflex des Babys ist auch für die frisch entbundene Mutter sehr wichtig, er bewirkt ein Zusammenziehen der Gebärmuttermuskulatur. Man bemerkt es an den leicht ziehenden Schmerzen. Ab jetzt steht die Milch zur Sättigung des Babys bereit, und allein schon das Weinen des Kindes kann den Milchfluss auslösen.
Unsere Brüste sind sehr empfindlich und reagieren schmerzhaft auf Stöße. Beim Herumalbern müssen wir darauf achten, dass wir keinen Schlag in die Brust abbekommen. Dies kann zu **Verhärtungen** führen, sogar bis zu einer Erkrankung. Bei hormonellen Veränderungen können die Brüste auf Berührungen empfindlich reagieren. Denken Sie auch an die **Selbstuntersuchung** Ihrer Brüste, sie ist dazu da, Veränderungen zu erkennen. Haben Sie nicht gleich Angst, denken Sie an das Kapitel vom „Gedankenmüll" (Seite 28), nicht jede Veränderung muss gleich das Schlimmste zu bedeuten haben, doch sollten Sie es immer medizinisch abklären lassen.

Die weiblichen Hormone
Östrogene werden in unseren Eierstöcken gebildet. Sie sind ein wichtiger Faktor für gesunde, kräftige Knochen. Zudem fördern sie während der Pubertät das Reifen der Geschlechtsmerkmale, das sexuelle Verlangen und sie spielen eine Rolle bei den Wechseljahren.
Eine häufige Frauenkrankheit ist die **Osteoporose,** zu deren Entstehung ein Östrogenmangel als Mitverursacher gezählt wird. In der chinesischen Medizin sind es die Nieren, die für einen kräftigen Knochenbau verantwortlich sind. Es ist ratsam, für eine stabile Nierenenergie zu sorgen, sie zu pflegen und sich nicht durch unnötige Ängste selbst zu schwächen. Mangelnde Nierenstärke kann ein schwaches Skelett verursachen.
Progesteron bereitet die Gebärmutterschleimhaut auf das Einnisten des befruchteten Eis vor. Außerdem ist es in der frühen Schwangerschaft für die Entwicklung des Embryos zuständig und gibt kurz vor der Geburt den Befehl zur Produktion der Muttermilch.
Oxytocin: Am Ende der Schwangerschaft löst Oxytocin die Wehen aus und bringt beim Stillen die Milch zum Fließen, indem es dafür sorgt, dass sich die Milchausführungsgänge zusammenziehen. Zudem ist es ein wichtiges Hormon für unser Gedächtnis.
Prolaktin ist am Wachstum der Brustdrü-

sen mitbeteiligt und gibt den Befehl zur Milchproduktion.

Der weibliche Monatszyklus

Im Laufe von 28 Tagen, unserem weiblichen Monatszyklus, baut sich unsere Gebärmutterschleimhaut mit Hilfe von Östrogen auf. Zur Halbzeit dieses Monatszyklusses findet der Eisprung statt, hierbei befreit sich ein befruchtungsfähiges Ei aus seinem Follikel und begibt sich auf den Weg zur Gebärmutterschleimhaut, die einem befruchteten Ei die besten Voraussetzungen für seine Aufnahme bietet. Findet keine Einnistung statt, wird die Gebärmutterschleimhaut in dieser Art nicht mehr benötigt und löst sich als monatliche Blutung, unserer Periode, auf. Bei vielen Frauen ist die Monatsblutung von Kopfschmerzen, rascher Ermüdung, Kreislaufbeschwerden, Konzentrationsstörungen und allgemeinem **Unwohlsein** sowie Bauchschmerzen begleitet. Meine Urgroßmutter hatte auch hier einen ganz simplen Rat parat: Ein warmes Heublumensäckchen auf den Unterleib gelegt entspannt und lindert die unangenehmen krampfartigen **Unterleibsschmerzen**.

Ausreichend Schlaf und Flüssigkeit sowie eine **ausgewogene Ernährung** mit viel frischem Obst und Gemüse sind in dieser Zeit wichtig. Ein besonderes Augenmerk sollten wir auch auf unsere Füße legen, sie dürfen auf gar keinen Fall auskühlen, denn dies kann während der Periode besonders rasch zu Unterleibsschmerzen führen. Schwere **körperliche Anstrengungen** sollten in dieser Zeit ebenfalls vermieden werden.

Bei **stärkeren Monatsblutungen** müssen wir unseren Eisengehalt im Blut im Auge behalten. Ist der Eisenmangel etwas niedrig, kann er, nach Einholen eines medizinischen Rates, mit sinnvoller eisenhaltiger Ernährung günstig beeinflusst werden. Bei **Eisenmangel** kommt es zu einem Sauerstoffmangel im Blut, die ersten Anzeichen dafür sind Müdigkeit, Abgeschlagenheit und Antriebslosigkeit.

Wer zu einer **stärkeren Periodenblutung** neigt, sollte Wein und Schnaps während dieser Tage meiden, da sie die Blutung fördern könnten. Meine Urgroßmutter empfahl bei stärkeren Blutungen Bier zu trinken. Aber nicht, weil sie dies vielleicht lieber mochte, sondern weil es angeblich eine zu starke Regelblutung normalisieren half. Sie sollte recht behalten, ich konnte es an mir selbst ausprobieren. Bier regulierte meine etwas zu starke Blutung und beruhigte den Bauchschmerz und das Gemüt. Übrigens funktioniert dies genauso gut mit alkoholfreiem Bier.

DIE HÄUFIGSTEN FRAUEN-BESCHWERDEN

Mit sanften Körperübungen, der Behandlung der Akupressurpunkte sowie der Anwendung der Frauenkräuter können Sie aktiv für wohltuende und pflegende Momente sorgen und vielen Frauenproblemen und Beschwerden vorbeugen: Krampfadern, Blasenentzündung, Verdauungsprobleme, Kreislaufbeschwerden, Kopfschmerzen, Migräne, Menstruationsprobleme, Menstruationsschmerzen Blasenschwäche, Bindegewebsschwäche, Wechseljahresprobleme wie Schlaflosigkeit, Ängste, psychische Probleme, Depressionen.

Mutterbänder

Auch etwas, was nur wir Frauen haben, die so genannten Mutterbänder.
Deren wichtige Aufgabe es ist, die **Gebärmutter** in ihrer richtigen Lage zu halten und sie bei einer Schwangerschaft zu stützen, um eine Fehlgeburt oder Gebärmuttersenkung zu vermeiden. Diese Mutterbänder bestehen aus Muskelfasern.
Nach einer Schwangerschaft ist es besonders wichtig, durch gezielte Rückbildungsgymnastik die Muskulatur dieser Mutterbänder so zu trainieren, dass sie sich wieder zusammenziehen und ihre Haltefunktion wieder voll und ganz ausüben können.
Bei **schlaffen Mutterbändern** kann es auch nach der Schwangerschaft zu ziehenden Bauchschmerzen kommen. Schmerzen im Lendenwirbelbereich und **Rückenschmerzen** können ihre Ursache in schlaffen Mutterbändern haben.

Intakte Bauchmuskulatur

Als Frau sollten wir besonders viel Wert auf eine intakte Bauchmuskulatur legen und zwar nicht, um irgendwelche Schönheitskriterien zu bedienen, sondern unserer Gesundheit zuliebe.
Schwangerschaft und Geburt sind Situationen, in denen unsere Muskulatur zur Höchstleistung gezwungen wird. Eine Muskulatur, die in jungen Jahren bereits gut angelegt ist, lässt sich nach diesem Einsatz leichter wieder aufbauen als eine Muskulatur, die noch nie da war oder nur in schlechtem Zustand. Deshalb nicht erst **trainieren**, wenn es bereits zu spät ist, sondern das ganze Leben über die Muskulatur als wichtig erachten und genauso pflegen, wie alles andere an unserem Körper. Während der Schwangerschaft gibt es unter Anleitung spezielle **Schwangerschaftsgymnastik**.

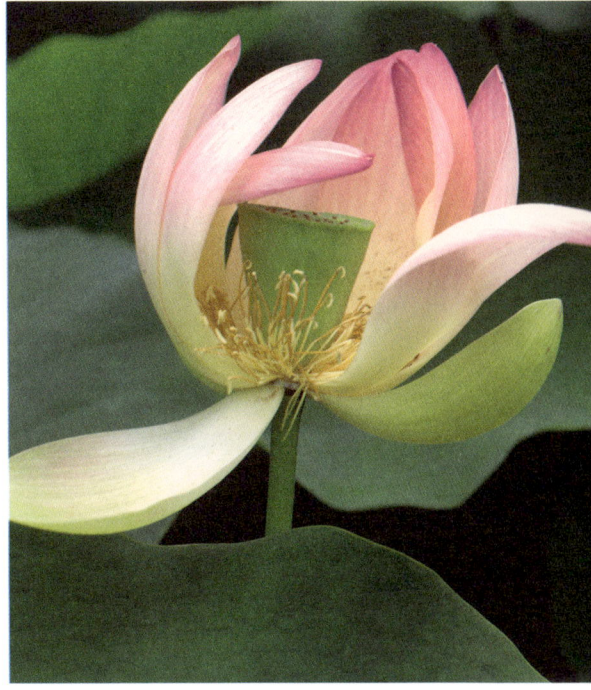

Die Lotusblume hat ihren Lotuseffekt, uns Frauen gab die Natur weibliche Körperfunktionen.

Bei unserer heutigen Lebensart können uns Bequemlichkeiten wie Auto, PC, Aufzug usw. zwar bei sinnvollem Einsatz das Leben enorm erleichtern, doch bei unüberlegter Nutzung unseren Körper auch schädigen, ihn verweichlichen, so dass er bei der kleinsten Belastung zusammenbricht und Schwäche zeigt.
Die gesamte Bauchmuskulatur sollte in einem **guten Gesundheitszustand** sein. Ebenso die Muskulatur des Beckenbodens und die Muskelkraft der Mutterbänder, damit wir nicht unter einer Senkung der inneren Organe, Ischias oder Rückenschmerzen, Blasenschwäche oder Stauungen der unteren Extremitäten zu leiden haben.

Übungen für Körper, Geist und Seele

Gesundheit gehört für mich zum großen Glück. Ich sehe es als eine wichtige Voraussetzung für ein Leben mit Qualität, doch ist es keine Selbstverständlichkeit, wir müssen selbst etwas dafür tun.

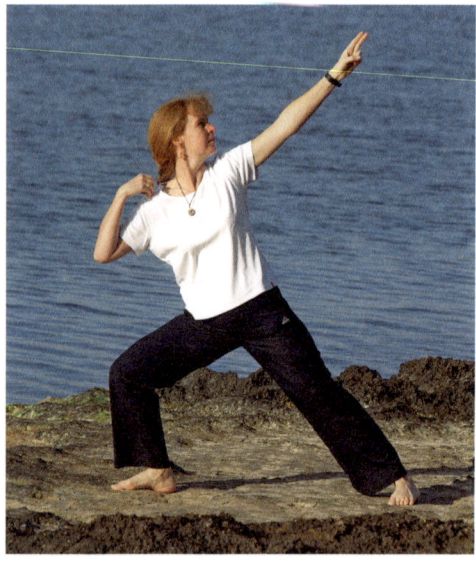

„Bogenschießen", eine Qi Gong Übung aus meinem morgendlichen „Acht Brokate" Programm.

Gesund bis in hohe Alter

Sinnvolle Übungen für Körper, Geist und Seele, harmonische Bewegungen der Gelenke, Bänder, Muskeln und Sehnen. Keine Überforderung, kein anaerobes Powertraining. Der **Körper benötigt Zeit**, um sich zu steigern, Missstände beheben zu können und langsam, jedoch dauerhaft und beständig mit den Übungen zu wachsen. Es bringt nichts, wenn Sie sich überfordern oder im Hauruckverfahren mit aller Gewalt etwas erreichen möchten. Gut Ding will nun einmal Weile haben.

Die Übungen sollten darauf ausgerichtet sein, dass sie den **Körper gesundheitlich fördern** und unterstützen, ihn kräftigen, damit er den **Alltagsbelastungen** standhalten kann, ohne dass er Schaden nimmt. Ich wünsche mir Beweglichkeit bis ins hohe Alter. Leben heißt für mich nicht nur, dass ich sehr alt werden möchte, sondern dass ich mein Leben bei bester Gesundheit ohne Chemie und ohne mühsame lebensverlängernde Maßnahmen erleben darf. Ich möchte ein hohes Alter mit **Lebensqualität** und dafür setze ich mich ein, mit all meinen mir zur Verfügung stehenden Kräften und Mitteln, weil ich es mir wert bin. Ich tue mein Möglichstes: mit einer gesunden, ausgewogenen Ernährung, mit dem Wissen über Kräuter sowie mit gezielten, gesundheitsfördernden Körperübungen.

Po und Oberschenkel

Die Muskulatur von Po und Oberschenkeln lässt sich durch geeignete Körperübungen

> **Für Geist und Seele**
>
> ## Ich lebe, was ich bin: Meine Übungen für den Tag
>
> Ich beginne meinen Tag in den frühen Morgenstunden mit den acht Brokate-Übungen aus dem Qi Gong. Dreimal in der Woche gibt es ein zweistündiges Dehn- und Kampfsporttraining in Kungfu sowie einen speziellen Shaolin-Workout zur Kräftigung von Muskeln, Bändern und Sehnen und spezielle Dehnübungen. In den restlichen Tagen jeweils eine halbe Stunde Konditionstraining auf dem Band.
> Es vergeht kein Tag, wo ich nicht an meinem Körper arbeite, dazu eine sinnvolle, ausgewogene, vitamin- und mineralstoffreiche Ernährung.
> Das mag sich für Sie jetzt vielleicht sehr viel anhören, aber diese Stunden des Tages gehören meinem Leben und zu meinem Leben. Diese Zeit nutze ich intensiv zur Kraftschöpfung für die übrigen Herausforderungen des Alltags. Dazu zählen selbstverständlich auch die Stunden, die ich in meiner Praxis verbringe, um Menschen zu helfen und um meinen Lebensunterhalt zu verdienen.

Der Pferdestand

Für einen schönen **straffen Po und Oberschenkel** gibt es die Übung, die sich „Pferdestand" nennt. Keine Sorge, Sie müssen nicht auf allen Vieren stehen, im Gegenteil. **Voraussetzung** für diese Übung ist, dass keine Beschwerden mit den Knien vorhanden sind, da wie bei Kniebeugen die Beanspruchung auf das Kniegelenk relativ stark ist.

Übungsbeginn: Stehen Sie hüftbreit mit beiden Beinen fest und sicher auf dem Boden, die Hände hängen locker an Ihren Seiten herab. Heben Sie nun Ihr linkes Bein vom Boden etwas hoch, führen Sie es zur linken Seite und setzen es dann auf dem Boden ab, so dass Sie ungefähr drei- bis viermal Ihre Fußlänge als Zwischenraum zum rechten Bein haben. Sie stehen jetzt in einer kleinen Grätschstellung. Ihre Handflächen führen Sie vor Ihrer Brust zusammen, so dass auf Ihren Armen jeweils eine Wasserschüssel stehen könnte, ohne Wasser zu verlieren. Senken Sie Ihren Oberkörper so tief ab, bis Ihre Oberschenkel parallel zum

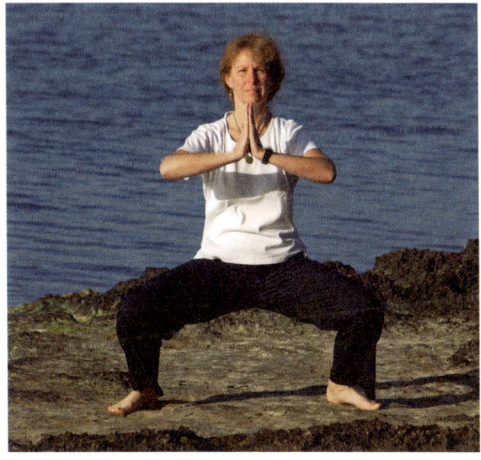

Der „Pferdestand" aus meinem Oberschenkeltraining.

sehr gut beeinflussen und bearbeiten. Eine gute Figur hat absolut nichts mit dünn zu tun, sondern mit sportlich. Ein **sinnvoll bewegter** Körper besitzt ein straffes, vitales, strahlendes Aussehen. Die nun folgenden Übungen können Ihnen mit viel Freude dazu verhelfen.

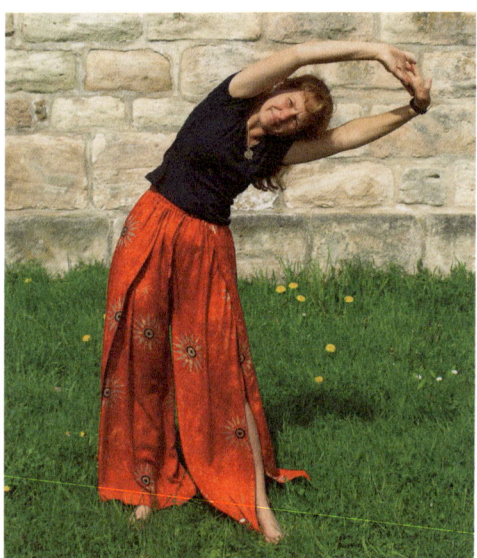 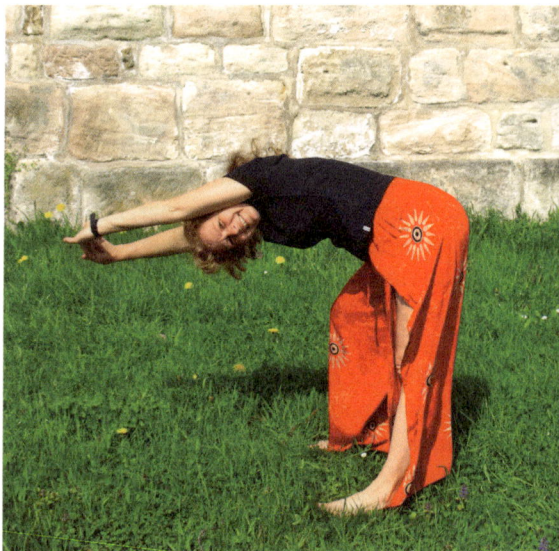

Seitliche Körperdehnung vor den Klostermauern in Adelberg. Die Übung strafft die Taille.

Teil zwei der Übung kräftigt die Taille, stärkt die Muskeln von Bauch und Rücken.

Boden sind. Becken nach vorne drücken und Beckenboden anspannen. Dies wird nicht gleich zu Beginn der Übung so funktionieren, die Oberschenkelmuskulatur muss sich dafür erst richtig entwickeln und dazu sollten Sie ihr Zeit lassen, damit sie sich langsam und kontinuierlich aufbauen kann. So wird sie kräftig werden. Also nicht verzagen, weitermachen, es kann bei regelmäßigem Training bis zu sechs Wochen dauern, bis Sie die Übungshaltung als angenehm empfinden und korrekt durchführen können. Achten Sie darauf, dass Ihr Oberkörper nicht nach vorne kippt, er sollte aufrecht sein, so als wäre er mit einem Faden am Kopf mit der Decke verbunden. Atmen Sie dabei ganz ruhig und gleichmäßig.
Üben Sie regelmäßig, steigern Sie dabei ganz allmählich die Zeit, die Sie in dieser „Reiterstandhaltung" verbringen. Ihr Ziel sollten drei Minuten sein, die Sie in dieser Position aushalten können. Beckenboden dabei nicht vergessen und immer schön anspannen.

Für einen schönen Po
Stehen Sie mit beiden Beinen fest auf dem Boden, die Beine schulterbreit auseinander. Suchen Sie sich eine Möglichkeit, an der Sie sich gut festhalten können. Nun drücken Sie nur durch die Anspannung Ihrer Pomuskulatur ein Bein nach hinten weg. 20-mal mit dem rechten Bein, dann 20-mal die Übungen mit dem linken Bein wiederholen.

Straffe Pomuskulatur
Setzen Sie sich mit gestreckten Beinen auf den Boden, der Oberkörper ist aufrecht. Nun spannen Sie Ihre Pomuskulatur an, Ihr Oberkörper wird nach oben gedrückt. Die Spannung kurz halten, lösen, die Spannung wieder aufbauen, kurz halten und lösen. Die Übung bis zu 30-mal wiederholen.

Trainierte Hüften

Jetzt noch etwas für straffe Hüften. Der Hüftgürtel stellt bei uns Frauen eine gewisse Problemzone dar. Meist ist sie schlecht durchblutet und mit trainierter Muskulatur nur spärlich besetzt. Das Ischiasleiden und Schmerzen im Lendenwirbelbereich sind bestimmt vielen bekannt, nicht selten kommt dies von einer schlechten Muskulatur an diesen Stellen. Eine wohltuende, durchblutungsfördernde Massage mit dem Holzrubbelband und dem erwärmenden Johanniskrautöl ist hier sehr hilfreich (siehe Seite 113), doch gibt es auch noch eine schöne ergänzende Übung dazu, um die Muskulatur vorbeugend zu kräftigen. Natürlich kann diese Übung nicht während eines Ischiasleidens durchgeführt werden.

Seitliche Körperdehnung
Stehen Sie mit beiden Beinen fest auf dem Boden, die Beine stehen in Hüftbreite. Atmen Sie ruhig und gleichmäßig, stecken Sie die Finger beider Hände ineinander, so als würden Sie beten. Drücken Sie nun die Handflächen in dieser Position nach oben, als müssten Sie die Decke stützen. Die Arme sind gestreckt. Beugen Sie nun in dieser Haltung Ihren Oberkörper nach links, so weit wie Sie können. Dann nach rechts. Beide Seiten je zehnmal wiederholen. Danach bleiben Sie in der Stellung, Ihr Körper ist gerade, Ihre Arme gestreckt, die Handflächen zeigen zur Decke, als würden Sie sie stützen.
Teil zwei der Übung: Aus dieser Stellung heraus beugen Sie Ihren Oberkörper ganz gerade nach vorne, Ihr Kopf befindet sich zwischen Ihren Armen, Sie schauen Ihren Handrücken an und die Finger sind immer noch ineinander gesteckt. Nun drehen Sie in dieser Position, nur aus der Hüfte heraus, Ihren Oberkörper nach links, dann nach rechts. Atmen Sie dabei ruhig und gleichmäßig weiter. Auf jeder Seite zehnmal wiederholen.

Intakte Bauchmuskulatur

Ein gezieltes Training des **Bindegewebes**, der Bauchmuskulatur und eine **gesunde Ernährung** sind sehr wichtig, damit wir auch in fortgeschrittenem Alter noch über ausreichend Beweglichkeit und Spannkraft verfügen und mit einer gewissen Lebensqualität unser Leben in vollen Zügen genießen können.

Bauchmuskeln trainieren
Legen Sie sich ganz flach mit dem Rücken auf den Boden, Beine anstellen. Die Arme vor der Brust anlegen und überkreuzen, so dass die linke Hand auf der rechten Schulter und die rechte Hand auf der linken Schulter aufliegt. Nun mit dem Oberkörper zu den Knien hochziehen, dann langsam wieder den Oberkörper absenken, nicht ganz auf den Boden auflegen und gleich wieder hoch. Um die **schräge Bauchmuskulatur** zu trainieren, versuchen Sie mit der oben beschriebenen Armhaltung den linken Ellbogen an Ihr rechtes Knie und den rechten Ellbogen an Ihr linkes Knie zu führen. Die Übungen insgesamt bis zu 40-mal wiederholen.
Wenn Sie mit Ihren Füßen Probleme haben, dass sie während der Übungsausführung nicht auf dem Boden stehen bleiben, sollten Sie jemanden bitten, der Ihnen Ihre Füße auf dem Boden festhält.
Auch bei dieser Übung ist der Beckenboden angespannt, um ein Nach-unten-Drücken der inneren Organe zu vermeiden.

Gesunde Beine

Unsere Beine tragen uns unser ganzes Leben lang durch die Welt, sie ermöglichen uns einen festen Stand auf der Erde, es sollte uns am Herzen liegen, dass sie möglichst **lange gesund, kraftvoll** und ausdauernd ihre Arbeit tun können.
Schwangerschaften, schlechte Verdauung, zu enge Hosen, falsches Schuhwerk sowie Bindegewebsschwäche können zu **Stauungen in den Beinen** bis hin zu Krampfadern führen. Bereits die kleinen dunklen Äderchen, „Besenreiser" genannt, sind unschöne Vorboten.
Veranlagung kann natürlich auch eine gewisse Rolle spielen, nur darf man sich dadurch nicht zu schnell entmutigen lassen, trotzdem etwas dagegen zu unternehmen. Es kann sein, es muss jedoch nicht sein, dass Ihnen etwas in dieser Richtung vererbt wurde, wenn Ihre Eltern bereits an einem Venenproblem leiden.
Eine gesunde, ausgewogene **Ernährung** sorgt für eine gute Verdauung, für eine optimale Versorgung von Bindegewebe, Muskeln, Bändern und Sehnen. Zudem verhindert sie **Verstopfung** und erspart somit minutenlanges Sitzen auf der Toilette oder Nachdrücken des Stuhls, was zu Hämorrhoiden und Stauungen in den Beinen führen kann.
Wichtig ist auch die richtige Art von **Bewegung.** Im Bereich des Qi Gong gibt es viele Möglichkeiten. Die nun folgende Übung strafft die Beinmuskulatur und sorgt für eine **gute Durchblutung**.

Der Zehenstand

Stehen Sie ganz aufrecht und gerade, die Beine ausgestreckt hüftbreit nebeneinander. Die Arme hängen locker an den Körperseiten herab. Atmen Sie während der

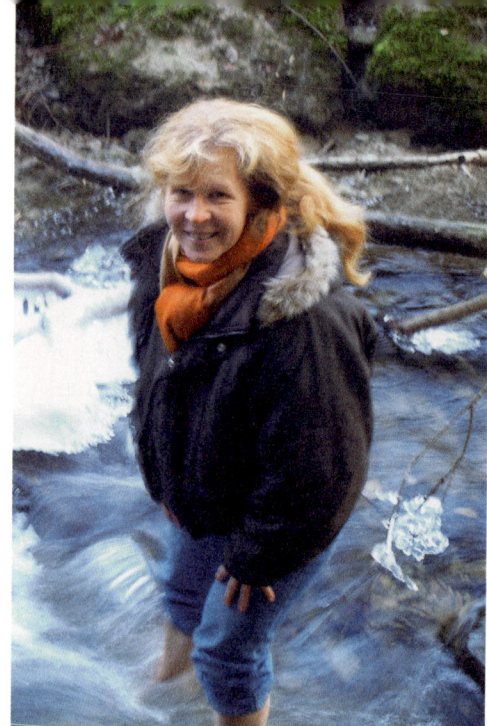

Im Winter, wenn mein Bächlein am Rand zu gefrieren beginnt, macht mir das Kneippen Spaß.

Übung ruhig, gleichmäßig und entspannt durch die Nase. **Einatmen** während Sie mit beiden Beinen auf dem Boden stehen, **ausatmen,** während Sie den Zehenstand durchführen.
Zehenstand: Heben Sie Ihre Fersen vom Boden ab, indem Sie Ihren Körper mit der Kraft Ihrer Zehen nach oben drücken. Halten Sie diese Position, bis Sie vollkommen ausgeatmet haben. Die Fersen absenken, bis Sie wieder fest und sicher mit beiden Füßen auf der Erde stehen und wieder einatmen.
Diese Übung täglich bis zu 36-mal wiederholen.

Wassertreten

Das Wassertreten in kaltem Wasser (für Geübte ca. 8 °C) fördert die Durchblutung, härtet ab und kräftigt den gesamten Körper. Während der kalten Jahreszeit ist es kein Problem, die 8 °C zu erreichen. In einem großen mit Wasser gefüllten Kübel, den man über Nacht auf die Terrasse stellt, geht es praktisch von selbst. Doch im Sommer führt nicht einmal meine geliebte Quelle so kaltes Wasser. Trotzdem mache ich die Wasseranwendungen weiter, es ist immer noch besser, als wenn ich gar nichts tun würde. Ein leichter **Kältereiz** ist auch hier noch zu erwirken. Außerdem bewirkt die Beinbewegung, das „Stampfen", das Eintauchen und Herausziehen aus dem Wasser einen wichtigen Reiz auf die Gefäße.

Eine **goldene Regel fürs Wassertreten:** Gehen Sie niemals ins kalte Wasser, wenn Ihre Füße auch kalt sind. Diese müssen immer warm sein, sonst schadet es mehr, als dass es nützt.

Wichtig ist, dass das Wasser bis eine Handbreit unter das Knie geht. Heben Sie nun ein Bein ganz aus dem Wasser heraus. Achten Sie darauf, dass Sie mit dem anderen Bein einen sicheren Stand haben oder sich irgendwo festhalten können, damit Sie nicht abrutschen und es einen Unfall gibt. Dann lassen Sie Ihr Bein wieder ins Wasser eintauchen. Jetzt stehen Sie mit beiden Beinen wieder sicher auf dem Grund. Nun dasselbe mit dem anderen Bein. Dieser Vorgang wird so oft rasch hintereinander wiederholt, bis Sie die Kälte empfinden. Jedoch nicht länger als eine halbe Minute, sonst unterkühlen Sie sich Ihre Blase und das ist nicht ratsam. Die Beine werden nicht abfrottiert, sondern mit den Händen nur abgestreift. Sie dürfen jetzt auf keinen Fall herumstehen. Ideal ist eine Wiese neben der Wasserstelle, damit Sie durch einen raschen Gang, im Sommer mit bloßen Füßen (Vorsicht bei blühenden Wiesen mit Bienen!), die **Figenerwärmung** Ihrer Füße fördern.

In der kalten Jahreszeit streifen Sie das Wasser an Ihren Beinen mit den Händen ab, schlüpfen in dicke, warme Socken aus Wolle und in bequeme Schuhe, die den Fuß nicht einengen. Gehen Sie flotten Schrittes Ihren Weg.

Sie werden merken, dass die Zeit, die Ihre Füße benötigen, um richtig schön warm zu werden, immer kürzer wird.

Bei mir ist es in der Zwischenzeit so, dass meine Füße schon warm werden, sobald sie in den Socken stecken. Es ist ein sehr schönes entspanntes und ein rundum wohliges Gefühl, das sich im ganzen Körper ausbreitet.

Straffe Brüste

Kräftigende Übung

Zur Kräftigung der Brustmuskulatur drücken Sie beide Handflächen vor Ihrem Oberkörper kräftig zusammen. Die Arme sind dabei angewinkelt und stehen parallel zum Oberkörper. Die Übung besteht aus abwechselndem Drücken und Lösen der Handflächen. Insgesamt 30-mal wiederholen.

Frauenliegestützen

Der Oberkörper ist in derselben Position wie bei den Liegenstützen, die wir aus dem allgemeinen Sport kennen. Der Unterschied zu den speziellen Frauenliegestützen besteht darin, dass wir uns mit den Knien auf dem Boden abstützen, die Beine anwinkeln und im Wadenbereich überkreuzen. Die Fußsohlen zeigen zur Decke. Uns kommt es bei dieser Übung auf die Brustmuskulatur an, die in dieser Position sehr gut gefordert wird. Die Liegstützen zehn- bis 15-mal wiederholen. Mit den Armen immer schön den Oberkörper vom Boden wegdrücken und wieder senken.

Auch die Bauchmuskulatur kommt hier nicht zu kurz.

Übungen für den Beckenboden

Der Beckenboden ist das Tor der Liebe, für neues Leben und er sorgt dafür, dass unsere Bauchorgane alle in der richtigen Position sitzen. Damit dies so bleibt sollten wir ihn, wann immer es geht, bei seinen wichtigen Funktionen unterstützen, ihn trainieren. Dafür bedarf es nicht immer spezieller Körperübungen, sondern eines ganz natürlichen, gesunden Verhaltens.

Stabiler Beckenboden

Beim Beckenboden handelt es sich um die Muskulatur im kleinen Beckenbereich, der die äußerst wichtige Aufgabe hat, unsere Organe im Becken zu halten, selbst wenn beim Stehen oder Anheben einer Last eine enorme Kraft die inneren Organe nach unten in Richtung Beckenausgang drückt. Dieser wird nicht durch Knochen verschlossen, sondern lediglich durch den Beckenboden begrenzt. Wird die **Beckenbodenmuskulatur** nicht trainiert, können eine Schwangerschaft, das Hochheben einer Last und fortschreitendes Alter zu einer Senkung der inneren Organe führen. Dies wiederum kann zu Blasenschwäche bis hin zum tatsächlichen Austritt der Gebärmutter aus der Scheide führen.
Muskeln wollen sinnvoll gefordert und trainiert werden, damit sie nicht erschlaffen und möglichst lange gesund und kräftig ihrer angedachten Arbeit nachgehen können. Ganz egal, um welchen Muskel es sich in unserem Körper auch handelt, selbst der Herzmuskel wird hierbei nicht ausgenommen. Muskeln, die nicht beansprucht werden, erschlaffen. Achten Sie darauf, dass Sie das Heben von Lasten, die Ihre Kräfte übersteigen, vermeiden und selbst beim Heben von kleineren Dingen immer den Beckenboden anspannen.

Muskeltraining für den Beckenboden

Die Muskulatur unseres Beckenbodens gilt es regelmäßig und konsequent zu trainieren. Der Beckenboden ist die **Stütze unserer inneren Organe** und ist am Lustempfinden unseres Sexuallebens maßgeblich beteiligt.
Bei einer **Beckenbodenschwäche** kann es zu einer Absenkung der inneren Organe kommen. Die Blasenentleerung kann nicht mehr bewusst gesteuert werden, es entsteht eine so genannte **Blasenschwäche**, in der Fachsprache Inkontinenz genannt. Da wir uns vorgenommen haben fit, aktiv und gesund das Alter zu genießen, gehört die tägliche **Straffung** der Beckenbodenmus-

kulatur ab jetzt zu unserem Tagesablauf. Die Beckenbodenübungen können Ihnen und Ihrem Partner zu einem sehr intensiven, genussvollen Liebesleben verhelfen.

Aufzugfahren
Diese Übung lässt sich in jeder freien Minute im Sitzen, Stehen oder Liegen ausführen. Selbst in einer Warteschlange vor der Kasse oder an einem Schalter kann sie unbemerkt durchgeführt werden. Schön ist es aber auch, wenn sie an einem gemütlichen Ort mit leiser Musik ausgeführt wird. Schließen Sie die Augen und lenken Sie Ihre komplette Aufmerksamkeit auf den Bereich Ihres Beckenbodens. Sie können ihn fühlen indem Sie die Muskulatur anspannen, so als müssten Sie ganz dringend auf die Toilette. Fühlen Sie Ihn?
Gut, dann stellen Sie sich vor, Sie würden mit Ihrem Beckenboden Aufzugfahren spielen. Beginnen Sie zuerst mit einer leichten Anspannung, Sie sind im 1. Stock des Hauses angelangt. Halten Sie die Spannung für ein paar Sekunden. Jetzt wird der Beckenboden etwas stärker angespannt. Sie sind im 2. Stock angelangt. Spannung kurz halten. Nun sollte die Beckenbodenmuskulatur mit aller Kraft angespannt werden, die Sie noch haben.
Sie sind im letzten und 3. Stock angelangt. Spannung kurz halten. Achten Sie dabei auch auf Ihren Atem. Atmen Sie ganz locker und entspannt, nicht verkrampft mit hochgezogenen Schultern oder gar mit angehaltenem Atem.
Nun lösen Sie die Beckenbodenspannung ganz langsam und fahren Stockwerk für Stockwerk wieder hinunter, bei jedem Zwischenstopp wird eine kurze Pause gemacht und die momentane Spannung gehalten. Wiederholen Sie diese Übung über den Tag verteilt bis zu zehnmal. Auch hier gilt: Üben Sie mit Freude, nichts erzwingen, das regelmäßige konsequente Üben führt zum Erfolg. Beginnen Sie langsam, dann steigern Sie sich bis zu Ihrem gewünschten Ziel.
Diese Übung sollte zu Ihrem **täglichen Begleiter** werden, wenn Sie in einer Warteschlange stehen, beim Spaziergang, vor dem Herd, sitzend am Schreibtisch usw. Wie gut Ihr Beckenboden ist, lässt sich auch **testen**. Versuchen Sie auf der Toilette sitzend den vollen Urinstrahl abzuklemmen, gelingt Ihnen dies, ist er in Ordnung, wenn nicht, sollten Sie konsequent üben.

Zwinkern
Eine weitere Übung, die sich an jedem Ort ausführen lässt.
Spannen Sie Ihre Beckenbodenmuskulatur zweimal kurz hintereinander kräftig an, so als würden Sie damit jemandem zuzwinkern. Dieses kurze kräftige Anspannen der Beckenbodenmuskulatur kann bis zu 40-mal am Tag ausgeführt werden. Auch dies führt zu einer Kräftigung des Beckenbodens.

Walnussdrehen
Diese Übung kann ebenfalls im Sitzen, Stehen oder Liegen ausgeführt werden.
Schließen Sie Ihre Augen, konzentrieren Sie sich auf den Bereich Ihres Beckenbodens. Wenn Sie ihn fühlen, bleiben Sie mit Ihren Gedanken bei ihm.
Stellen Sie sich nun vor, Sie würden mit der Muskulatur Ihres Beckenbodens eine **goldene Walnuss** halten. Diese Walnuss möchten Sie auf keinen Fall verlieren, Sie halten sie mit den Muskeln Ihres Beckenbodens ganz fest. Haben Sie sie? Super! Jetzt drehen Sie die goldene Nuss in Gedanken ganz langsam, indem Sie die Beckenbodenmuskulatur anspannen und nach links drehen. Sie müssen in Gedanken immer wieder

nachgreifen, um die goldene Walnuss noch ein Stückchen weiter nach links drehen zu können. Nach ein paar gedanklichen Umdrehungen halten Sie die goldene Nuss für ein paar Sekunden in dieser Richtung, dann drehen Sie ganz langsam nach rechts, bis zur Ausgangsposition zurück. Während dem Zurückdrehen in die Ausgangsposition nicht lockerlassen, die Spannung halten, Sie wollen die goldene Walnuss doch nicht verlieren. Kurz entspannen, die Nuss erneut greifen und die Übung auf der rechten Seite wiederholen. Wiederholen Sie diese Übung zu beiden Seiten je 20-mal. Bei den Übungen immer schön gleichmäßig, entspannt und ruhig atmen.

Wer träumt nicht von einer schönen Bikinifigur, es gehört zu einem ganz natürlichen Alterungsprozess, dass Bindegewebe und Muskulatur an Spannkraft verlieren. Doch können wir durch gezielte Körperübungen diesen Prozess positiv beeinflussen und entgegenwirken.

Richtiges Sitzen

Sicherlich mag es ab und zu ganz entspannend sein, wenn wir uns nach einem arbeitsreichen Tag salopp in einen weichen Sessel fallen lassen, doch gesund ist dies nicht. Unsere Wirbelsäule wird in eine Position gebracht, die ihr ganz und gar nicht gefällt und ihr auch noch Schaden zufügen kann. Durch die falsche Belastung der Wirbel wird die Kraft und der Druck, der auf den Wirbel wirkt nicht gleichmäßig auf der ganzen Wirbelfläche und der Bandscheibe verteilt, sondern einseitig. Dies kann zu **Rückenschmerzen** und einem Bandscheibenvorfall führen. Ebenso kann die **Durchblutung** bestimmter Körperpartien dadurch gestört werden.

Wenn wir auf einem Stuhl oder Sessel Platz nehmen, sollten wir darauf achten, dass wir mit beiden Füßen und mit der kompletten Fußsohle auf dem Boden stehen, die Oberschenkel parallel zueinander. Wir Frauen finden es oft elegant und sexy, wenn wir unsere Beine übereinanderschlagen, doch ist dies nicht gut für die Durchblutung und kann zu Krampfadern führen – ich für mich muss gestehen, dass ich in meiner Freizeit ohnehin viel lieber auf dem Boden sitze als auf einem Stuhl oder Sofa.

Auf dem Boden sitzend kann man auch ganz einfach den **Beckenboden trainieren.** Hier eine schöne Übung dazu: Sitzen Sie aufrecht mit geradem Rücken auf dem Boden, strecken Sie ein Bein dabei aus, das andere Bein ziehen Sie mit der Ferse zum Beckenboden heran. Üben Sie jetzt einen ganz leichten Druck mit der Ferse auf die Schamlippen aus, das kräftigt diesen Bereich, macht ihn stark und durchblutet ihn stärker. Selbstverständlich können Sie auch beide Beine anziehen, allerdings sollten Sie dann darauf achten, dass eine Ferse den Intimbereich leicht drückt. Sitzen Sie dabei immer mit geradem Rücken, stellen Sie sich vor, dass an Ihrem Kopf ein Faden angebracht ist, mit dem Sie an der Decke befestigt sind. Jetzt müssen Sie aufrecht sitzen, der Faden lässt keine lümmelnde Haltung mehr zu. Dabei immer schön ruhig und gleichmäßig atmen.

Üben Sie diese Sitzposition so lange, bis sie dabei entspannt ausruhen, lesen oder fernsehen können.

Mit **Krampfadern** sollten Sie diese Übung nicht machen, da es zu Stauungen in den Beinen kommen kann.

Seite 67: Diese einfache Übung kräftigt unseren Beckenboden. Wir sitzen entspannt auf dem Boden und drücken die Ferse gegen die Schamlippen.

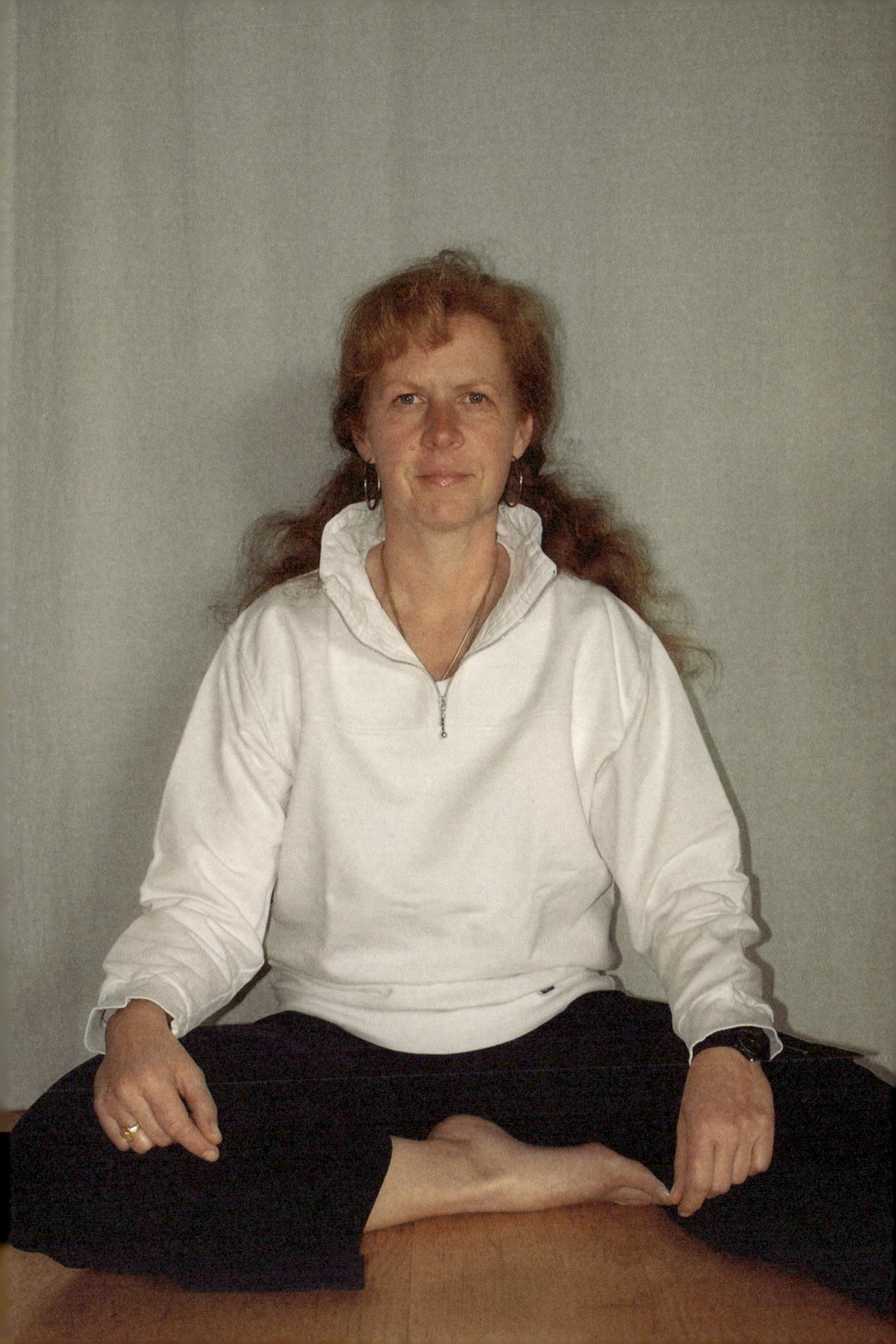

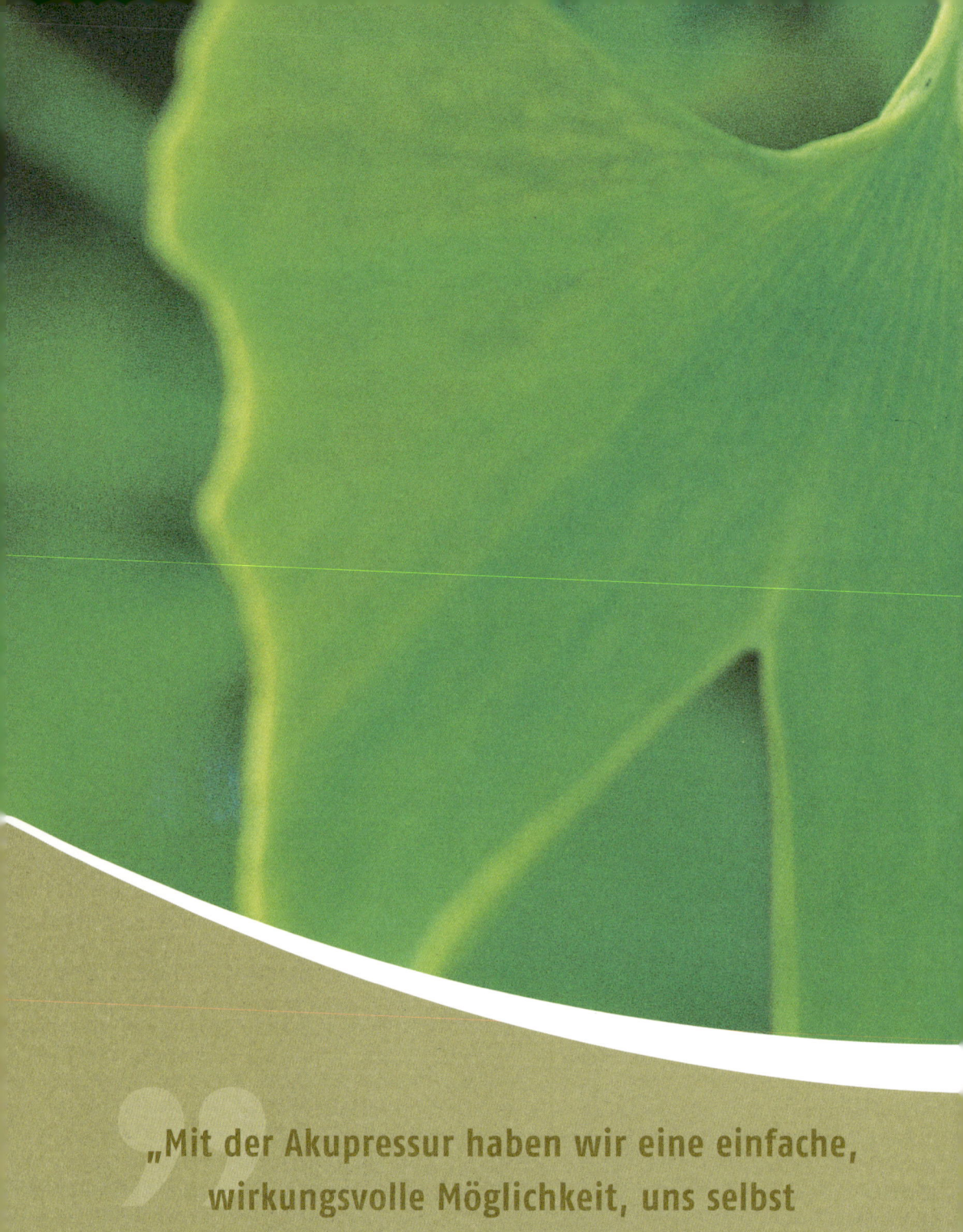

„Mit der Akupressur haben wir eine einfache,
wirkungsvolle Möglichkeit, uns selbst
mit wenig Aufwand und ohne großartige
Anschaffungskosten zu helfen."

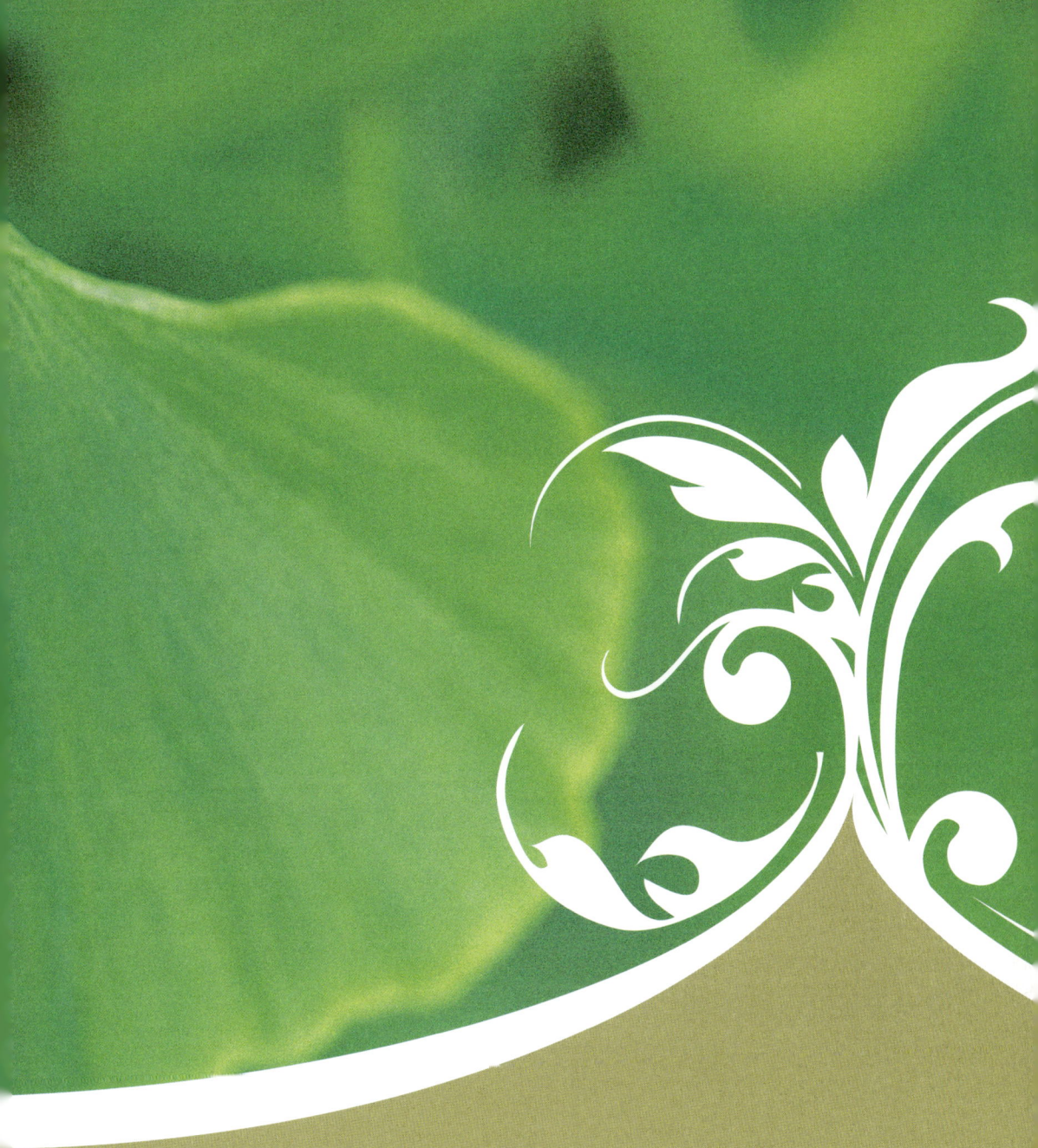

Akupressur für jeden Tag

So hilft Akupressur

Mit der Akupressur haben wir eine einfache, wirkungsvolle Möglichkeit uns selbst mit wenig Aufwand und ohne großartige Anschaffungskosten zu helfen.

Engergieleitbahnen im Körper

Aus Sicht der traditionellen chinesischen Medizin verlaufen in unserem Körper eine Art Energieleitbahnen, der Fachausdruck dafür ist **Meridianbahnen.** Diese Meridianbahnen sind so etwas wie eine oberflächliche Verbindung zu unseren jeweiligen **inneren Organen.** Sie versorgen unseren gesamten Körper mit der notwendigen Lebensenergie Qi. Jede Meridianbahn ist mit einem ganz bestimmten inneren Organ unseres Körpers verbunden. Durch verschiedene krankmachende Faktoren können diese Meridianbahnen „verstopfen", was zu **Störungen** im betreffenden Organ und zu allgemeinen körperlichen sowie seelischen Problemen führen kann.
Anhand des Elementekreises habe ich bereits die Zusammenhänge der Organe untereinander beschrieben (siehe Seite 47). Der Elementekreis beschreibt die Beziehung der Organe untereinander. Das Element Wasser ist die Niere und erzeugt das Element Holz (Leber), dies wiederum erzeugt Feuer (Herz), dies erzeugt die Erde (Milz), dies erzeugt Metall (Lunge). Daraus wird ebenfalls ersichtlich, dass eine Störung eines Organs gesundheitliche Störungen in einem anderen Organ verursachen kann, ganz nach dem Motto, alles ist eins, alles gehört zusammen. Der Mensch ist nicht in Einzelteile zu zerlegen, sondern als ein Ganzes zu betrachten. Schmerzen sind immer ein Alarmzeichen des Körpers, dass etwas nicht in Ordnung ist. Es ist die Möglichkeit, wie er sich bemerkbar, auf sich aufmerksam machen kann. Schmerzen müssen immer ernst genommen werden.
Ihnen ist sicherlich auch schon einmal aufgefallen, dass selbst **kleine Kinder** oder wir selbst, ja sogar Tiere, wenn sie Schmerz empfinden, die betreffende Stelle oder das schmerzhafte Umfeld reiben, drücken oder gar massieren.

AKUPRESSUR

Bei der Akupressur wird durch einen angemessenen Druck eines Fingers, auf ganz spezielle Meridianpunkte, versucht, die Störung zu beheben, um somit für einen freien Fluss der Lebensenergie zu sorgen. Diese Art der Behandlungsart ist sehr praktisch, da wir unsere Finger als Behandlungswerkzeug immer und überall bei uns haben.

Auf den folgenden Seiten möchte ich Ihnen die wichtigsten Punkte oder **Punktkombinationen**, die sich speziell bei Frauenbeschwerden bewährt haben, zeigen.

Das sollten Sie bei der Akupressur beachten

- Die Selbstbehandlung hat ihre Grenzen. Um größeren Schaden zu vermeiden, dürfen diese nicht überschritten werden.
- Während der Schwangerschaft, bei chronischen oder schwereren Krankheiten darf Akupressur nur von einer Fachkraft ausgeführt werden, um ungewollte Reaktionen oder Komplikationen zu vermeiden. Bestimmte Punkte können frühzeitig ungewollt Wehen auslösen.
- Fingernägel sollten kurz gefeilt sein, damit Sie sich keine Hautverletzungen zufügen.
- Führen Sie niemals eine Akupressur durch, wenn die zu behandelnden Stellen verletzt oder gerötet sind, Krampfadern oder eine Hauterkrankung vorliegt.
- Die Eigenbehandlung sollte nicht in Eile, sondern mit Ruhe durchgeführt werden.
- Wenn Sie den Punkt mit der Fingerkuppe bearbeiten, dann in gleichmäßigen, ruhigen Bewegungen, ohne die Haut dabei zu verletzen.
- Akupressur sollte als Begleittherapie gesehen werden.

Sind die Körperpunkte, die Sie bearbeiten empfindlich oder ist es Ihnen unangenehm, passen Sie Ihren **Fingerdruck** Ihrem Gefühl an. Regulieren Sie selbstständig, bis es Ihnen angenehm ist.
Die **Gesamtdauer der Eigenbehandlung** mit Punktkombinationen sollte nicht länger als 20 Minuten dauern. Es sollten nie mehr, als vier unterschiedliche Punkte hintereinander massiert werden. Die einzelnen Punkte werden in der Regel mindestens 30 Sekunden bearbeitet.
Hierbei spielt aber auch Ihre eigene Empfindung eine wesentliche Rolle. Wird es Ihnen bereits nach 20 Sekunden unangenehm, dann beenden Sie die Manipulation dieses Punktes.
Die beschriebenen Punkte sind bis auf den Yintang Punkt jeweils auf der linken sowie der rechten Körperseite zu finden.
Am besten lassen Sie zu Ihrer eigenen Beruhigung die Beschwerden von einem Arzt vor der Eigenbehandlung abklären.

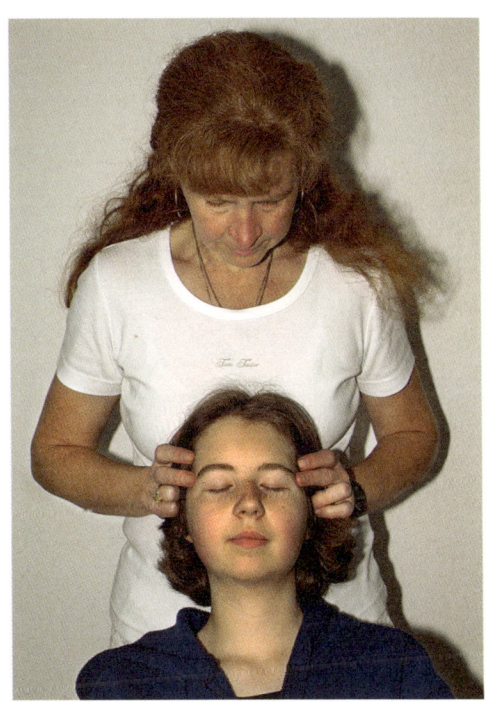

Hier drücke ich bei meiner Tochter den Taiyangpunkt gegen Kopfschmerzen. Gerade auch bei jungen Menschen, läßt sich Akupressur gut anwenden, sie haben vor dem Fingerdruck keine Angst.

AKUPRESSURPUNKTE

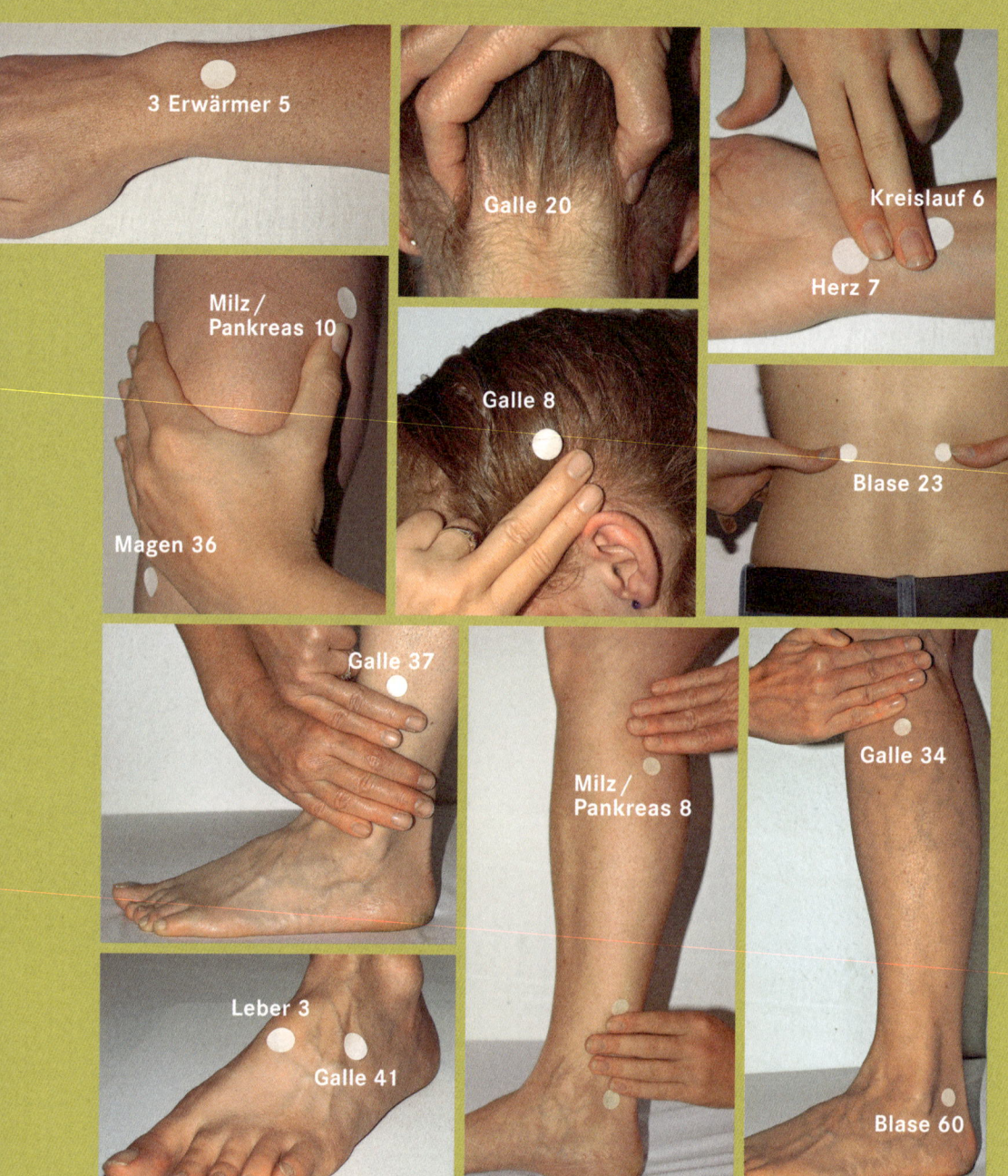

Die Lage der Punkte finden Sie durch das Abmessen mit Ihren eigenen (wichtig!) Händen oder Fingern. Meist sind die Punkte auch etwas empfindlich bei leichtem Druck.

Akupressurpunkte

Bei den Akupressurpunkten handelt es sich um ganz bestimmte Punkte auf den Energieleitbahnen, sprich Meridianen.
Bei Bedarf müssen Sie nicht alle Punkte, die unter der Beschwerde aufgeführt sind, bearbeiten, oft bringt bereits ein Punkt die gewünschte Besserung.

Kopfschmerzen/Migräne

Jede Frau, die sie schon einmal gehabt hat, kann nachvollziehen, von was ich rede: pochende, einseitige Kopfschmerzen, verbunden mit Übelkeit, Licht- und Geräuschempfindlichkeit. Migräne heißt das Wort für diese üblen Schmerzen. Sie spüren jeden einzelnen Herzschlag im Kopf, jedes Geräusch löst einen fürchterlichen Schmerz im Kopf aus, Sie möchten ihn am liebsten in Watte packen. Absolute **Ruhe** und ein **abgedunkeltes Zimmer** ist jetzt angesagt. Besonders angenehm, ist es, wenn Sie jemanden haben, der Ihnen die Akupressurpunkte gegen Kopfschmerz behandelt:
Kunlun Blase 60: löst den Stau in den Meridianen auf
Waiguan 3 Erwärmer 5: ein Öffnungspunkt für die Meridianbahnen speziell im Kopfbereich
Shuaigu Galle 8: lässt den pochenden, klopfenden Schmerze abklingen
Zulinqi Galle 41: lässt Schmerzen abklingen und sorgt für einen harmonischen Qi-Fluss im Lebermeridian.
Taiyang: beruhigt den Kopfschmerz.
Wenn Sie anfällig für Migräne sind, sollten Sie zudem auf geregelte Mahlzeiten, ausreichend Kohlenhydrate, frische Luft und für Zeiten der Entspannung sorgen.

Einseitiger Kopfschmerz/Migräne

Dabei können folgende Punkte helfen:
Taiyang
Shuaigu Galle 8
Waiguan 3E5
Zulinqui Galle 41
Fengchi Galle 20

Kopfschmerz/Stirn

Folgende Akupressurpunkte können helfen:
Touwei Magen 8: harmonisiert die Leber und die Galle
Zusanli Magen 36: reguliert und löst Stauungen im Qi-Fluss
Hegu Dickdarm 4: wichtiger Punkt gegen Schmerzen im Kopfbereich

Menstruation

Schmerzhafte Menstruation mit dunklen Blutkoakeln
Bei Periodenblutung mit dunklen Blutklumpen (Koakel), Unterbauchschmerzen während der Periode, die in den unteren Bereich des Rückens, bis in den Oberschenkel hineinziehen. Diese Störung kann durch **psychischen Stress**, **Ärger**, **Kälte**

oder durch Frieren hervorgerufen werden. Manchmal genügt es schon, sich eine Wärmflasche auf den Unterbauch zu legen, um den krampfartigen Bauchschmerz zu beruhigen und das in der Gebärmutter gestaute Blut wieder in Fluss zu bringen. Gönnen Sie sich etwas Ruhe, damit Sie wieder zurück zur Mitte, zur Harmonie finden. Folgende Meridianpunkte können Ihnen dabei helfen:
Diji Milz/Pankreas 8 und Hegu Dickdarm 4: bei krampfartigen Bauchschmerzen während der Periodenblutung
Kunlun Blase 60: löst den Blutstau auf, das Blut kommt wieder in Fluss

Schwache Monatsblutung

Hierbei handelt es sich meist um einen Stillstand oder um einen **Erschöpfungszustand des Blutes.**
Shenshu Blase 23: Die Behandlung dieses Punktes ist sehr angenehm. Er stärkt das Qi, kräftigt den Bereich des unteren Rückens. Er kann bei Menstruationsproblemen, Wechseljahresbeschwerden und bei sexuellen Funktionsstörungen manipuliert werden.
Zusanli Magen 36: reguliert und löst Stauungen im Qi- und Blutfluss
Sanyinjiao Milz Pankreas 6: Für unseren Bluthaushalt ein sehr wichtiger Punkt. Er nährt Qi und Blut, löst Stauungen im Qi- und Blutfluss.

Unregelmäßige Monatsblutung

Eine Unregelmäßigkeit im Monatszyklus kann durch **psychische Belastungen** ausgelöst werden oder durch **Stauungen** im Qi- und Blutfluss.
Taixi Niere 3: Der Punkt reguliert und beeinflusst die Gebärmutter, er kann auch bei sexuellen Funktionsstörungen und Wechseljahresbeschwerden hilfreich sein.

Taichong Leber 3: hilft den Qi-Fluss in der Leber zu regulieren, löst Stauungen des Blutes. Er wird auch bei Wechseljahresbeschwerden, Kopfschmerzen, Schlafstörungen und dem Prämenstruellen Syndrom verwendet.
Xuehai Milz Pankreas 10: hat Einfluss auf die Gebärmutter und das Blut

Spannungsschmerzen in den Brüsten

Ein häufiges **Begleitsymptom** des Prämenstruellen Syndroms. Ein Gefühl, als würde die Milch in die Brüste einschießen.
Zulinqi Galle 41: lässt Schmerzen abklingen und harmonisiert den Qi-Fluss im Lebermeridian
Sanyinjiao Milz/Pankreas 6: nährt Qi und Blut, löst Stauungen im Qi-Fluss
Guangming Galle 37: wirkt harmonisierend auf die Leber

Wechseljahresbeschwerden

Wie bereits erwähnt, stellen die Wechseljahre eine Veränderung im Körper dar, die manchmal mit diversen Unpässlichkeiten einhergehen können. Die folgenden Punkte sollen Ihrem Körper dabei unterstützend helfen.
Taixi Niere 3: Mit zunehmendem Alter beginnt die Nierenenergie etwas zu schwächeln. Taixi ist ein sehr wichtiger Punkt, der sie kräftigt und die Nieren in ihrer Arbeit unterstützt.
Sanyinjiao Milz/Pankreas 6: nährt Qi und Blut, löst Stauungen im Qi- und Blutfluss, gegen Juckreiz im äußeren Genitalbereich, Ausfluss, Abgeschlagenheit, Erschöpfungszuständen

Taichong Leber 3: hilft den Qi-Fluss in der Leber zu regulieren, löst Stauungen im Blutfluss. Wird bei Kopfschmerzen, Schlafstörungen, dem Prämenstruellen Syndrom und bei Wechseljahresbeschwerden verwendet.

Wechseljahresbedingte psychische Verstimmung

Kann während der Wechseljahre schon mal auftreten, siehe auch Seite 39 Wechseljahre

Neiguan Kreislauf 6: Beruhigungs- und Harmonisierungspunkt
Zusanli Magen 36: kräftigt Milz und Magen, also das Element Erde. Er hilft, dass man mit beiden Beinen auf dem Boden bleibt.
Shenmen Herz 7: beruhigt das Herzfeuer, zur Beruhigung bei sich ständig kreisenden Gedanken und Überdrehtheit

Erhöhte Reizbarkeit

Die **Leber** spielt bei unserem Monatszyklus eine sehr wichtige Rolle. Leidet die Leber unter einem **Blutmangel** oder ist sie in ihrer Funktion der Blutspeicherung gestört, so kommt es zu einer schwachen Periodenblutung, allerdings zieht sie sich über Tage hinaus. Hält die Leber Blut zurück, gibt es eine Stauung und die Periodenblutung zeigt sich in dunklem Blut eventuell mit Blutkoakeln. Ist die Leber überfordert, eventuell bei einer **Schwangerschaft,** zeigt sich dies an unserer Laune, so auch in den **Wechseljahren.**
Yanglingquan Galle 34: ist ein Yang-Punkt, er schenkt uns Kraft, Wärme und Beweglichkeit
Zulinqi Galle 41: harmonisiert den Qi-Fluss im Lebermeridian
Taichong Leber 3: hilft den Qi-Fluss in der Leber zu regulieren, löst Stauungen im Blutfluss. Wird bei Kopfschmerzen, Schlafstörungen, dem Prämenstruellen Syndrom und bei Wechseljahresbeschwerden eingesetzt.

Schlafstörungen

Die **Abendmahlzeit** sollte nicht später als 18 Uhr eingenommen und aus leichter Kost, die den Verdauungsapparat nicht unnötig belastet, bestehen. Vermeiden Sie am Abend **frisches Obst,** da dies im Verdauungstrakt über Nacht zu Gärgasen führen kann. Versuchen Sie es so einzurichten, dass Sie ab 20 Uhr Ihren wohlverdienten **Feierabend** genießen können, nichts und niemand sollte Sie jetzt mehr stören. Es wird nicht mehr gearbeitet, mit dem Partner keine Probleme besprochen. Unternehmen Sie nichts, was Sie in irgendeiner Art aufregen könnte. Üben Sie Gelassenheit, auch den Tag über, verbannen Sie quälende, sich im Kreise drehende Gedanken (siehe auch Seite 28, Gedankliche Altlasten).

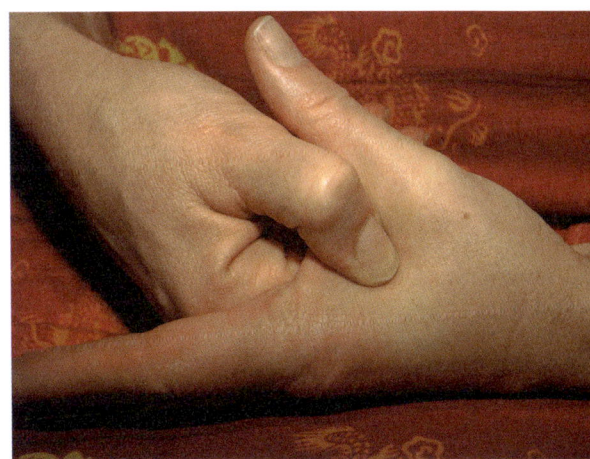

Mit meinem Daumen drücke ich mir den Hegu oder auch Dickdarm 4 Punkt genannt.

Sexuelle Probleme

Schalten Sie einmal ab, entspannen Sie sich! Nicht selten sind sexuelle **Unlust** und Orgasmusprobleme reine Kopfsache. Lassen Sie sich nicht unter Druck setzen und vor allem, setzen Sie sich selbst nicht unter Druck. Jede Art von **Verkrampfung** arbeitet nur dagegen.

Reden Sie mit Ihrem Partner über Ihre **Wünsche**, bitten Sie ihn um Verständnis, wenn es um Ihr Verlangen, um Ihre Befriedigung geht. Lassen Sie in Ihrem Liebesleben keine Routine oder Selbstverständlichkeit einkehren. Entdecken Sie sich und Ihren Partner immer wieder aufs Neue. Folgende Akupressurpunkte können Sie unterstützen:

Taichong Leber 3: hilft den Qi-Fluss in der Leber zu regulieren, löst Stauungen im Blutfluss. Wird bei Kopfschmerzen, Schlafstörungen, dem Prämenstruellen Syndrom, bei Wechseljahresbeschwerden und sexuellen Problemen eingesetzt.

Taixi Niere 3: kräftigt die Niere und das Qi der Niere, was für die Sexualität sehr wichtig ist. Eine gesunde Nierenenergie steuert und reguliert ein gesundes sexuelles Verlangen.

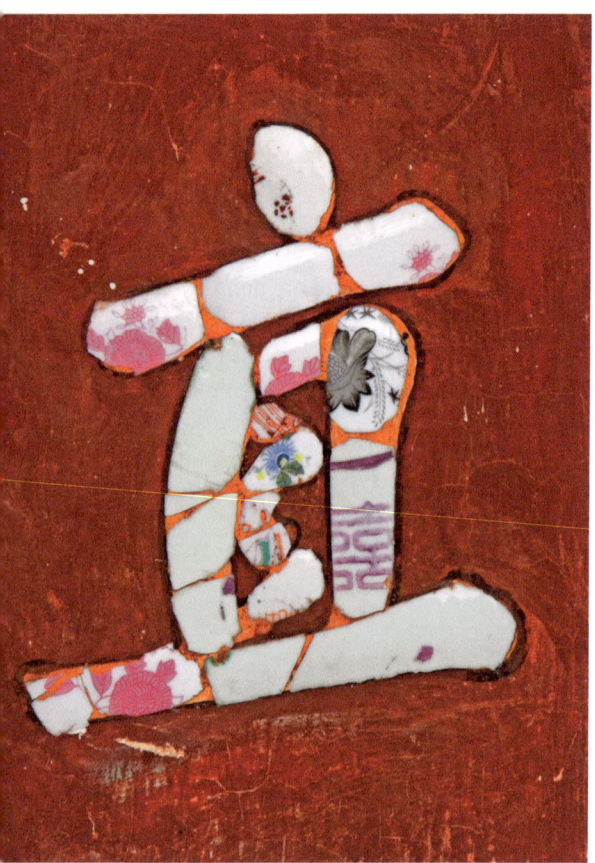

Aus der traditionellen chinesischen Medizin kommt die Weisheit der Akupressur.

Sanyinjiao Milz/Pankreas 6: nährt Qi und Blut, löst Stauungen im Qi- und Blutfluss, hilft bei Abgeschlagenheit und Erschöpfungszuständen

Shenmen Herz 7: beruhigt das Herzfeuer, zur Beruhigung bei sich ständig kreisenden Gedanken

Taixi Niere 3: Kräftigt die Niere und das Qi der Niere, somit ist das Element Wasser stark genug, um das Herzfeuer zu regulieren.

Stillzeit

Stillen ist etwas völlig Natürliches und Wunderschönes. Mit der Muttermilch bekommt der Säugling alles, was er benötigt, auch die Abwehrkräfte. Stillen sollte in Ruhe geschehen, an einem schönen Platz. Sie und Ihr Baby sollen sich ganz nah sein und durch nichts gestört werden. Oft genügt die Menge an Muttermilch nicht, geben Sie nicht gleich auf, versuchen Sie durch Akupressur, Milchbildungstees und einer unverkrampften Einstellung, den Mangel zu beseitigen. Natürlich darf Ihr Baby nicht hungern, oft reicht es, wenn es öfter angelegt wird.

Mangel an Muttermilch

Legen Sie Ihr Kind so oft wie möglich an, damit sich der Milchfluss an den Bedarf des Kindes gewöhnen kann. Geben Sie auf Ihre Brustwarzen acht, damit sie nicht wund werden und Risse auftreten, dies ist sehr schmerzhaft. Ihre **tägliche Trinkmenge** muss ausreichend sein, damit Ihre Milch ins Fließen kommt. Bestimmte Pflanzen können den Milchfluss begünstigen (es gibt spezielle Tees, welche die Milchbildung anregen). Gesundheitliche Probleme wie Blutmangel nach der Geburt oder allgemeiner Schwächezustand mit Mangel an Qi können auch der Grund für zu wenig Muttermilch sein.
Zusanli Magen 36: kräftigt Milz und Magen, verbessert die Energieaufnahme aus den Mahlzeiten, kräftigt das Blut und das Qi
Shaoze Dünndarm 1: fördert die Bildung von Muttermilch

Milchstau

Medizinisch abklären lassen, um einer **Brustdrüsenentzündung** vorzubeugen. Es kann sein, dass Sie über mehr Muttermilch verfügen, als Ihr Baby trinken kann, dies kann zu einem Milchstau in den Brüsten führen. Dies ist sehr schmerzhaft und kann ebenso wie Aufregung, Streß oder zuviel körperliche Anstrengung (Hausarbeiten), zu einer Brustdrüsenentzündung führen. Folgende Punkte wirken unterstützend:
Taichong Leber 3: hilft den Qi-Fluss in der Leber zu regulieren, löst Stauungen im Blutfluss
Zusanli Magen 36: reguliert und löst Stauungen im Qi-Fluss
Zulinqui Galle 41: Dieser Punkt lässt Schwellung der Brüste abklingen.

Abstillphase

Alles geht einmal vorbei, so auch die Zeit des Säuglingsdaseins. Die ersten Zähnchen zeigen sich, was das Stillen oft schmerzhaft macht. Der Hunger des kleinen Menschen wird immer größer, er möchte nun etwas anderes als nur Muttermilch. Ihre Brust muss sich langsam an die **reduzierte Milchmenge** gewöhnen und langsam die Produktion einstellen. Zwei Akupressurpunkte sind dabei hilfreich.
Guangming Galle 37: wirkt harmonisierend auf die Leber
Zulinqi Galle 41: harmonisiert den Qi-Fluss im Lebermeridian

Wassereinlagerungen in den Beinen

Wassereinlagerungen in den Beinen medizinisch abklären lassen.
Heißes, schwüles Wetter, langes Stehen oder Sitzen, Veranlagung zu Bindegewebsschwäche, aber auch Erkrankungen von Herz oder Niere und der harnableitenden Organe können zu Wassereinlagerungen in den Beinen führen. Folgende Punkte können Ihnen helfen und Sie unterstützen.
Taixi Niere 3: kräftigt die Niere und das Qi der Niere, wirkt entwässernd
Sanyinjiao Milz Pankreas 6: nährt Qi und Blut, löst Stauungen im Qi- und Blutfluss, hilft das Wasser auszuleiten
Yanglingquan Galle 34: harmonisiert den Qi-Fluss der Leber, schenkt uns Kraft, Wärme und Beweglichkeit

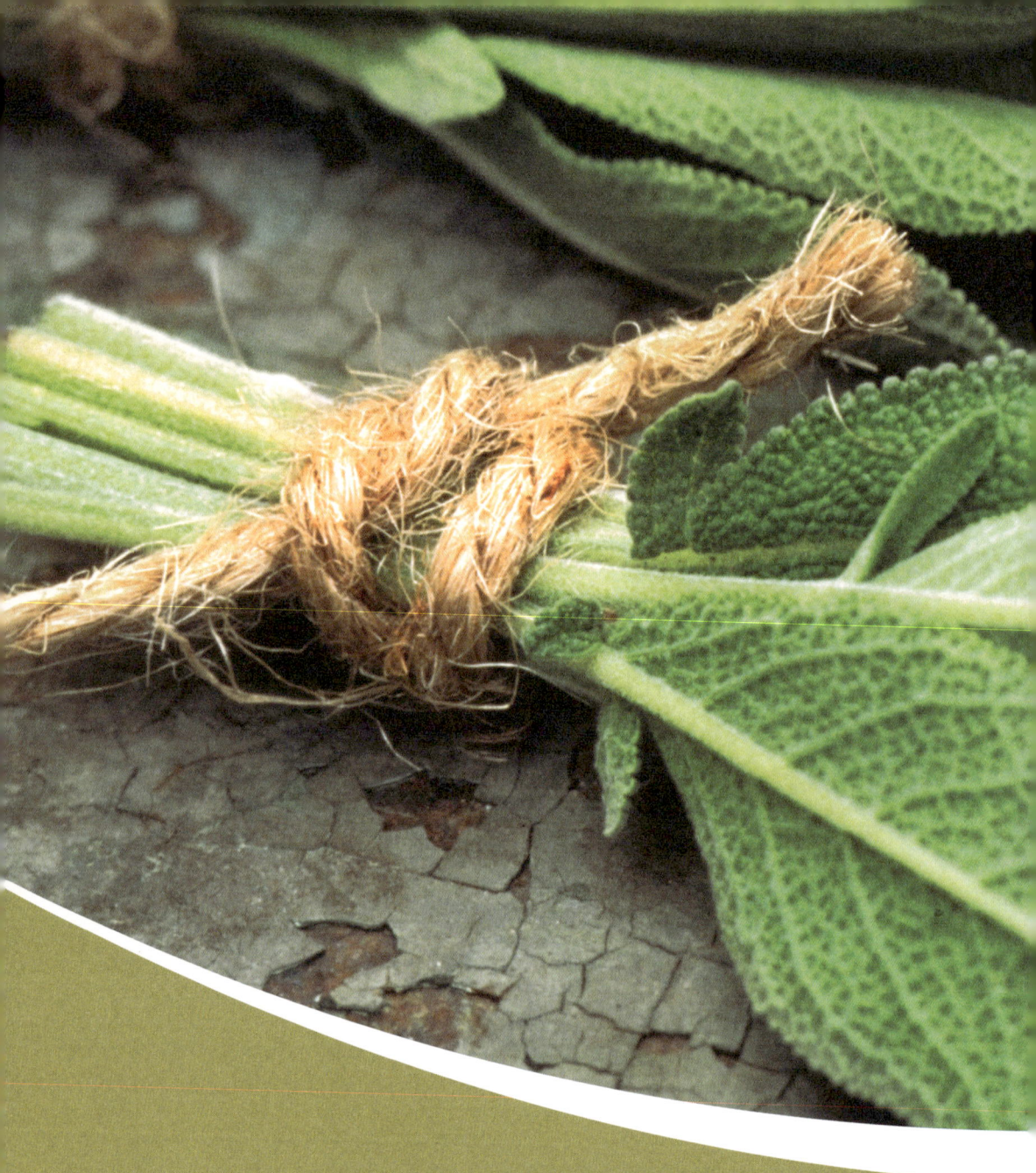

„Heilpflanzen werden uns von der Natur geschenkt. Jedoch muss man sich auskennen, damit sie uns schöne und pflegende Momente schenken können."

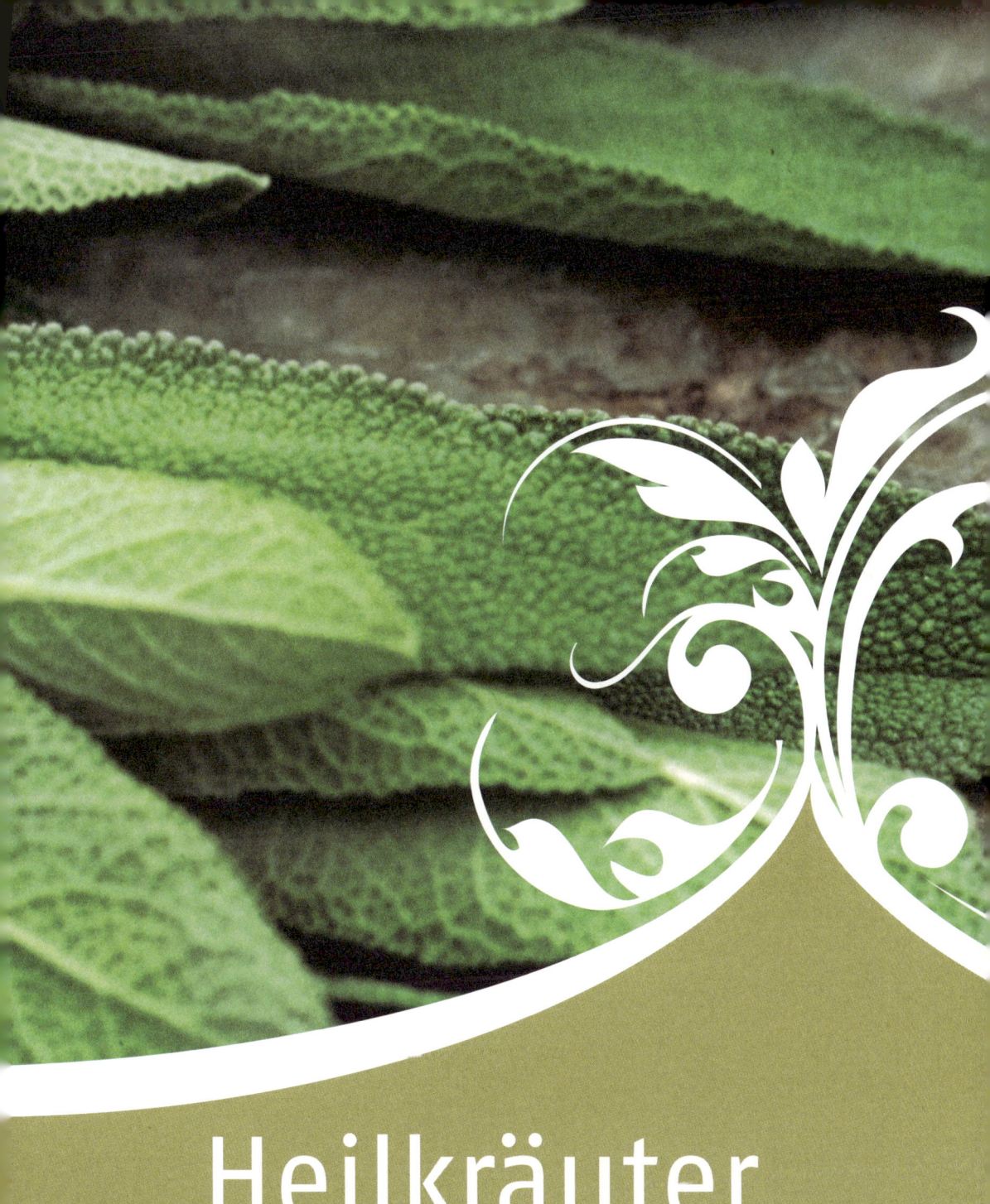

Heilkräuter für Frauen

Heilpflanzen richtig verwenden

Im nun folgenden Kapitel stelle ich Ihnen die wichtigsten Heilpflanzen vor, die Ihnen helfen, wenn es Ihnen nicht so gut geht, die Sie in Ihrer Natürlichkeit unterstützen und Ihnen schöne pflegende, entspannende Momente schenken können.

Wildsammlung

Wildpflanzen liegen mir sehr am Herzen. Viele sind jedoch bereits vom Aussterben bedroht. Aus diesem Grund möchte ich diese wunderbaren Pflanzen unbedingt schützen und empfehle meinen Seminarteilnehmern, sich die Wildkräuter, wenn möglich, in den eigenen Garten zu holen. Wenn Sie Wildkräuter sammeln möchten, sollten Sie zudem folgendes beachten:

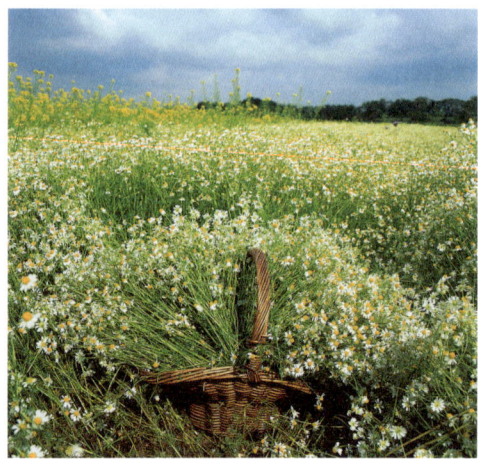

Leider findet man heutzutage nur noch selten naturbelassene gesunde Wildwiesen.

- Gesunde, unbedenkliche Sammelgebiete gibt es nur noch selten. Fuchsbandwurm, Hundekot, Autoabgase, Überdüngung, einseitige Düngung, Pflanzenschutzmittel usw. schädigen die Pflanzen und beeinflussen ihre heilenden Wirkungen.
- Hundertprozentige Pflanzenkenntnisse sind erforderlich, um Verwechslungen auszuschließen.
- Der natürliche Lebensraum der Tierwelt wird immer mehr zurückgedrängt, man sollte ihre Futterplätze, wo sie noch etwas zu fressen finden, bewahren und nicht stören. Die Fortpflanzung und der Erhalt der Pflanzenwelt für weitere Generationen müssen garantiert sein. Ihre Lebensräume dürfen nicht gestört werden, jeder Fußtritt, jede unüberlegte, unsachgemäße Ernte kann sie schädigen.

Wildkräutergarten direkt beim Haus
- So helfen Sie mit bei der Sicherung der Pflanzen- und Tierwelt. Sie bieten vielen Tieren, hauptsächlich den Bienen, eine zusätzliche Futterquelle. Die Imker klagen schon seit mehreren Jahren, dass sie ihren Bienenvölkern bereits ab Juli Zuckerwasser zufüttern müssen.

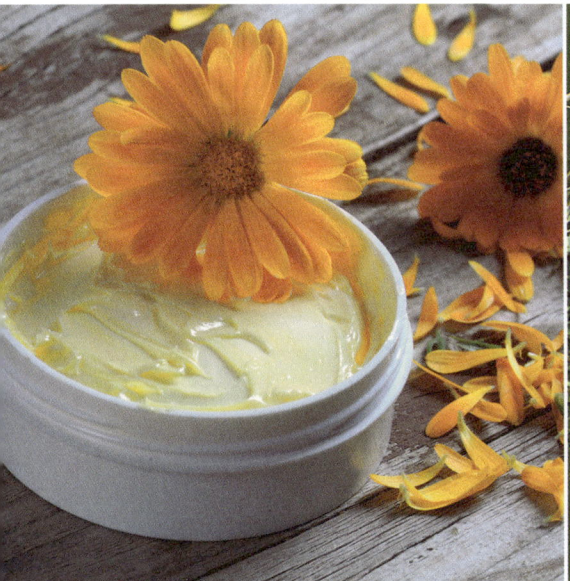
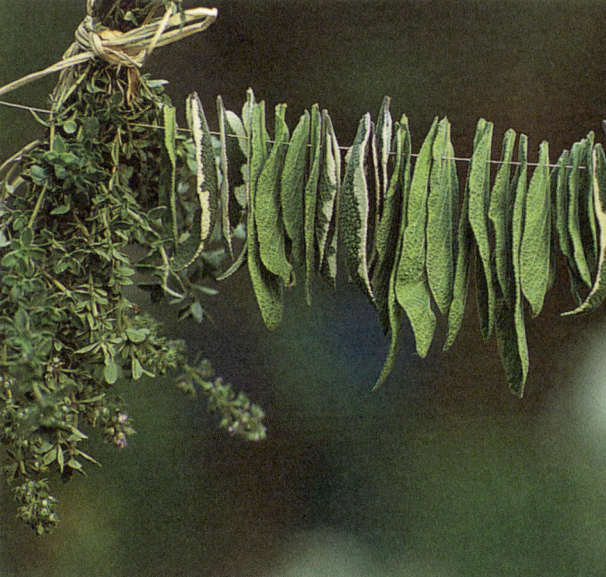

So eine herrliche Salbe können Sie mit wenigen Handgriffen selbst herstellen.

Sachgemäßes trocknen des Sammelgutes ist mitbestimmend für die Qualität der Fertigdroge.

- Sie leben direkt mit den essbaren Wildpflanzen, die Sie für die Zubereitung Ihrer gesunden Mahlzeiten benötigen.
- Sie wissen ganz genau, welche Pflanzen bei Ihnen wo wachsen und wie sie gedüngt werden.

Richtige Ernte und Verwendung

- Ernten Sie auch in Ihrem eigenen Garten nur mit Schere oder Messer.
- Benutzen Sie keine Plastiktüten für Ihre gesammelten Pflanzen, sondern einen Korb.
- Ernten Sie nie alle Pflanzen ab, sondern nur so viel, wie Sie tatsächlich benötigen und am selben Tag verarbeiten können.
- Beschädigen Sie beim Ernten keine anderen Pflanzen, wenn Sie diese nicht verwenden.

- Gehen Sie mit der Natur behutsam um. Wo Sie Ihren Fuß hinsetzen, alles lebt.
- Blüten und Blätter werden grundsätzlich auf einem mit einem Leinentuch ausgelegten Trockengitter an einem luftigen, trockenen und sonnenfreien Platz getrocknet. Etwaige Ausnahmen finden Sie bei den jeweiligen Kräuterbeschreibungen ab Seite 84.
- Meinen Vorrat an getrockneten Teedrogen bewahre ich sortenrein in gut verschließbaren, dunklen Gläsern auf.

Wichtige Hinweise zur Anwendung von Heilpflanzen

Die Selbstbehandlung von Krankheiten hat ihre Grenzen, diese dürfen Sie nicht überschreiten:

- Bei unklarem Krankheitsbild, Beschwerden, die länger als drei Tage andauern, wenn Sie kein gutes Gefühl dabei haben oder Ihre Kenntnisse nicht ausreichen, lassen Sie es bitte medizinisch abklären.
- Bei Schwangerschaft und Stillzeit ist generell Vorsicht bei der Anwendung von Heilpflanzen geboten.
- Kinder unter sieben Jahren sollten keine Pflanzen mit ätherischen Ölen bekommen.
- Reine ätherische Öle nie pur innerlich oder ohne medizinischen Rat anwenden.
- Bei Einnahme von Medikamenten müssen Sie die Wirkungsweise der Pflanzen kennen, um negative Reaktionen auszuschließen.

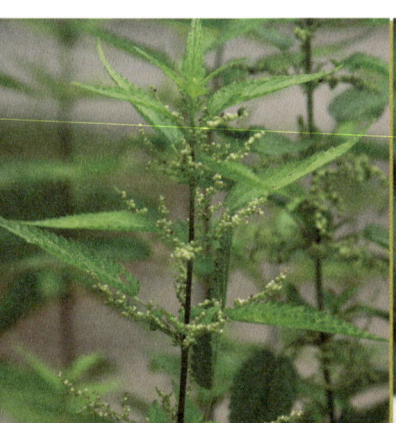
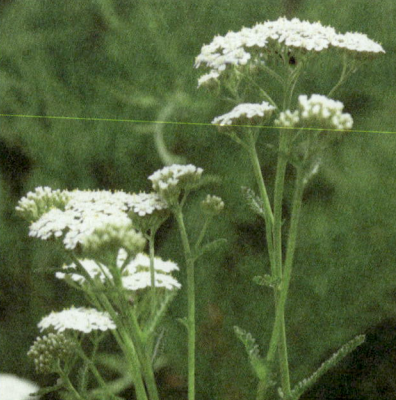
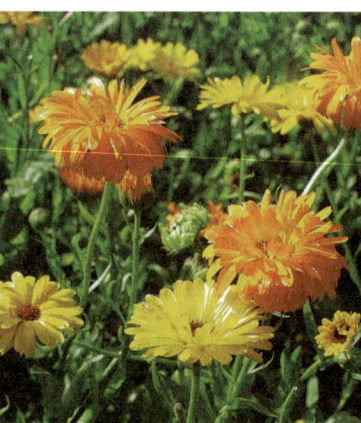

Brennnessel *Schafgarbe* *Ringelblume*

WICHTIGE INHALTSSTOFFE VON HEILPFLANZEN

Die Inhaltsstoffe allein sagen über die Wirkung der Pflanze nicht alles aus, jedoch sind sie maßgebend für die Auswahl und die Verwendung der Heilpflanzen.

GERBSTOFFE
Machen die Haut widerstandsfähiger und entziehen den Bakterien den Nährboden. Gerbstoffe können die Schleimhäute schützen, bei Überdosierung allerdings auch reizen. Gerbstoffe wirken zusammenziehend, entzündungshemmend und reizlindernd.

BITTERSTOFFE
Bitterstoffe regen die Bildung von Speichel und Magensaft an. Sie werden bei Appetitlosigkeit, Blähungen, Völlegefühl und mangelnder Magensaftsekretion eingesetzt.

FLAVONOIDE
Die Wirkung der Flavonoide ist nicht auf einen Nenner zu bringen. Ihre Zusammensetzung, sowohl im chemischen wie im physikalischen Bereich, ist sehr unterschiedlich. Von herzwirksam bis zu verdauungsregulierend ist alles vorhanden.

- Bei allergischen Reaktionen gegenüber Heilpflanzen müssen Sie vorsichtig sein.
- Bei Frauenbeschwerden ist es ratsam, sich medizinischen Rat einzuholen, damit Sie sich keine unnötigen Sorgen machen, die Sie nur belasten und um eventuelle schwerwiegendere Krankheiten auszuschließen.
- Die aufgeführten Pflanzen sind speziell für uns Frauen, sie wirken ganz speziell auf unseren Organismus ein. Deshalb sollten Sie in der Schwangerschaft oder in der Stillzeit nur unter medizinischer Anleitung angewendet werden.
- Dosierung der Fertigpräparate nach medizinischer Anleitung oder Packungsbeilage.

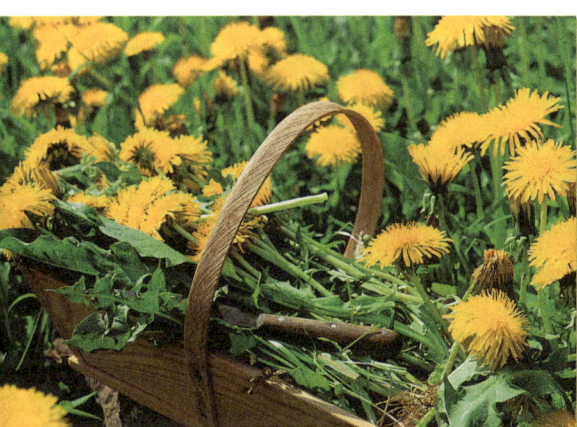

Löwenzahn   *Johanniskraut*

VITAMINE UND MINERALSTOFFE
Sie sind lebensnotwendig für das fein aufeinander abgestimmte Zusammenspiel unserer Körperabläufe. Wichtig ist, dass unsere tägliche Ernährung aus vitamin- und mineralstoffreichen Lebensmitteln besteht und unsere Mahlzeiten vitaminschonend zubereitet werden.

SAPONINE
Hierbei handelt es sich um Stoffe, die in Verbindung mit Wasser zu schäumen beginnen. Saponine besitzen eine schleimlösende und wassertreibende und somit „körperreinigende" Wirkung. Sie sind jedoch mit Vorsicht zu genießen, da sie die Schleimhäute von Magen und Darm reizen können.

ÄTHERISCHE ÖLE
Pflanzen, die ätherische Öle enthalten, wirken harntreibend, entzündungshemmend, antibakteriell, kräftigend auf Leber, Galle, Magen und Darm. Ätherische Öle sind aber auch in der Lage Hautreizungen und allergische Reaktionen hervorzurufen. Reine ätherische Öle dürfen nur mit ärztlichem Rat angewendet werden und niemals unverdünnt.

Berufkraut, Kanadisches

Conyza canadensis

Von Juli bis September blüht das Kanadische Berufkraut (*Conyza canadensis*). Mit seinen aufrechten Stängeln kann es bis zu 1 m hoch werden. Aus Amerika eingebürgert, wächst es bei uns gerne an sandigen Plätzen, an Bahndämmen, am Rand von Äckern und Wegen.

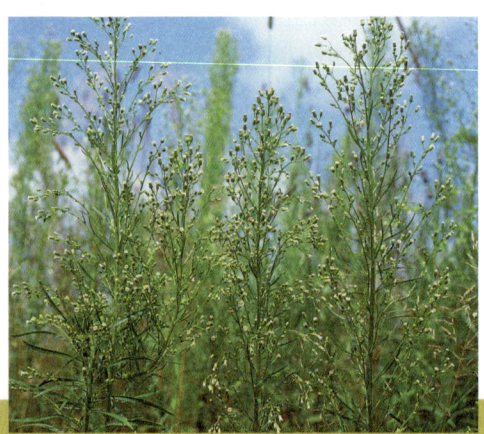

Tee
Bei Hämorrhoiden, zu starker Periodenblutung, Magen-Darmproblemen, Durchfall, Rheuma, Blasenentzündung
Rezept: 1 TL Berufkraut mit 250 ml kochendem Wasser übergießen, zehn Minuten zugedeckt ziehen lassen, abseihen. Bei Bedarf bis zu zweimal täglich eine Tasse in kleinen Schlücken trinken. Bei Hämorrhoiden siehe Blutweiderich Seite 85.

ERNTE
Nicht so stark verholzte Sprossteile der Pflanze während der Blütezeit.

TROCKNUNG
Als dünne Bündel an einem trockenen, luftigen und schattigen Platz

INHALTSSTOFFE
Gerbstoffe, ätherisches Öl, Flavonoide, Terpene

WIRKUNG
Die zusammenziehende (adstringierende) Wirkung des Kanadischen Berufkrauts nutzen wir bei der Behandlung von Magen-Darmproblemen, Durchfall, Hämorrhoiden und zu starker Periodenblutung. Seine harntreibenden Eigenschaften sind günstig bei Rheuma und Blasenentzündung zum Ausschwemmen der entzündlichen Stoffe.

VERWENDUNG
Bei Hämorrhoiden, zu starker Periodenblutung, Magen-Darmprobleme, Durchfall, Rheuma, Blasenentzündung

DENKEN SIE DARAN
• Unklare Beschwerden oder Menstruationsprobleme medizinisch abklären
• Nicht während der Schwangerschaft

Blutweiderich *Lythrum salicaria*

Die mehrjährige, typische Uferpflanze kann bis zu 1,60 m hoch werden. Sie liebt feuchte Uferzonen als Standort, da sich hier im Frühjahr, wenn das Wasser aus seinem Bachbett tritt, wichtige Nährstoffe ansammeln. Mit ihren lilarosa Blütenähren erfreut sie uns von Juli bis September. Schmetterlinge gehören zu ihren bevorzugten Gästen, da sie den Nektar sehr zu schätzen wissen.

Abkochung
Für Scheidenwaschungen bei Ausfluss, Entzündungen oder bei Hämorrhoiden
Rezept: 2 EL getrocknetes Blutweiderichkraut mit 2 l kochendem Wasser überbrühen, zehn Minuten zugedeckt ziehen lassen, abfiltern. Etwas abkühlen lassen.
Zur Spülung auf die Toilette setzen und mit einem Krug die angenehm warme Flüssigkeit über die Scheide fließen lassen.
Bei Hämorrhoiden einen Wattebausch mit der abgekühlten Flüssigkeit tränken und diese damit betupfen.
Gerade bei Wechseljahren, wenn die Schleimhäute trocken werden, kann es zu Juckreiz im Intimbereich kommen. Hier können sich dann Entzündungen bilden.

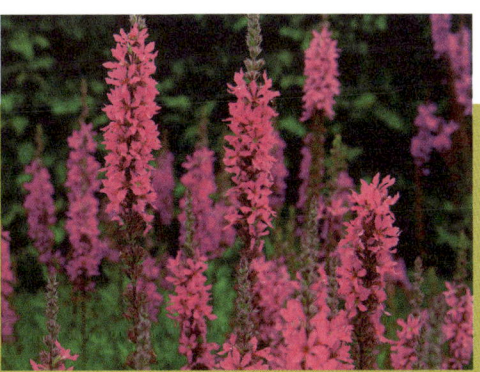

ERNTE
Die oberen, zarten Blätter während der Blütezeit und Blüten

INHALTSSTOFFE
Ätherisches Öl, Gerbstoffe, Flavonoide

WIRKUNG
Die Blüten und Blätter besitzen zusammenziehende, kühlende Eigenschaften und wirken daher wohltuend als Abwaschung bei Hautreizungen, Juckreiz oder Hämorrhoiden.

VERWENDUNG
Bei Ausfluss, zu starker Periodenblutung oder Zwischenblutungen, Hämorrhoiden, Durchfall, Juckreiz, Ekzeme, Magenschleimhautentzündung

DENKEN SIE DARAN
• Unklare Beschwerden oder Menstruationsprobleme medizinisch abklären
• Nicht während der Schwangerschaft

Blutwurz, Tormentill *Potentilla erecta*

Die mehrjährige Pflanze kann bis zu 25 cm hoch werden. Beim Zerteilen des holzigen Wurzelstocks zeigt sich seine typische Rotfärbung, davon wurde der Name der Blutwurz abgeleitet. Mit dieser roten Farbe lassen sich sogar Stoffe und Wolle färben.

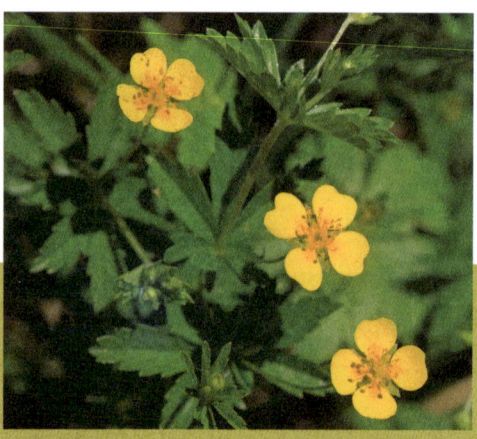

Tinktur
Bei zu starker Monatsblutung, Nasenbluten, Durchfall, als Gurgelmittel
Rezept: Getrocknete und zerkleinerte Wurzelstücke im Verhältnis 1:10 mit 38,5 %igem Wodka in ein gut verschließ-

ERNTE
Wurzeln im Herbst oder Frühjahr

TROCKNUNG
Die im Frühjahr oder Herbst geernteten Wurzeln gut waschen, in kleine Stücke schneiden und zügig, jedoch bei sanfter Wärme, mit Hilfe eines Dörrapparates trocknen. Da bei dieser Pflanze der Wurzelstock benötigt wird, empfehle ich Fertigprodukte aus dem Fachhandel oder der Apotheke.

INHALTSSTOFFE
Gerbstoffe, Flavonoide

WIRKUNG
Blutwurz ist sehr reich an Gerbstoffen und besitzt eine hervorragende zusammenziehende (adstringierende) sowie immunsteigernde und antivirale Eigenschaft.

VERWENDUNG
Bei zu starker Monatsblutung, Hämorrhoiden, Nasenbluten, Durchfall, Schleimhautreizungen, Druckstellen bei Zahnprothesen sowie rauer, gereizter Haut

DENKEN SIE DARAN
• Pflanzen mit so hohem Gerbstoffgehalt können bei Überdosierung zu Übelkeit und Magenschleimhautentzündungen führen.
• Unklare Beschwerden oder Menstruationsprobleme medizinisch abklären
• Nicht während der Schwangerschaft

bares Schraubglas geben und für zehn Tage an einen warmen Platz stellen. Nach zehn Tagen wird abgefiltert und in kleine braune Medizinflaschen abgefüllt. Genaue Beschriftung der Flaschen nicht vergessen. Bei Bedarf bis zu zweimal täglich zehn Tropfen in einem Glas Wasser einnehmen. Wenn Sie keinen Alkohol einnehmen möchten, können Sie die Tinktur (zehn Tropfen) mit heißem Wasser übergießen und abkühlen lassen. Dadurch verdampft der Alkohl. Dies ist z. B. bei zu starker Monatsblutung besser.
Als Gurgelmittel geben Sie 20 Tropfen auf 250 ml Wasser, zwei- bis dreimal täglich damit gurgeln.

Tee
Bei starker Monatsblutung, Durchfall. Gegen Halsschmerzen eignet sich dieser Tee auch zum Gurgeln. Bei lockeren Zähnen oder Zahnfleischschwellungen durch eine Zahnprothese können damit wohltuende Mundspülungen gemacht werden.
Rezept: 1 TL Blutwurzwurzel mit 150 ml kochendem Wasser übergießen, zugedeckt zehn Minuten ziehen lassen und abseihen.

Salbe
Bei Hämorrhoiden und rauer, gereizter Haut. Bei Hämorrhoiden und Krampfadern ist es wichtig, die Gefäße zu trainieren, denken Sie daher auch an das Fußbad auf Seite 62.
Rezept: Gereinigte, getrocknete Wurzelstückchen im Verhältnis 1:10 mit Olivenöl im Wasserbad 25 Minuten sieden lassen, abfiltern. In das so entstandene Blutwurz-Olivenöl auf 100 ml 2 EL Bienenwachs geben, zerschmelzen lassen, gut umrühren, etwas abkühlen lassen und in Salbendosen abfüllen.
Bei Bedarf die betreffende Stelle mit der Blutwurzsalbe behandeln. Bei Hämorrhoiden auf einen gesunden Stuhlgang achten.

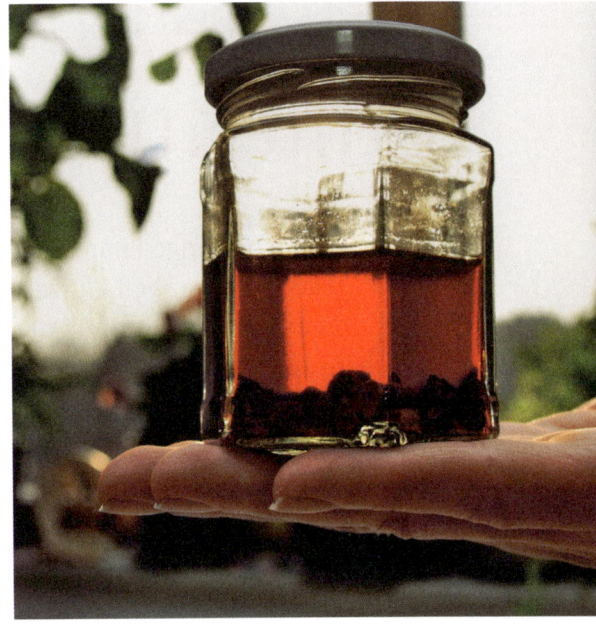

Rubinrot leuchtet meine selbst hergestellte Tinktur aus der Wurzel der Blutwurz.

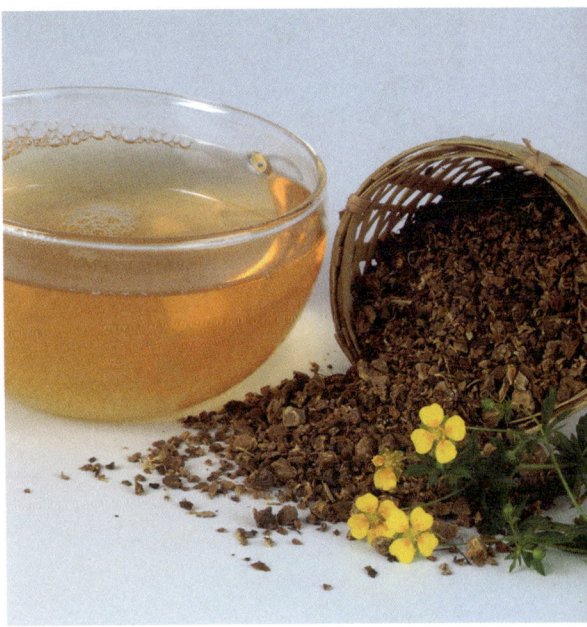

Die getrockneten Wurzelstücke eigenen sich auch zur Teezubereitung.

Bockshornklee *Trigonella foenum-graecum*

Die stark duftenden, gelblichen Schmetterlingsblüten des Bockshornklees sind bei Bienen und Hummeln beliebt. In den ca. 12 cm langen Fruchthülsen bilden sich zwischen vier und 20 Samen aus, die stark würzig riechen. Ihr Duft erinnert an den des Liebstöckels.

Kaltauszug
Gegen Ausfluss äußerlich anwenden
Rezept: 2 TL geschrotete Samen mit 250 ml kaltem Wasser ansetzen, zugedeckt drei Stunden bei Zimmertemperatur stehen lassen, abfiltern. Vor Gebrauch auf Körpertemperatur erwärmen.
Bei Ausfluss auf der Toilette sitzend den angenehm erwärmten Kaltauszug über die Scheide laufen lassen. Ein Kaltauszug ist wegen der Schleimstoffe sinnvoll. Werden die Samen mit heißem Wasser übergossen, erhalten Sie, wie bei der Leinsaat, eine dicke schleimige Flüssigkeit, das macht die Anwendung etwas unangenehm.

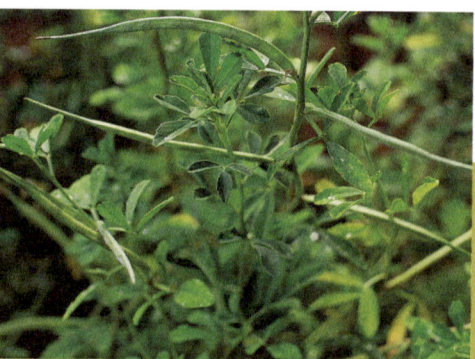

VERWENDETE PFLANZENTEILE
Samen von Naturkostläden, Fachhandel

INHALTSSTOFFE
Ätherisches Öl, Flavonoide, Alkaloide, Schleimstoffe, Protein

WIRKUNG
Der hohe Anteil an Schleimstoffen eignet sich zur Behandlung von entzündlicher Haut und Schleimhaut. Fördert die Milchbildung, Anwendung mit Hebamme besprechen.

VERWENDUNG
Bei Ausfluss, Magenschleimhautentzündung, erhöhtem Cholesterinspiegel, unterstützend bei Diabetes, Mundgeruch, Appetitlosigkeit, Haarausfall, entzündlicher, gereizter Kopfhaut sowie als Kräftigungsmittel in der Küche (gekeimte Sprossen mindestens 5 Minuten kochen), als Breiumschlag bei Furunkeln

DENKEN SIE DARAN
• Nicht während der Schwangerschaft anwenden, da Bockshornklee Gebärmutterkontraktionen auslösen kann.
• Unklare Beschwerden oder Menstruationsbeschwerden immer medizinisch abklären.

Brennnessel *Urtica dioica*

Wer kennt sie nicht, die Pflanze mit ihren gesägten Blättern, bei deren Berührung einem fast die Tränen kommen. Gerne wächst sie auf sehr nahrhaften Böden mit viel Stickstoff. Wer sie sucht, findet sie an Kompostplätzen, Zäunen oder am Wegesrand.

Wunderbare Brennnessel

Viele Frauen leiden unter einem erniedrigten Eisenspiegel, was sich durch rasche Ermüdung, Schlappheit, Kurzatmigkeit usw. bemerkbar machen kann. Oft wird dies durch eine zu starke Periodenblutung hervorgerufen. Die Brennnessel verfügt über einen sehr hohen Anteil an Eisen. Aber sie kann noch viel mehr. Mit Mineralstoffen und Kieselsäure greift sie uns hilfreich unter die Arme bei unreiner Haut, Pickeln, Akne oder bei dünnen, glanz- und kraftlosen Haaren. Brennnesseln wirken blutreinigend und kräftigend.

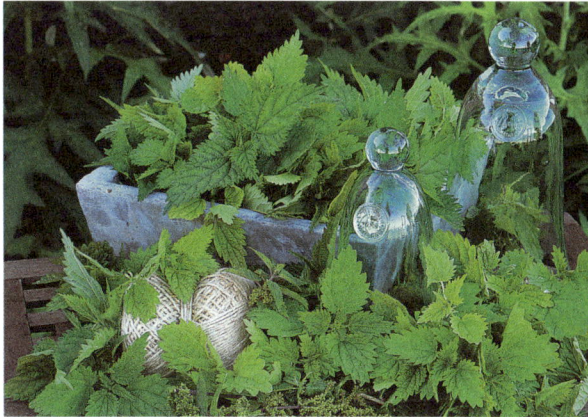

Die Brennnessel ist besser als ihr Ruf. Sie schenkt unserem Körper sehr viel Gutes.

Tee

Brennnesselblätter und Wurzeln können innerlich als Tee oder äußerlich zum Waschen von Haut und Haaren eingesetzt werden. Bei schmerzhaftem Wasserlassen oder Blasenentzündung kann ein Tee aus den Wurzeln die Schmerzen lindern und die Erreger durch vermehrtes Wasserlassen aus unserem Körper vertreiben. Damit der Körper nicht zuviel Feuchtigkeit verliert, muss auf eine ausreichende Trinkmenge durch Mineralwasser geachtet werden.

Rezept Blättertee: 2 TL getrocknete Blätter mit 250 ml kochendem Wasser übergießen, zehn Minuten zugedeckt ziehen lassen, abseihen und in kleinen Schlückchen warm trinken. Bei einer kurmäßigen Anwendung von vier Wochen, zwei Tassen auf den Tag verteilt trinken.

Rezept Wurzeltee: Bei einer Blasenentzündung ist darauf zu achten, dass der Tagesbedarf an Flüssigkeit auf jeden Fall mit ausreichend Wasser gedeckt wird. Eine warme Heublumenauflage oder ein erwärmtes Kirschkernsäckchen auf die Blase gelegt, können die Schmerzen lindern. Schöne mollig warme, gestrickte Socken aus Schafwolle verhindern kalte Füße und beugen zusätzlichem Unterkühlen der Blase vor. Beachten Sie, dass länger anhaltende oder starke Schmerzen unbedingt ärztlich abgeklärt werden müssen.

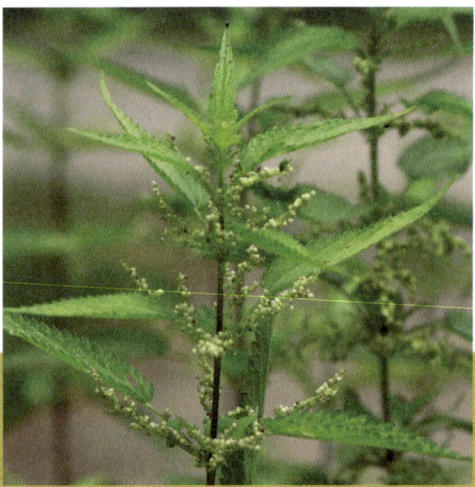

2 TL von der getrockneten und zerkleinerten Wurzel mit 250 ml kaltem Wasser ansetzen, aufkochen, zugedeckt fünf Minuten ziehen lassen, abseihen. Auch hier gilt: In kleinen Schlückchen warm trinken. Kann kurmäßig bis zu vier Wochen durchgeführt werden.

Frühjahrskur
Aus der Brennnessel lassen sich viele leckere und gesunde Speisen zubereiten, so dass wir durch unsere tägliche Nahrung die wertvollen Stoffe aufnehmen. Wer dies allerdings nicht möchte, kann sich in Reformhäusern oder Apotheken den Frisch-

ERNTE
Junge, zarte Blätter von Frühjahr bis Herbst, Wurzeln im Frühjahr, die Samen im Spätsommer oder Herbst

TROCKNUNG
Die Samen auf einem dünnen Baumwolltuch ausbreiten und auf ein Gitter legen, damit die Luft auch von unten die Brennnesselsamen durchströmen kann, dies beschleunigt die Trocknung. Die gereinigte Wurzel zerkleinern und am besten mit Hilfe eines Dörrapparates bei milder Wärme trocknen. Blätter siehe Seite 81.

INHALTSSTOFFE
Wurzel: Steroide, Glykoside, Mineralstoffe
Blätter: Mineralstoffe (sehr viel Eisen), Vitamine, Gerbstoffe, Gewebshormone, Flavonoide
Samen: fettes Öl, Vitamin E, Pflanzenhormone, Linolsäure, Schleimstoffe, Carotinoide

WIRKUNG
Wurzel: wirkt entwässernd, kräftigend
Blätter: stoffwechselanregend, milchbildend, blutbildend, reinigend
Samen: Die Pflanzenhormone sollen der Gesunderhaltung und Kräftigung der Knochen dienen und vorbeugend gegen Osteoporose sein.

VERWENDUNG
Bei Blutarmut oder Blasenentzündung, unreiner Haut, ungesundem Haar, Osteoporose, Durchfall, Gelenkschmerzen, in der Küche

DENKEN SIE DARAN
• Pflanzenteile nicht roh verzehren, darf nicht zur Entwässerung eingesetzt werden bei Ödemen, Herz- oder Nierenschwäche.
• Unklare oder länger anhaltende Beschwerden sollten medizinisch abgeklärt werden.
• Nicht während der Schwangerschaft

Rezepte

Vitalküche

Samen: Die Samen der Brennnessel gebe ich in frischem oder in angerösteten Zustand zu beinahe allen Speisen, da sie sehr wichtige Stoffe enthalten, die besonders für den Knochenbau wichtig sind. Da gerade wir Frauen unter der gefürchteten Krankheit Osteoporose zu leiden haben, ist dies eine gute vorbeugende Maßnahme.
Blätter: Lassen sich wie Spinat verarbeiten. Sie eignen sich, mit einem Wiegemesser feingehackt, für Fladen und Pizzen. Roh dürfen sie wegen ihrer Brennhaare nicht verzehrt werden.

Brennnessel-Bärlauchnudeln

Brennnessel- und Bärlauchblätter waschen, mit dem Wiegemesser ganz fein zerhacken. Nudelteig aus Mehl, Wasser, Eiern und Salz herstellen. Die feingehackten Wildkräuter unter den Teig geben. Mit dem Rührgerät einen schönen Spätzlesteig rühren. Anschließend mit der Spätzlesmaschine den Teig ins kochende Salzwasser drücken. Spätzle abseihen und im Backofen in einer feuerfesten Form bei 100 °C warm halten.
In einer Pfanne Sonnenblumenkerne mit Olivenöl anrösten. Die Wildkräuterspätzle auf einem Teller anrichten, Käse und Olivenöl mit den angerösteten Sonnenblumenkernen darübergeben.

Brennnessel-Kartoffelrösti

Zwei Handvoll Brennnesselblätter, fünf Bärlauchblätter und ein kleines Engelwurzblatt (Angelika) waschen und fein schneiden, eine große Zwiebel und eine Knoblauchzehe in kleine Würfelchen schneiden. Alles zusammen in Olivenöl andünsten.
800 g Kartoffeln waschen, schälen, grob raspeln. Ein Ei, 4 EL Mehl, Salz, Pfeffer, Muskatnuss und die angedünstete Wildkräutermischung dazugeben. In einer Pfanne mit Olivenöl knusprige Küchlein herausbacken. Dazu einen leckeren grünen Salat mit frischen Salatkräutern reichen.

pflanzensaft besorgen. Besonders in der Frühjahrszeit bietet sich hiermit zur allgemeinen Kräftigung eine Brennnesselkur an.

Mein Tipp bei Gelenkschmerzen

Sie weiß sich zu wehren, die Brennnessel. In ihren feinen Brennhaaren enthält sie die Gewebshormone Histamin und Serotonin. Dringen diese in unsere Haut, erzeugen sie einen stechend brennenden Schmerz und einen Nesselausschlag. Diese Reaktion machen wir uns zunutze und setzen die Brennnesselzweige bei rheumatischen Gelenkschmerzen ein, indem die betreffenden Stellen behutsam mit Brennnesselzweigen beschlagen werden.
Vorsichtig testen wegen allergischer Reaktionen.

Buchweizen *Fagopyrum esculentum*

Die einjährige Pflanze kann bis zu 60 cm hoch werden. Mit seinen weißen bis rosaroten büscheligen Blüten lockt der Buchweizen besonders die Bienen an. In meinem Garten sät er sich schon seit mehreren Jahren auf sandigem Boden von selbst aus.

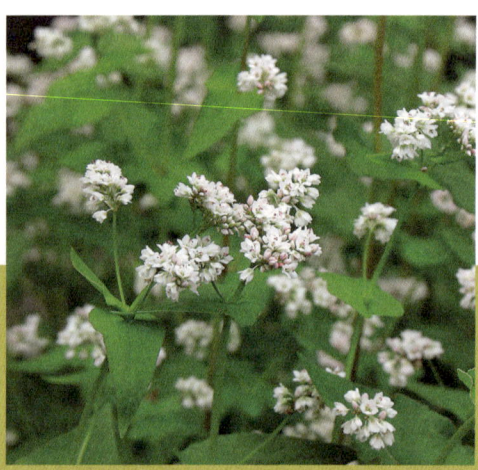

Tee
Buchweizentee sollte, damit er seine Wirkung zeigen kann, über einen Zeitraum von mindestens sechs Wochen täglich eingenommen werden. Die Regenerierung der Blutgefäße braucht einfach ihre Zeit.

ist ein sehr wichtiger Stoff für die Gesunderhaltung der Gefäße.
Samen: versorgt den Körper mit wichtigen Mineralstoffen und Vitaminen, verhilft ihm nach einer Krankheit zur gewohnten Power

VERWENDETE PFLANZENTEILE
Das getrocknete Kraut gibt es im Fachhandel und Apotheken zu kaufen. Die Drogen müssen frei von Fagopyrin sein, da dies zu Nebenwirkungen führen kann.
Die vitamin- und mineralstoffreichen Früchte (Körner) sind in Naturkostläden erhältlich.

INHALTSSTOFFE
Flavonoide, Gerbstoffe, Fagopyrin. Samen enthalten Kalzium und B-Vitamine

WIRKUNG
Blätter: Rutin, es gehört zu den Flavonoiden,

VERWENDUNG
Bei Bluthochdruck, Krampfadern, Durchblutungsstörungen, vorbeugend gegen Gefäßprobleme wie Arteriosklerose, Ödeme, in der Küche

DENKEN SIE DARAN
• Wie Johanniskraut kann Buchweizen die Haut lichtempfindlich machen.
• Blätter können bei Überdosierung zu Schleimhautreizungen führen.
• Unklare oder länger anhaltende Beschwerden sollten medizinisch abgeklärt werden.
• Nicht während der Schwangerschaft

> **Rezepte**
>
> ### Buchweizensuppe
>
> Nach einer Krankheit, um schnell wieder zu Kräften zu kommen, bereitet man eine Buchweizensuppe. Dafür etwas gute Butter in einem Topf zerlassen, Buchweizenschrot oder Buchweizenmehl hineinstreuen, so viel wie die flüssige Butter aufnehmen kann. Dann das Ganze rösten, bis sich ein aromatischer Duft entwickelt. Jetzt wird mit einer kräftigen Gemüsebrühe ohne Glutamat abgelöscht, garkochen.
>
> Bon Appetit! Der stellt sich danach bestimmt wieder ein.
>
> ### Gesunde Küche
>
> In der Küche verwende ich Buchweizenkörner gerne zu Getreideküchlein und Buchweizenklößen. Er hat ein markantes, leicht rauchiges und für mich sehr angenehmes Aroma, das sich besonders beim Anrösten des Buchweizenschrotes entwickelt.

Rezept: 2 TL getrocknetes Buchweizenkraut mit 250 ml lauwarmem Wasser übergießen, zum Kochen bringen, eine Minute sanft weiterkochen lassen. Von der Herdplatte nehmen, zugedeckt zehn Minuten ziehen lassen.
Im Fachhandel gibt es 100-g-Packungen, diese reichen ideal für eine sechswöchige Kur.

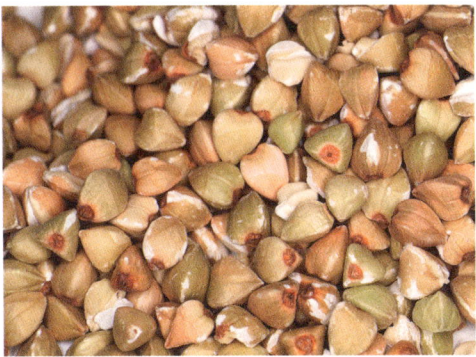

Im Fachhandel erhältliche Buchweizensamen sind eine wertvolle Bereicherung unserer Küche.

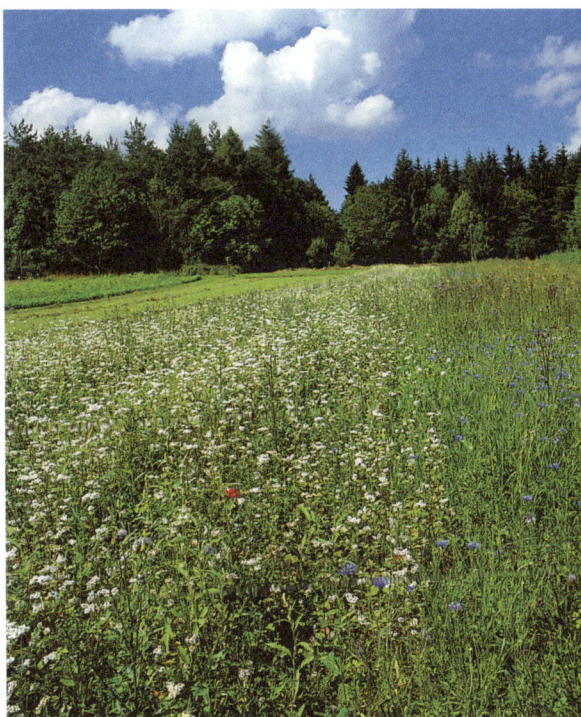

Hauptsächlich in den USA wird der Buchweizen auf großen Feldflächen angebaut.

Ehrenpreis, Echter *Veronica officinalis*

Der ausdauernde, bis zu 20 cm hoch wachsende Ehrenpreis hebt sich mit seinen hellblauen, tiefdunkelblau geäderten Blüten im Juli auffallend hervor. Er liebt die trockenen, kargen, lichtdurchfluteten Böden an Wald- und Heckenrändern.

Tee
Bei Migräne, Blasenentzündung, Nervosität durch Überarbeitung oder in den Wechseljahren, bei rheumatischen Beschwerden, Gicht, Husten, Hautproblemen, zur Blutreinigung, bei Appetitlosigkeit, als Gurgelmittel bei Halsentzündung
Rezept: 1 TL getrocknetes Ehrenpreiskraut mit 250 ml kochendem Wasser überbrühen, zehn Minuten ziehen lassen, abseihen. Bei Bedarf zwei Tassen täglich warm in kleinen Schlückchen trinken.

Waschung
Bei Juckreiz, empfindlicher, gereizter Haut und Hautflechten
Rezept: 2 EL getrocknetes Ehrenpreiskraut mit 1 l kaltem Wasser ansetzen, zum Kochen bringen, von der Herdplatte nehmen und zugedeckt zehn Minuten ziehen lassen, abseihen, etwas abkühlen lassen. Die betreffenden Stellen damit abwaschen.

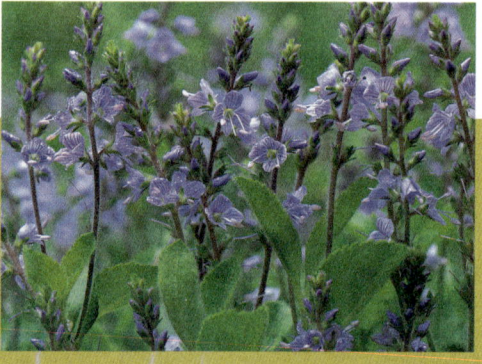

ERNTE
Blühendes Kraut

INHALTSSTOFFE
Gerbstoffe, ätherische Öle, Glykoside, Flavonoide und Bitterstoffe

WIRKUNG
Harntreibend, beruhigend, auswurffördernd

VERWENDUNG
Bei Migräne, Nervosität durch Überarbeitung oder in den Wechseljahren, Blasenentzündung sowie bei unregelmäßiger Menstruation, bei rheumatischen Beschwerden, Gicht, Husten, Hautproblemen, zur Blutreinigung, bei Appetitlosigkeit und Halsentzündung

DENKEN SIE DARAN
• Nicht während der Schwangerschaft
• Unklare Beschwerden und Menstruationsbeschwerden sollten immer medizinisch abgeklärt werden.

Eisenkraut *Verbena officinalis*

Unscheinbare rosarote Blüten zieren die zarten Ähren des Eisenkrauts. Während es in der Antike und im Mittelalter ein beliebtes Heilkraut war, ist es heute etwas in Vergessenheit geraten. Wir finden es an sonnigen, sandig-tonigen Wegesrändern von Wildwiesen.

Tee
Bei unregelmäßiger, schwacher Periodenblutung, Wechseljahresbeschwerden, Migräne, Appetitlosigkeit, Magenbeschwerden, Durchfall
Rezept: 2 TL getrocknetes Eisenkraut mit 250 ml kochendem Wasser überbrühen, zugedeckt fünf Minuten ziehen lassen, abseihen.

Waschung
Eine Waschung kann Ihnen bei Hautflechten helfen.
Rezept: 2 EL getrocknetes Kraut mit 1 l kaltem Wasser ansetzen, zum Kochen bringen, von der Herdplatte nehmen, zugedeckt fünf Minuten ziehen lassen, abseihen, etwas abkühlen lassen.
Die betroffenen Hautstellen damit abwaschen.

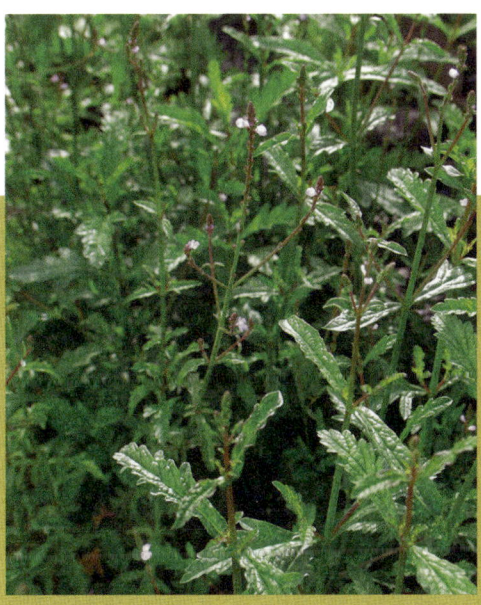

ERNTE
Blühendes Kraut von Juni bis September

INHALTSSTOFFE
Gerbstoffe, Bitterstoffe, Glykoside, ätherisches Öl, Kieselsäure

VERWENDUNG
Bei unregelmäßiger, schwacher Periodenblutung, Wechseljahresbeschwerden, Migräne, Appetitlosigkeit, Magenbeschwerden, Durchfall, Hautflechten

DENKEN SIE DARAN
• Nicht während der Schwangerschaft und bei zu starker Periodenblutung.
• Unklare Beschwerden und Menstruationsbeschwerden immer medizinisch abklären.

Engelwurz, Echte *Angelica archangelica*

Wandermönche brachten die Echte Engelwurz (*Angelica archangelica*) um das Jahr 1000 n.Chr. aus Nordeuropa mit. Bei uns muss sie in den Gärten angepflanzt werden, da in unseren Wäldern meist nur die wildwachsende *Angelica sylvestris* zu finden ist.

Die Echte Engelwurz, auch Erzengelwurz genannt, kann eine Höhe bis zu 2 m erreichen. Mit ihren großen weißen Blüten lockt sie von Juni bis August vor allem Bienen und kleine harmlose Schwebfliegen an.

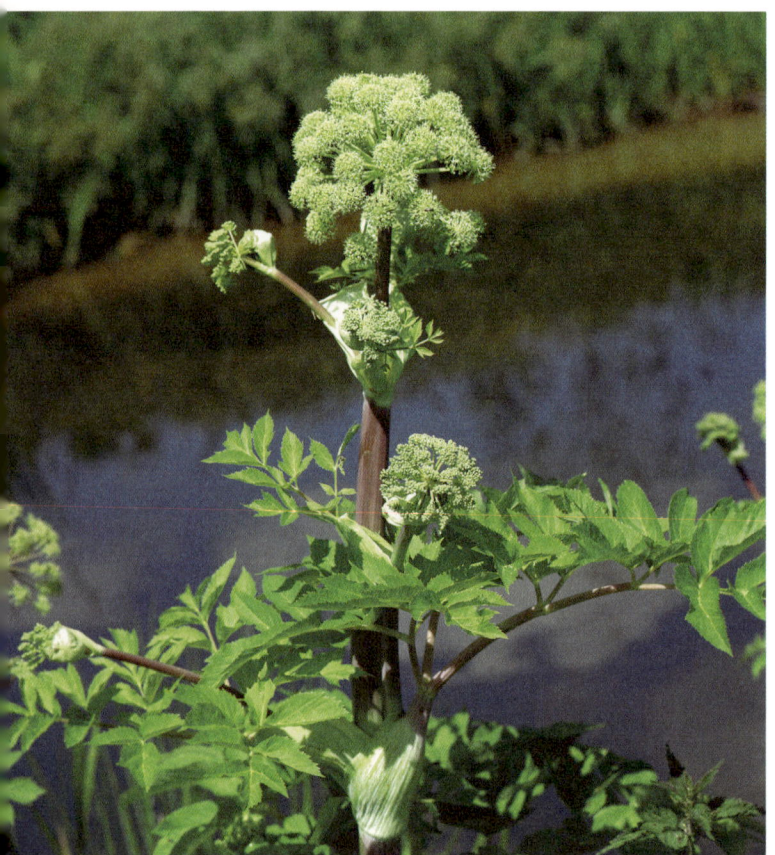

Blühende Angelika, sie liebt feuchte Standorte an Gewässern.

Tee
Bei Wechseljahresbeschwerden, zu schwacher Periodenblutung und Blasenentzündung
Rezept: 1 TL der getrockneten Wurzel mit 250 ml kaltem Wasser ansetzen, bis zum Sieden erhitzen, zugedeckt zwei Minuten ziehen lassen, abseihen.
Bei Bedarf können Sie davon bis zu zwei Tassen täglich trinken.

Teemischung
Bei wechseljahresbedingten Hitzewallungen
Rezept: Getrocknete Blätter von Engelwurz und Salbei zu gleichen Teilen mischen. 1 TL der Mischung mit 250 ml kochendem Wasser überbrühen, zugedeckt fünf Minuten ziehen lassen, abseihen. Bei beiden Pflanzen lassen sich die Blätter

auch frisch verwenden, hierfür benötigen Sie 2 TL auf 250 ml kochendes Wasser.

Ein kleiner Extratipp
Bei Regelschmerzen tut Wärme gut. Eine warme Tasse Tee sorgt für die nötige Wärme von innen und eine Wärmflasche oder ein Heublumensäckchen auf den Unterbauch gelegt, wärmt von außen. Dabei können Sie sich herrlich entspannen und die krampfartigen Schmerzen werden bald nachlassen.

In der Küche
Ich verwende die jungen würzigen Blätter auch gerne in der Küche, siehe Rezepte Seite 91. Nicht zu viel davon, da sie sehr aromatisch sind.

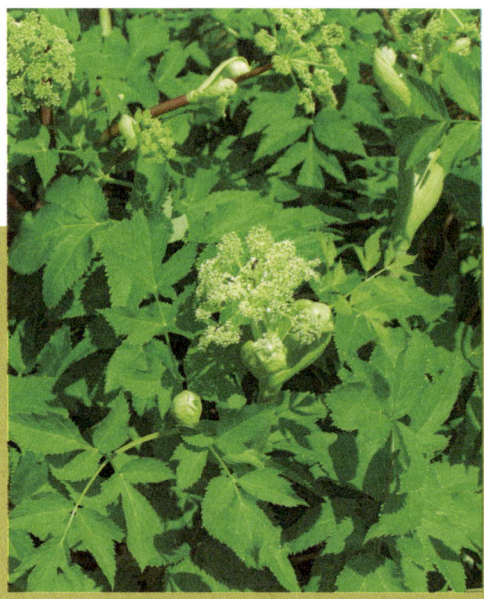

ERNTE
Junge, zarte Blätter. Die Wurzeln von Pflanzen, die mindestens zwei Jahre alt sind, im Frühjahr oder Herbst enthalten sie die gewünschten Inhaltsstoffe zur Behandlung.

TROCKNUNG
Wurzeln werden gereinigt und mit Hilfe des Dörrapparates bei schwacher Hitze getrocknet, 40 °C dürfen nicht überschritten werden.

INHALTSSTOFFE
Wurzel: ätherisches Öl, Gerbstoffe, Bitterstoffe, Harze, Stärke, Pektin, Cumarine
Blätter: ätherisches Öl, Cumarin

WIRKUNG
Auf Grund ihrer Inhaltsstoffe wirkt die Engelwurzel auf die Verdauungsorgane. Sie regt den Appetit an und hilft bei Verdauungsproblemen, entkrampfend, blähungstreibend

VERWENDUNG
Bei Wechseljahresbeschwerden, zu schwacher Periodenblutung, Blasenentzündung, Kreislaufschwäche, bei Appetitlosigkeit, Magensaftschwäche, Blähungen, rheumatischen Erkrankungen, Gicht, Schwächezuständen

DENKEN SIE DARAN
• Nicht bei starker Periodenblutung, nicht während der Schwangerschaft
• Kann die Haut lichtempfindlich gegenüber Sonnenlicht machen
• Unklare Beschwerden und Menstruationsbeschwerden sollten immer medizinisch abgeklärt werden.
• Nicht bei Magen- oder Darmgeschwüren
• Vorsicht, kann mit giftigen Doldenblütern verwechselt werden

Fenchel *Foeniculum vulgare*

Wer bei uns frisches Fenchelgrün ernten möchte, muss die Fenchelpflanze im Garten anpflanzen. An heißen Tagen entwickelt der Fenchel ein umwerfendes Aroma, dessen feiner Duft eine Vielzahl von Insekten, hauptsächlich Schwebfliegen, auf seine goldgelben Blütendolden lockt. Trotz seiner zerbrechlichen Erscheinung kann die Pflanze eine stattliche Höhe bis zu 2 m erreichen.

Fenchelsalbe
Bei trockener Haut
Rezept: 2 EL getrocknete zerstoßene Fenchelsamen zusammen mit 250 ml Mandelöl in ein verschließbares Glas geben. Gut verschlossen für sechs Wochen an einen warmen Ort stellen. Das Glas täglich schütteln, damit sich die Inhaltsstoffe des Fenchels gut mit dem Öl vermengen. Nach sechs Wochen das so entstandene Fenchelöl in

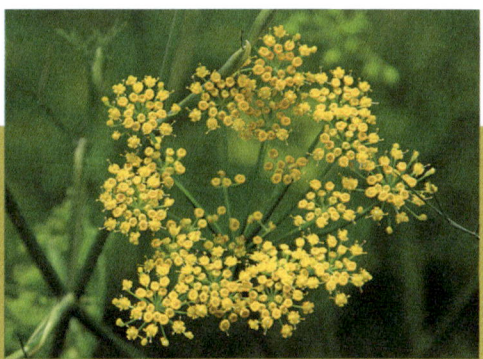

ERNTE
Die feinen Blätter (Fenchelgrün) von Frühjahr bis Herbst, Samen im Herbst

TROCKNUNG
Das Fenchelgrün und die Samen auf einem Tuch ausbreiten, an einem warmen Ort trocknen, nicht erhitzen, sonst verlieren die Blätter an Aroma.

INHALTSSTOFFE
Ätherisches Öl, Eiweiß, fettes Öl, Mineralstoffe und Zucker

WIRKUNG
Die ätherischen Öle wirken appetitanregend, entzündungshemmend, krampflösend und harntreibend.

VERWENDUNG
Verdauungsbedingte Kopfschmerzen, zur Milchbildung, bei trockener Haut, Blähungen, Husten, müden Augen, Bauchschmerzen, in der Küche

DENKEN SIE DARAN
• Kann Allergien auslösen
• Unklare Beschwerden, Menstruationsbeschwerden immer medizinisch abklären
• Nicht während der Schwangerschaft

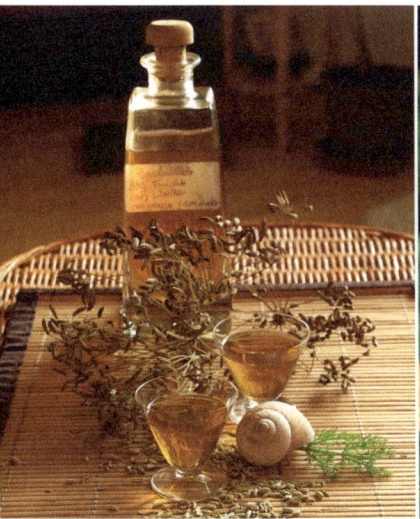
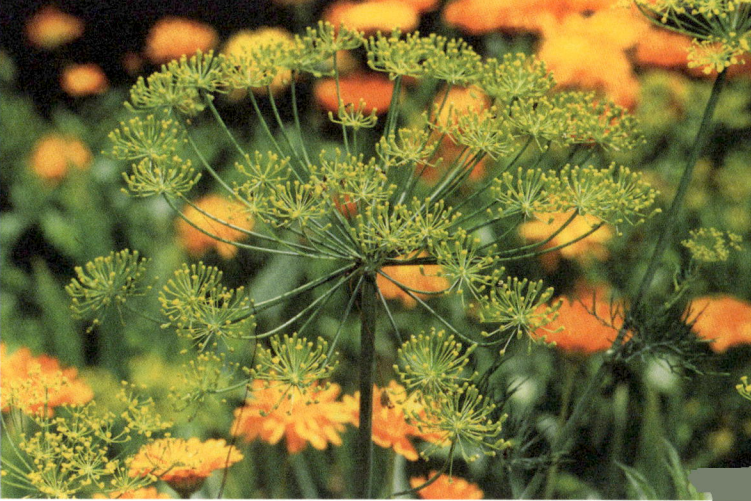

Mein selbst gemachter Fenchellikör, herrlich aromatisch.

Hübsch sehen die filigranen gelben Blütendolden auch in einem Blumensträußchen aus.

ein hitzebeständiges Gefäß abfiltern. Im Wasserbad erwärmen und mit Bienenwachs zu einer angenehmen Salbenkonsistenz rühren. Etwas abkühlen lassen, dann in Salbengefäße abfüllen. Für 100 ml Öl benötigen Sie einen gehäuften EL Bienenwachs.

Fencheltee
Bei verdauungsbedingten Kopfschmerzen, Bauchschmerzen, Husten, Blähungen
Rezept: 1 TL zerdrückte Fenchelsamen mit 250 ml kochendem Wasser überbrühen, zugedeckt fünf Minuten ziehen lassen, abseihen. Bei Bedarf zwei Tassen täglich.

Fencheltee-Auflage
Müde Augen bekommen mit einer Fencheltee-Auflage wieder ihren Glanz Ein sauberes Tuch mit dem abgekühlten Fencheltee tränken, das Tuch ausdrücken und auf die geschlossenen Augenlider legen. Einfacher geht es mit einem Teebeutel: aufbrühen, ziehen und abkühlen lassen und auflegen.

Rezept

Fenchellikör

In ein großes, gut verschließbares Glas 0,7 l von einem 38,5 %igen Wodka und 250 g Zucker geben. So lange verrühren, bis sich der Zucker vollständig aufgelöst hat. Geben Sie dann 70 g im Mörser zerstoßene Fenchelfrüchte dazu. Das Glas gut verschließen und für zwei Tage an einen warmen Ort stellen. Nach diesen zwei Tagen wird abgefiltert und in hübsche Likörflaschen abgefüllt.
Um einen harmonischen Fenchellikör zu bekommen benötigt er in einem kühlen, dunklen Keller noch eine kleine Ruhepause von circa einem Monat. Fertig ist ein leckerer Likör, der auch noch gut für die Verdauung ist.

Frauenmantel *Alchemilla vulgaris*

Die gelappten Blätter des Frauenmantels sind einfach faszinierend. Besonders, wenn Wassertröpfchen sie zieren. Wie Diamanten schillern sie in der Morgensonne. Die auf den ersten Blick unscheinbaren gelblich grünen Blüten erscheinen von Mai bis August. Der mehrjährige Frauenmantel wächst auf Wiesen, am Wegesrand und an den sonnigen Rändern von Hecken und Wäldern.

Tee
Bei zu starker Monatsblutung, Wechseljahresbeschwerden, Ausfluss, Magen-Darmproblemen, Durchfall.
Mit diesem abgekühlten Tee können Sie auch Ihre Brüste und Oberschenkel waschen, damit das Gewebe sich kräftigt und immer schön straff bleibt.
Bei abgeklärtem Ausfluss den Tee auf Körpertemperatur abkühlen und auf der Toilette sitzend den Frauenmanteltee über die Scheide laufen lassen.
Rezept: 2 TL Frauenmantelkraut mit 250 ml kochendem Wasser übergießen, zugedeckt zehn Minuten ziehen lassen, abseihen. Bei Bedarf drei Tassen täglich trinken.

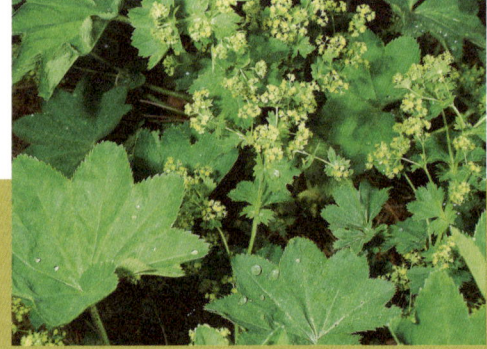

ERNTE
Blätter ab dem Frühjahr bis Juni

INHALTSSTOFFE
Ätherisches Öl, Bitterstoffe, Gerbstoffe

WIRKUNG
Seine zusammenziehende Wirkung hilft uns bei Blutungen und Durchfall.

VERWENDUNG
Bei zu starker Monatsblutung, Wechseljahresbeschwerden, Ausfluss, Bindegewebsschwäche, bei Magen-Darmproblemen, Durchfall

DENKEN SIE DARAN
• Nicht während der Schwangerschaft
• Bei jungen Frauen, wo sich der monatliche Zyklus erst noch einpendeln muss, kann es zu Ausfluss oder Periodenunregelmäßigkeiten kommen, bis der Körper seinen Rhythmus gefunden hat. Jedoch sollten sie medizinisch abgeklärt werden, so können Sie beruhigt sein und sich auf die Wandlung Ihres Körpers einlassen.

Gänsefingerkraut *Potentilla anserina*

Das ausdauernde Gänsefingerkraut erfreut uns mit seinen leuchtend gelben Blüten von Mai bis September. In großen Mengen ist es auf feuchten Wiesen, an Bächen und Waldrändern zu finden. Bereits im Mittelalter machte man sich seine zusammenziehende und blutstillende Wirkung zunutze.

Gänsefingerkraut-Tee
Löst die krampfartigen Unterbauchschmerzen während der Periodenblutung. Die Gerbstoffe des Gänsefingerkrauts helfen bei der Durchfallerkrankung.
Rezept: 2 TL Gänsefingerkraut mit 250 ml kochendem Wasser überbrühen, zehn Minuten zugedeckt ziehen lassen, abseihen. In kleinen Schlückchen trinken.
Bei Entzündungen von Zahnfleisch, Mund und Rachen hilft gurgeln mit dem Gänsefingerkraut-Tee.

Gänsefingerkraut-Milch
Bei starken krampfartigen Bauchschmerzen.
Rezept: 1 TL Gänsefingerkraut mit 250 ml kochender Milch überbrühen, zehn Minuten ziehen lassen. So wird die krampflösende Wirkung des Gänsefingerkrauts gesteigert.

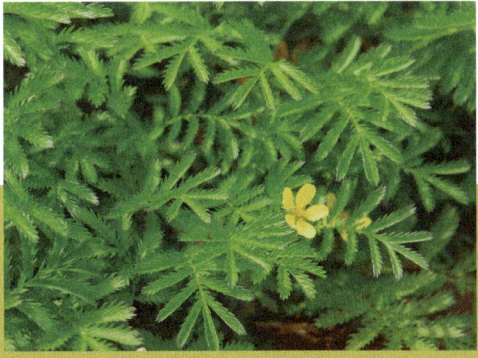

ERNTE
Blätter während der Blütezeit

INHALTSSTOFFE
Gerbstoffe, Bitterstoffe, Flavonoide

WIRKUNG
Seine krampflösenden Eigenschaften wirken lindernd bei Periodenschmerzen, bei Durchfall helfen seine zusammenziehenden Eigenschaften.

VERWENDUNG
Bei schmerzhaften periodenbedingten Unterbauchschmerzen, bei Durchfall, in der Küche

DENKEN SIE DARAN
• Nicht während der Schwangerschaft
• Bei empfindlichem Reizmagen kann es zur Verschlimmerung der Symptome führen
• Unklare Beschwerden und Menstruationsbeschwerden immer medizinisch abklären.

Ginkgo *Ginkgo biloba*

Die aparte Form der Ginkgoblätter, die wegen ihres Aussehens als Yin-Yang-Blätter bezeichnet werden, haben es mir schon lange angetan. Hat der Baum sich im Garten richtig eingelebt, legt er ein gewaltiges Höhenwachstum vor. Er kann bis zu 30 m hoch werden.

Tee und Tinktur

Nicht jeder besitzt einen Ginkgobaum in seinem Garten. Da Ginkgo sich durch seine enorme Widerstandskraft gegen Luftverschmutzung auszeichnet, wird er häufig als Randbepflanzung an stark befahrenen Straßen eingesetzt. Hier ist jedoch von einer Ernte der Blätter absolut abzuraten. Fertigpräparate gibt es in Apotheken und Reformhäusern als Tee und Tinktur.

Die Einnahme je nach Fertigpräparat. In meiner Praxis konnte ich mit Fertigpräparaten aus Ginkgo bei Krampfadern schon sehr gute Erfolge erzielen. Die dunklen hervortretenden Adern wurden flacher und wesentlich heller. Durch Ginkgo wird die Fließeigenschaft des Blutes verbessert, was zu einer verbesserten Durchblutung des gesamten Körpers führt. Dies macht sich auch an der Gedächtnisleistung bemerkbar.
Ich bevorzuge den Ginkgoblättertee, da er im Gegensatz zur Tinktur alkoholfrei ist.

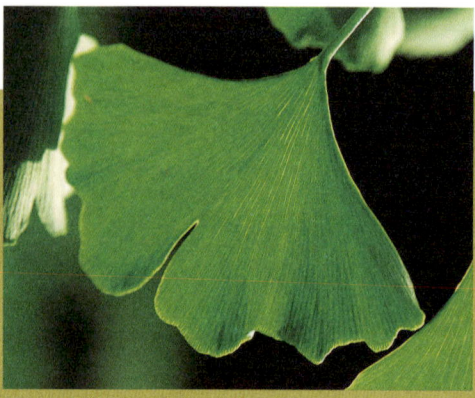

WIRKUNG
Ginkgo ist bekannt für seine durchblutungsfördernden Eigenschaften.

VERWENDUNG
Bei Krampfadern, Durchblutungsstörungen, kalten Händen und kalten Füßen, bei Thromboseneigung, Konzentrationsschwäche, Gedächtnisschwierigkeiten

ERNTE
Blätter zur Herbstzeit von Ginkgobäumen an naturbelassenen Standorten.

DENKEN SIE DARAN
• Unklare Beschwerden und Menstruationsbeschwerden sollten immer medizinisch abgeklärt werden.
• Nicht während der Schwangerschaft

INHALTSSTOFFE
Flavonoide, Ginkgolide

Ginseng *Panax ginseng*

Ginseng wird liebevoll die Menschenwurzel genannt, da die sechs Jahre alte Wurzel der Pflanze die Form eines menschlichen Körpers besitzt. Die Kultivierung im eigenen Garten verlangt sehr viel Geduld, denn die Pflanze ist überaus empfindlich gegen Sonne.

Tee
Ich schwöre auf Ginsengtee, da ich selbst schon oft erfahren durfte, wie er mir nach einer langen, kräfteraubenden Arbeitsphase mit seiner ausgleichenden und stärkenden Wirkung half.
Rezept: 3 g Wurzelpulver mit 500 ml kaltem Wasser ansetzen und 20 Minuten in einem großen Topf sanft kochen lassen. Der große Topf muss sein, da die Saponine (siehe Seite 83) des Ginsengs beim Kochen stark schäumen. Danach wird abgefiltert.
In Asialäden gibt es Ginseng auch als Instanttee. Diese Zubereitungsart ist leichter und benötigt weniger Zeit. Einfach mit kochendem Wasser überbrühen, fertig. Der Tee lässt sich selbst im Urlaub leicht zubereiten.

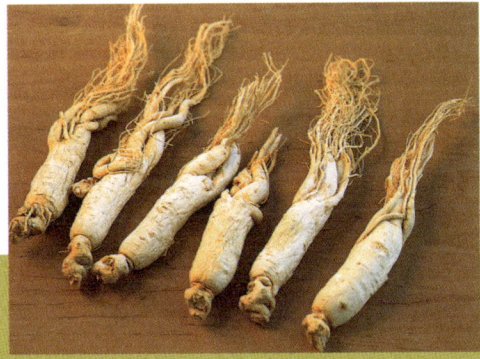

ERNTE / VERWENDETE PFLANZENTEILE
Wurzel. Für eine eigene Ernte braucht man viel Geduld, praktischer ist es auf Fertigpräparate zurückzugreifen.

INHALTSSTOFFE
Ätherisches Öl, Mineralstoffe, Vitamine, Flavonoide, Saponine, Salicylsäure, Peptide

WIRKUNG
Ginseng besitzt eine ausgleichende Wirkung, in der Fachsprache wird dies adaptogen genannt, die dem Körper die notwendige Unterstützung gibt. Ginseng wirkt kräftigend auf den gesamten Organismus.

VERWENDUNG
Bei unregelmäßigem Zyklus, Erschöpfungszuständen, Kreislaufschwäche, bei Vergesslichkeit, Konzentrationsschwierigkeiten, Magenschwäche, Rekonvaleszenz, Nervosität, Schwäche, verbeugend zur Kräftigung und gegen Altersbeschwerden

DENKEN SIE DARAN
• Unklare Beschwerden oder Menstruationsprobleme medizinisch abklären
• Nicht während der Schwangerschaft

Hafer *Avena sativa*

Die einjährige Haferpflanze gehört zu den Süßgräsern, der Fruchtstand ist als Rispe ausgebildet. Als Futterpflanze wird sie im Feldanbau kultiviert, sie gibt den Tieren Kraft. Die „Früchte" werden zu Nahrungsmitteln verarbeitet (Mehl, Haferflocken usw.). In Apotheken und im Fachhandel erhältliches Haferstroh und der Grüne Hafertee werden medizinisch verwendet.

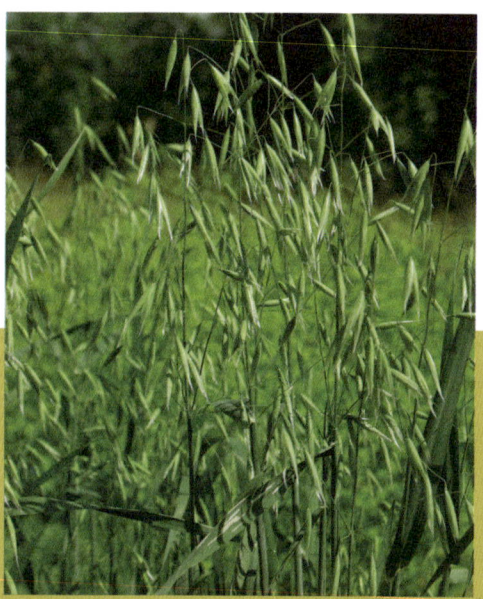

Haferstrohbad
Für ein wohltuendes Gesundheitsbad
Rezept: Geben Sie in einen großen Topf 100 g klein geschnittenes Haferstroh mit 3 l kaltem Wasser, alles aufkochen und 20 Minuten weiterkochen lassen, abseihen und in die mit Wasser gefüllte Badewanne abfiltern. Viel Vergnügen!

VERWENDETE PFLANZENTEILE
Haferkörner und Haferstroh. Am besten aus dem Fachhandel, da der eigene Anbau auf Grund des Platzbedarfs und die Ernte nicht zu empfehlen sind.

INHALTSSTOFFE
Haferkörner enthalten Eiweiß, Vitamine, Mineralstoffe, Pflanzenschleim, Lipide und Linolsäure. Haferstroh enthält Pektin und Kieselsäure.

WIRKUNG
Hafer kräftigt und strafft den Körper, macht ihn widerstandsfähiger und versorgt ihn mit wichtigen Stoffen.

VERWENDUNG
Bei Hautproblemen, Haarproblemen, Bindegewebsschwäche, Kreislaufbeschwerden, Blasenentzündung

DENKEN SIE DARAN
- Unklare Beschwerden oder Menstruationsprobleme medizinisch abklären
- Nicht während der Schwangerschaft

Haferkleiebad

Für ein angenehm pflegendes Bad oder bei trockener, strapazierter und empfindlicher Haut.
Ein Haferkleiebad pflegt die Haut ohne sie zu reizen und macht sie samtweich. Meine Mutter erzählte mir wie sehr sich die Kinderkrankenschwester, die mich zur Welt brachte, über meine weiche Pfirsichhaut und meine roten Haare freute. Wie sich später herausstellte, war sie unter ihrer Schwesternhaube auch mit roten Haaren gesegnet. Sie gab meiner Mutter den Tipp mich nur in Kleie zu baden, ohne Zusatz von Seife, damit ich meine schöne, zarte Haut behalten würde. Ich gebe diesen guten Rat heute noch an meine Patienten weiter, besonders an jene, die unter empfindlicher, gereizter, trockener, spröder Haut zu leiden haben.
Rezept: 250 g Kleie in 2 l Wasser und 500 ml Milch zum Kochen bringen und eine halbe Stunde unter Rühren kochen lassen. Ins bereits eingelassene Badewasser geben.
Fertige Haferkleiebäder gibt es im Fachhandel auch zu kaufen.

Frühjahrskur mit Haferkleie

Bei Haferkleie handelt es sich um die Spelzen, die bei der Verarbeitung von Haferkörnern zu feinem Auszugsmehl anfallen. In der Kleie sind sehr wichtige Mineralstoffe (100 g enthalten 4,2 mg Eisen und 160 mg Magnesium), Eiweiß und Vitamine sowie ca. 50 % Ballaststoffe enthalten.
Im Frühjahr bietet sich eine Haferkleiekur an, sie ist gut zur Gesunderhaltung des gesamten Organismus. Fertige Kurpackungen hierfür gibt es im Reformhaus. Es empfiehlt sich gleichzeitig zur Haferkleiekur den fertigen Frischpflanzensaft aus Brennnesseln einzunehmen. Die Brennnessel versorgt uns mit Kalium, das die Haferkleie entzieht.

> **Rezept**
> ## Haferflocken mit Soja-Reismilch
> Mein Lieblingsfrühstück, sättigt und führt mich mit viel Power durch einen arbeitsreichen Morgen. Frisches, klein geschnittenes Obst wie Bananen oder Äpfel schmecken sehr gut dazu.

Ein Haferschleimtag

Haferschleim ist ein gutes Mittel bei Magen-Darmbeschwerden, um die Verdauungsorgane zu beruhigen. Er belastet nicht und kann bei Schleimhautreizung Linderung verschaffen. Bei einer Magen-Darmstörung empfiehlt es sich, einen Haferschleimtag einzulegen.
Rezept: 500 ml Wasser mit 25 g Haferflocken zum Kochen bringen, etwas Salz unterstützt den Kreislauf. Unter ständigem Rühren so lange kochen lassen, bis sich der Haferschleim gebildet hat.

Haferflockenpeeling

Für ein sehr angenehmes Peeling, das empfindliche Haut nicht zu sehr reizt, werden Vollkornhaferflocken benötigt. Sie sind kernig und rubbeln so die abgestorbenen Hautschüppchen auf der Körperoberfläche auf sanfte Art ab.
Mein Haferflockenpeeling gibt es bei mir immer, wenn ich Blumenkohl oder Wirsing mit Kokosmilch koche. Jetzt fragen Sie sich sicher, was das eine mit dem anderen zu tun hat. Ganz einfach, dann habe ich

etwas Kokosmark aus der Dose übrig für mein Peeling. 2 EL des Kokosmarks mit 1 EL groben Haferflocken in einer kleinen Schale vermischen. Das Gesicht reinigen, mit lauwarmem Wasser abspülen, auf das feuchte Gesicht mit den Fingern das Kokoshaferflockenpeeling auftragen, in sanften, kreisenden Bewegungen einmassieren. Anschließend zuerst mit lauwarmem Wasser abspülen und dann mit kaltem Wasser, damit sich die Poren schließen, nachspülen. Die Haut muss danach nicht eingecremt werden, sie fühlt sich weich und geschmeidig an.

Anstelle von Haferflocken können Sie auch kleingehackte Walnüsse verwenden.

Haferkissen

Es wird Ihnen vielleicht seltsam vorkommen oder Sie an die Zeit Ihrer Urgroßeltern erinnern, wenn ich Ihnen sage, dass meine Kopfkissen mit Haferstroh und Dinkelspreu gefüllt sind.

Eigentlich liege ich zum Schlafen ganz flach nur auf einem herrlich warmen Schaffell, doch wenn ich im Bett lesen möchte, benötige ich ein Kissen.

Ich besitze zwei Kissen, die meine Haare mit Kieselsäure versorgen, wichtig für gesunde Haare und für gesunde Haut. Eines ist mit Dinkelspelzen gefüllt, das andere mit Haferstroh.

Das Kopfkissen mit Haferstroh duftet, als läge man in einem Getreidefeld. Das Haferkissen schmiegt sich an die Kopfform an, erwärmt sich angenehm durch die eigene Körperwärme und führt so zu einer duftenden Entspannung. Das Dinkelkissen duftet wie eine Kornkammer.

All dies wussten unsere Urgroßeltern vermutlich nicht, aber aus Geldnot und Naturverbundenheit betteten sie sich auf eine regelrechte Gesundheitsoase.

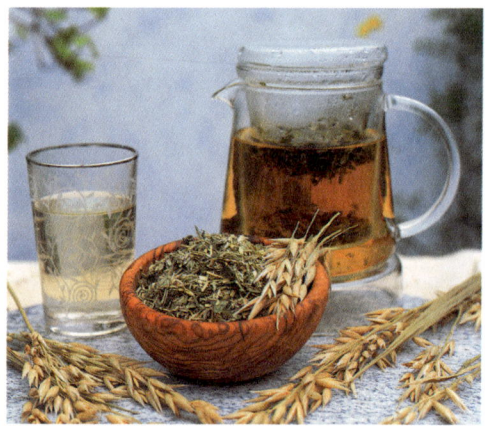

Haferflocken und Produkte aus Hafermehl strotzen vor Kraft. Haferkleie pflegt unsere Haut.

Einfach wohl fühlen und entspannen

Setzen Sie sich an den Rand eines Haferfeldes, ohne Kissen, nur so auf den nackten Boden. Fühlen Sie den direkten Kontakt mit der warmen, trockenen Erde. Nehmen Sie die gespeicherte Sonnenwärme des Erdbodens wahr, die er nun freiwillig an Sie weitergibt. Riechen Sie den Duft des Hafers, lauschen Sie dem Rauschen der Halme im Wind. Hören Sie die Stille? Atmen Sie tief in ruhigen, gleichmäßigen Atemzügen ein und aus, verfolgen Sie den Weg der Luft bis in Ihre Lungen. Sie fühlen den weiten inneren Raum Ihres Körpers. Schließen Sie die Augen, es gibt nur Sie und das Haferfeld. Sie hören das angenehme, beruhigende Rascheln, die sanften Bewegungen des Getreides. Sie fühlen die wärmenden Strahlen der Sonne auf Ihrer Haut, Sie atmen tief und gleichmäßig, Sie werden dabei ganz ruhig, Sie denken an gar nichts mehr, lauschen nur noch den Worten der Natur. Dieses Innehalten, das Lauschen in die Natur, lässt sich an vielen Orten durchführen. Kurz anhalten und abschalten entspannt auf eine sehr angenehme Weise.

Hirtentäschel *Capsella bursa-pastoris*

Das ein- bis zweijährige Hirtentäschel kann bis zu 40 cm hoch werden. Seine kleinen weißen Blüten zeigt es von März bis in den November hinein. Ganz besonders hübsch sind die dreieckigen Schotenfrüchtchen, sie erinnern an die Form eines kleinen Herzens. Das Hirtentäschel wächst auf Wiesen, Äckern, am Wegesrand und auf Schuttplätzen, selbst in den kleinsten Ritzen von Trockenmauern ist es zu finden.

Tee
Bei zu starker Periodenblutung, Wechseljahre (starke Periodenblutungen während den Wechseljahre), Nasenbluten.

Bei empfindlicher, gereizter Haut können Sie mit dem Hirtentäscheltee diese sanft abwaschen. Vermeiden Sie starkes Rubbeln, um die Haut nicht noch zusätzlich zu reizen, es genügt, wenn Sie sie mit einem Frotteetuch nur sanft abtupfen.
Rezept: 1 TL Hirtentäschel mit 250 ml kochendem Wasser überbrühen, zugedeckt zehn Minuten ziehen lassen, abseihen. Bei Bedarf bis zu zwei Tassen täglich.

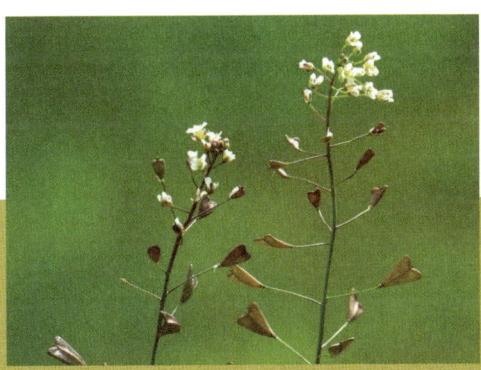

ERNTE
Ganzes Kraut in den Frühlingsmonaten

TROCKNUNG
Zu dünnen Bündeln zusammengebunden an einen trockenen luftigen, schattigen Platz

INHALTSSTOFFE
Flavonoide, Gerbstoffe, Saponine, Peptide, Kalium, ätherisches Öl

WIRKUNG
Blutstillende und blutreinigende Wirkung

VERWENDUNG
Bei zu starker Periodenblutung, empfindlicher und gereizter Haut, bei Nasenbluten, Zahnfleischbluten sowie zusammen mit anderen kreislaufunterstützenden Heilkräutern bei Kreislaufschwäche

DENKEN SIE DARAN
• Nicht während der Schwangerschaft
• Unklare Beschwerden oder Menstruationsprobleme sollten medizinisch abgeklärt werden.

Holunder *Sambucus nigra*

Auf meinen Holunderbaum in meinem Vorgarten lasse ich nichts kommen, wie ein treuer Wächter steht er schon viele Jahre inmitten der vielen anderen Pflanzen. Ein kräftiger Rückschnitt im Herbst hält ihn jung. Von ihm ernte ich jedes Jahr ab Mai die Blüten, um all die wohltuenden Kostbarkeiten herzustellen.

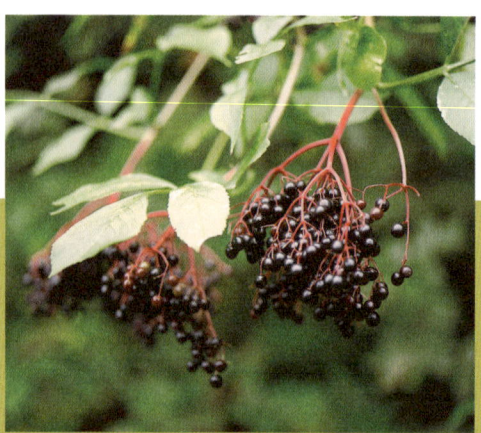

Blütenernte als Handbalsam
Die kleinen zierlichen Blütchen, die sich ab Mai zu einer weißen Dolde zusammenfügen, besitzen sehr viel Blütenstaub.

INHALTSSTOFFE
Blüten: ätherisches Öl, Flavonoide, Glykoside, Gerbstoffe
Beeren: Flavonoide, ätherisches Öl, Glykoside, Mineralien und Vitamine

WIRKUNG
Die Holunderblüten besitzen wärmende Eigenschaften. Die Holunderbeeren wirken verarbeitet zu Saft wärmend und anregend auf die Harnwege sowie auf die Verdauung.

ERNTE
Blütendolden, sobald sie sich ganz geöffnet haben, und reife Beeren (in rohem Zustand giftig).

TROCKNUNG
Die Blütendolden werden mit dem „Gesicht" nach unten auf ein mit einem Leinentuch ausgelegtes Trockengitter gelegt. Der Trockenplatz muss trocken, luftig und schattig sein. Entfernen Sie mit einer Schere so viel wie möglich von den grünen Stängelchen. Die Blüten müssen rasch getrocknet werden, aber nie mit Hitze. Bei richtiger Trocknung behalten sie ihre schöne hellgelbe Farbe und ihr herrliches Aroma.

VERWENDUNG
Bei Periodenschmerzen, kalten Händen und Füßen, bei Erkältungskrankheiten, Frösteln, in der Küche

DENKEN SIE DARAN
• Unklare Beschwerden oder Menstruationsprobleme medizinisch abklären
• Nicht während der Schwangerschaft
• Die grünen Blütenstängel sind giftig, deshalb so viel wie möglich davon entfernen.

Rezept

Blumiger Holundersirup

Mit der wertvollen Kraft der Blüten. Ein guter Freund meiner Tochter macht diesen Sirup jedes Jahr und lässt uns alle an diesem genussvollen Rezept teilhaben.
15 schöne, von Tierchen befreite, vollerblühte Holunderblütendolden sammeln und von den grünen Stängeln befreien. Dies geht gut mit einer Schere.
Die Blüten in ein großes Steingutgefäß geben.
In einem Topf 2,5 l Wasser mit 2,5 kg Zucker und 125 g Zitronensäure aufkochen. Wenn sich der Zucker vollständig gelöst hat, vom Herd nehmen und zugedeckt abkühlen lassen.
Nun fünf unbehandelte Zitronen waschen und in Schnitze zerteilen. Alles zusammen mit dem abgekühlten Zuckerwasser über die Holunderblütendolden in den Steintopf geben. Zugedeckt mit einem Leinentuch fünf Tage bei Zimmertemperatur stehen lassen. Jeden Tag einmal umrühren.
Abschließend durch ein Tuch abfiltern und in Flaschen abfüllen.
Gut verschlossen im Keller lagern.

Bei der Ernte der Blüten werden die Finger regelrecht mit dem hellgelben Staub bepudert und dabei ganz weich. Das fühlt sich unwahrscheinlich gut an.

Holunder-Zitronenmelisse-Passionsblumen-Tee

Bei Einschlafschwierigkeiten, Wechseljahresbeschwerden wie Gereiztheit und Nervosität.
Wenn Sie diesen Tee eine halbe Stunde, bevor Sie zu Bett gehen, trinken, kann er Ihnen zu einem erholsamen Schlaf verhelfen.
Rezept: Holunderblüten, Zitronenmelisse, Passionsblumenkraut zu gleichen Teilen mischen. 2 TL der Mischung mit 250 ml kochendem Wasser überbrühen, fünf Minuten ziehen lassen, abseihen.

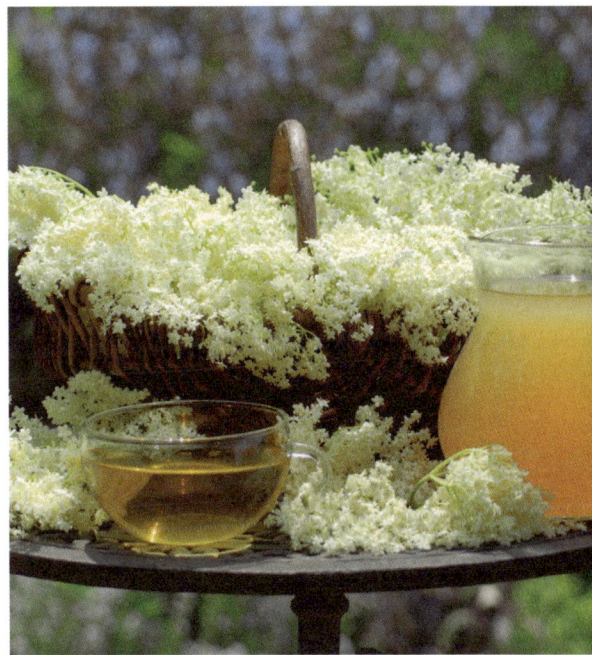

Aus Holunderblüten lassen sich leckere Sachen kreieren.

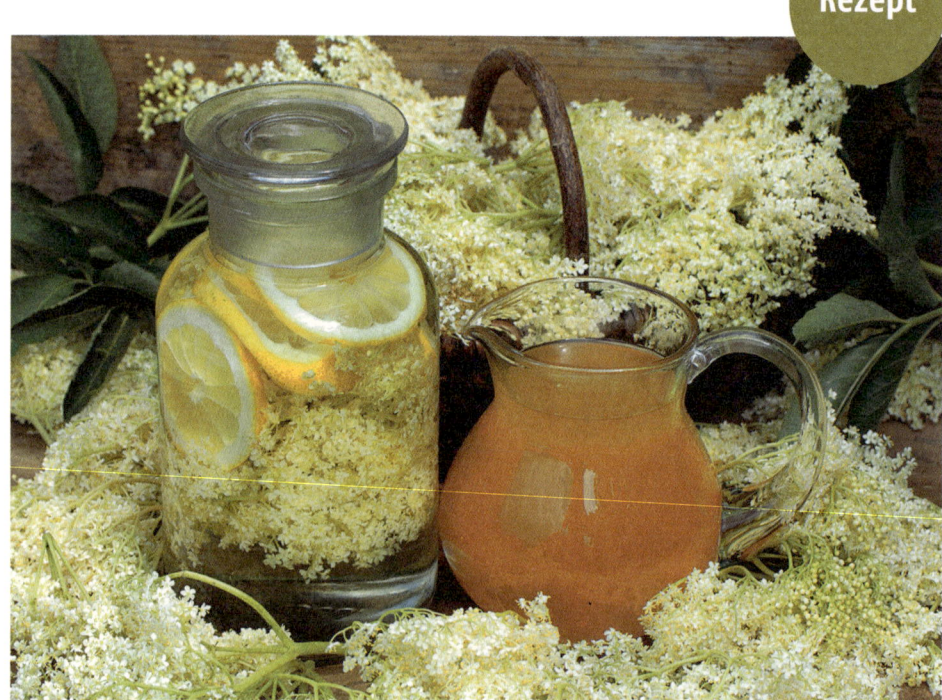

Rezept

Holunderlimonade

In 2 l Wasser werden 200 g Zucker aufgelöst und zum Kochen gebracht. Den Topf von der Herdplatte nehmen und das Zuckerwasser zugedeckt abkühlen lassen. In der Zwischenzeit ernten Sie 12 schöne, große Holunderblütendolden. Die winzig kleinen Käferchen, die sich mit Vorliebe auf den Blütendolden niederlassen, entfernen Sie durch kräftiges Schütteln der Dolden. Mit einer Schere schneiden Sie so viel wie möglich von den grünen Blütenstängeln ab, dann geben Sie die gesäuberten Blüten in einen schönen großen Krug. In das zwischenzeitlich abgekühlte Zuckerwasser geben Sie den Saft von zwei unbehandelten Zitronen, umrühren und über die vorbereiteten Holunderblüten in den Krug gießen. Alle Blüten müssen vom Zuckerwasser bedeckt sein. Mit einem Baumwolltuch abdecken und über Nacht stehen lassen. Zum Abfiltern der Flüssigkeit legen Sie ein feines Leinentuch in ein großes Sieb. Die Limonade ist sofort zu genießen, sehr erfrischend.

Holunder-Linden-Lavendel-Tee

Diese Blütenmischung wirkt auf eine angenehme Art entspannend und wärmend. Sie tut gut bei kalten Händen und Füßen, worunter meist wir Frauen leiden. Teemischungen bereite ich mir nur in einer kleinen Menge zu, so kann ich immer wieder neue Mischungen kreieren und einen anderen Geschmack in die Tasse zaubern.

Rezept: Die Blüten von Holunder, Linde und Lavendel zu gleichen Teilen mischen und ein paar getrocknete Blütenblättchen der Ringelblume dazugeben, das sieht besonders hübsch aus. 2 TL dieser Mischung mit 250 ml kochendem Wasser überbrühen und zugedeckt zehn Minuten ziehen lassen, abseihen und so warm wie möglich trinken.

Holundersalbe

Gegen eingerissene Fingernagelhäutchen, zur Pflege der Hände nach der Gartenarbeit, für raue Fersen und Ellenbogenpartien

Rezept: 200 ml Olivenöl und 2 EL abgezupfte Holunderblüten in ein hitzebeständiges Glas geben, im Wasserbad bis zum Sieden erhitzen, zehn Minuten sieden lassen, abfiltern, mit Bienenwachs unter ständigem Rühren zu einer homogenen Salbe verarbeiten. Für 200 ml Holunder-Olivenöl benötigen Sie 3 EL Bienenwachs.

Holunderpflegemilch

Holunder macht die Haut weich und geschmeidig, tut gut bei rauer, trockener, gereizter Haut.

Rezept: 2 EL abgezupfte Holunderblüten in 500 ml Milch auf 40 °C erwärmen, vom Herd nehmen und über Nacht in einem zugedeckten Krug stehen lassen. Am nächsten Tag sieben Sie die Milch in das bereits mit Wasser gefüllte Waschbecken. Waschen Sie Ihre Haut mit dieser Milch ohne Seife.

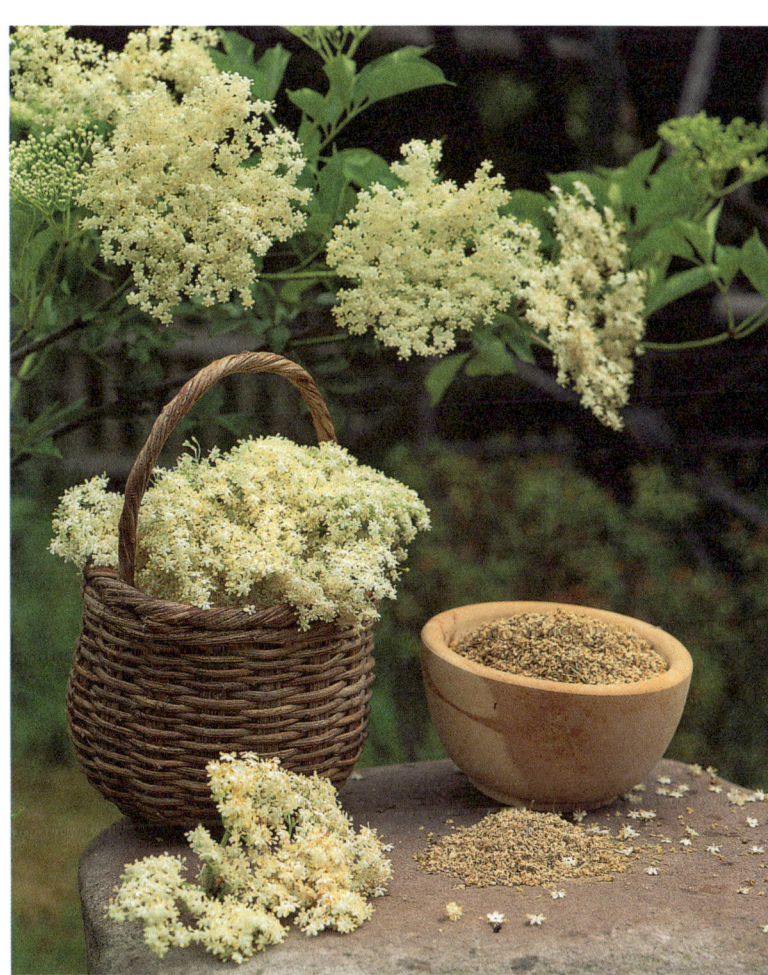

Ich liebe den Duft der luftigen Holunderblüten.

Johanniskraut, Tüpfel-

Hypericum perforatum

Die mehrjährige bis zu 1 m hohe Pflanze mit ihren vielen goldgelben Blüten, liebt trockene, sonnenreiche, lichtdurchflutete Plätze an Scheunen, Weg- und Heckenrändern. Hält man ein grünes Blatt des Johanniskrauts der Sonne entgegen, so dass ihre Strahlen hindurchscheinen können, lassen sich sehr schön die dunklen Pünktchen erkennen, die für das Tüpfel-Johanniskraut typisch sind. In diesen kleinen dunklen Punkten ist das wertvolle Rotöl enthalten.

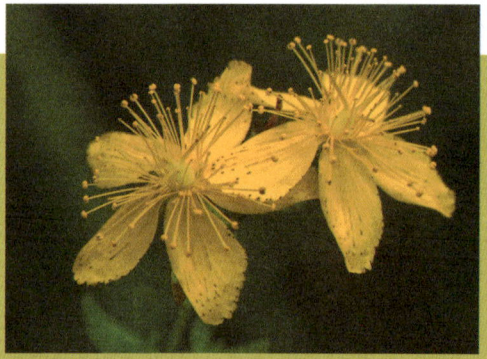

ERNTE
Das Johanniskraut steht im Monat Juni in seiner vollen Blüte und enthält jetzt die meisten Wirkstoffe. Ende Juni ist die ideale Erntezeit. Zur Teezubereitung werden die oberen blühenden Triebspitzen geerntet.

TROCKNUNG
Zur Herstellung des Johanniskrautöls wird das Sammelgut sofort nach der Ernte frisch verarbeitet.

INHALTSSTOFFE
Ätherisches Öl, Hypericin (Bestandteil, der das Johanniskraut so wertvoll macht), Gerbstoffe, Flavonoide

WIRKUNG
Tee: beruhigend, antidepressiv, krampflösend, antiviral
Öl: schmerzlindernd, pflegend, krampflösend, antiviral

VERWENDUNG
Bei Periodenschmerzen, Kopfschmerzen, Wechseljahresbeschwerden, als Handpflege, bei Schmerzen in den Gelenken, Nervenschmerzen Sonnenbrand, Nervosität, sehr gut gegen wechseljahresbedingte Depressionen

DENKEN SIE DARAN
• Sonnenempfindlichkeit kann auftreten
• Unklare Beschwerden oder Menstruationsprobleme medizinisch abklären
• Nicht während der Schwangerschaft

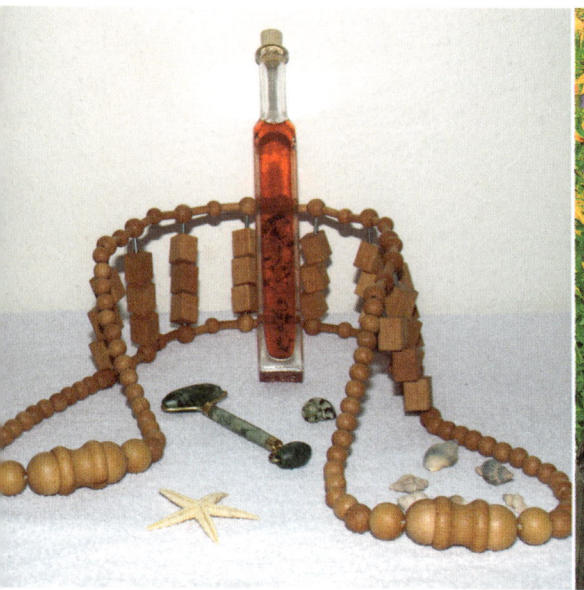

Meine Utensilien für eine wärmende Rückenmassage. Wichtig ist das Sonnwendöl.

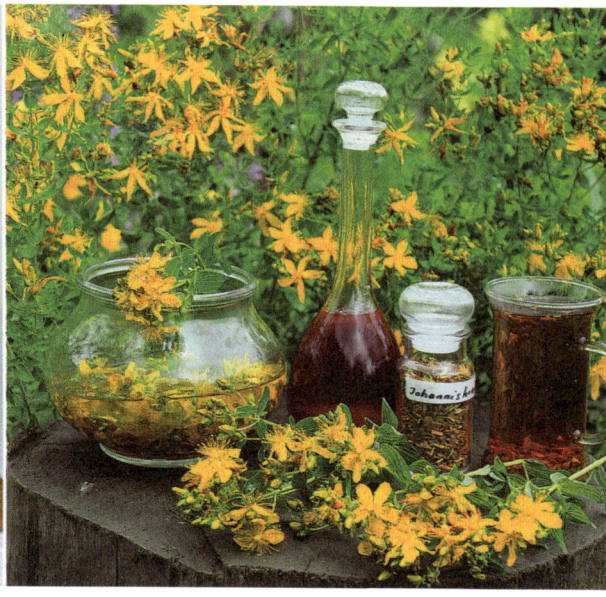

Johanniskraut zur Sommersonnwende geerntet und gleich verarbeitet hat die beste Heilwirkung.

Sonnwendöl

Für mein spezielles Blütenöl sammle ich nur die Blüten und Blütenknospen. Am späten Nachmittag gehe ich mit einer Keramikschüssel in meinen Garten, um mit behutsamen Fingern die geöffneten Blüten und die geschlossenen Blütenknospen zu ernten. Selbstverständlich pflücke ich nicht alle Blüten ab, ich nehme nur so viel, dass ich weder der Pflanze noch den Tieren Schaden zufüge.

Die Blüten und Blütenknospen werden sofort verarbeitet. Dazu zerdrücke ich sie in meinem großen Steinmörser, bis sich ein roter Brei gebildet hat. Diese Masse streiche ich mit einem Esslöffel (aus Holz) in ein gut verschließbares helles Glas, dann wird mit einem hochwertigen Olivenöl aufgefüllt. Hierfür nehme ich einen Teil Johanniskraut und zehn Teile Olivenöl. Das Glas gut verschließen und für acht Wochen an einen sonnigen Platz stellen. Das Glas immer wieder schütteln, damit sich das Rotöl schön mit dem Olivenöl vermischen kann. Nach acht Wochen wird abgefiltert und in dunkle, kleine Flaschen abgefüllt. Beschriften nicht vergessen.

Rubbelmassage zur Durchblutung

Die Rubbelmassage mit dem Sonnwendöl und Massageband wirkt vorbeugend gegen Ischias, Hexenschuss und verleiht eine straffe Taille.

Bei vielen Frauen gehört der Hüftgürtel zu einer gewissen Problemzone. Die Muskulatur ist in diesem Bereich oftmals nicht optimal angelegt oder durch Schwangerschaften etwas erschlafft. Das Tragen von schweren Einkaufstaschen oder das Hochheben des Kindes reichen häufig schon aus, dass sich Ischias- oder Rückenschmerzen bemerkbar machen.

Etwas von unserem selbst gemachten wärmenden Sonnwendöl in beide Handflächen geben, nun das Öl mit ruhigen, sanften Bewegungen um den rückwärtigen Hüftgürtelbereich verteilen. Ist das Öl auf der Haut schön verteilt, wird mit dem hölzernen Massageband dieser Bereich kräftig massiert, bis sich die bearbeitete Hautregion leicht rötet und Wärme entsteht. Der Körperbereich wird dadurch angenehm warm und wesentlich besser durchblutet.

Massage für straffe Oberschenkel

Die Oberschenkel mit dem Sonnwendöl einreiben und mit einem rauen Sisalhandschuh in kreisenden Bewegungen massieren. Das regt die Durchblutung an und beugt Orangenhaut vor.

Handpflege

Wenn Sie abends nach getaner Arbeit Ihre Hände in den Schoß legen können, geben Sie etwas von dem Sonnwendöl in Ihre Handflächen. Massieren Sie Ihre Hände in ruhigen, sanften Bewegungen, als würden Sie sie waschen. Lassen Sie das Öl gut einziehen, nicht gleich abwaschen. Ihre Hände werden es Ihnen danken, sie haben es verdient, denn sie leisten täglich gute Arbeit.

Spröde Fingernägel

Massieren Sie Ihre Fingernägel mit ein paar Tropfen Sonnwendöl, sie werden dadurch geschmeidig, brechen mehr nicht so leicht und bekommen ein schönes, glänzendes Aussehen.

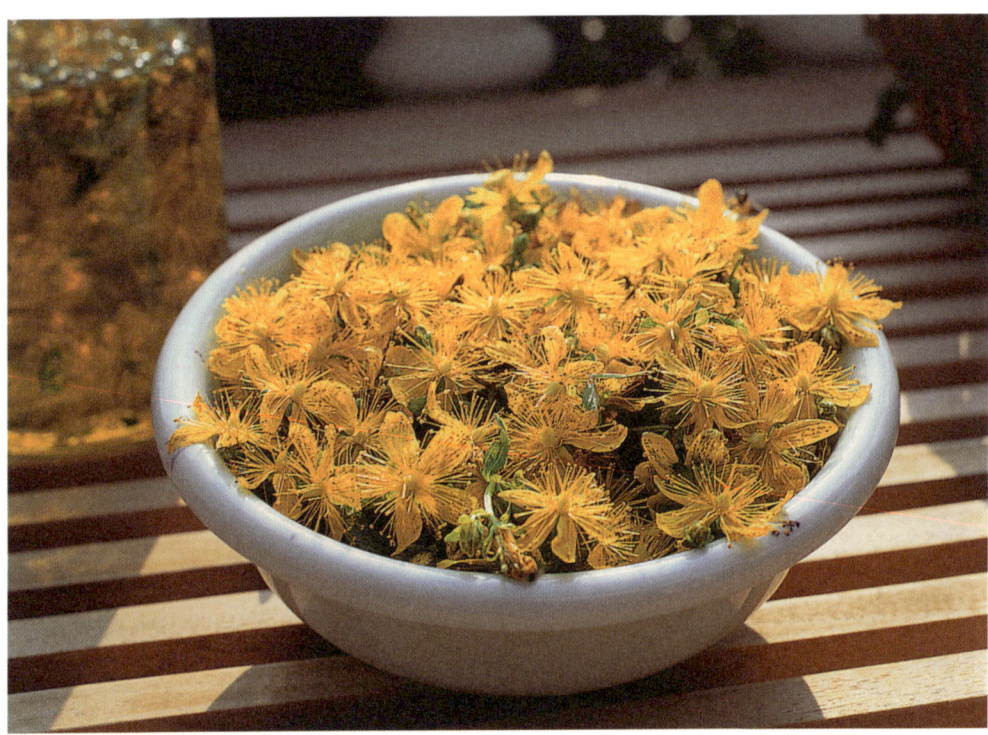

Besonders die gelben Blüten des Johanniskrauts tragen das wertvolle Rotöl in ihren Öldrüsen.

Sonnwendsalbe mit Bienenwachs

Bei Periodenschmerzen, schmerzhaften Gelenken, trockener, sonnengestresster Haut
Rezept: 200 ml des selbst hergestellten Sonnwendöls in ein hitzebeständiges Glas geben, im Wasserbad erwärmen und 3 EL Bienenwachs dazugeben. Etwas abkühlen lassen, in hübsche Salbendosen abfüllen. Fertig ist eine hochwertige Sonnwendsalbe und ein besonders wertvolles Geschenk. Ich stelle immer nur eine kleine Menge von der Sonnwendsalbe her. Dank des Sonnwendöls habe ich einen gewissen Vorrat des Ausgangsmaterials und kann sie mir jederzeit frisch anrühren.

Sonnwendsalbe mit Lanolin

Wer Lanolin genauso gerne mag wie ich, kann die Sonnwendsalbe auch damit herstellen.
Rezept: 100 g Lanolin im Wasserbad schmelzen, 2 EL zerdrückte Johanniskrautblüten und -knospen dazugeben. 20 Minuten ziehen lassen, abfiltern, abkühlen lassen und in Salbendosen abfüllen.

Teemischung

Bei Menstruationsschmerzen und unregelmäßiger Menstruation
Rezept: Johanniskraut, Kamillenblüten, Pfefferminze und Schafgarbe zu gleichen Teilen mischen. 2 TL der Mischung mit 250 ml kochendem Wasser überbrühen, zehn Minuten zugedeckt ziehen lassen, abseihen. Genießen Sie den Tee in ruhiger, gemütlicher und entspannter Atmosphäre.

Johanniskrauttee mit Honig

Bei Nervosität
Rezept: 1 TL Johanniskraut mit 250 ml kochendem Wasser überbrühen, zugedeckt zehn Minuten ziehen lassen, abseihen. Zwei Tassen täglich trinken. Bevor Sie ins Bett gehen, geben Sie 1 bis 2 TL guten Bienenhonig in den auf ca. 40 °C abgekühlten Tee und genießen ihn langsam in Ruhe. Danach die Zähne putzen.

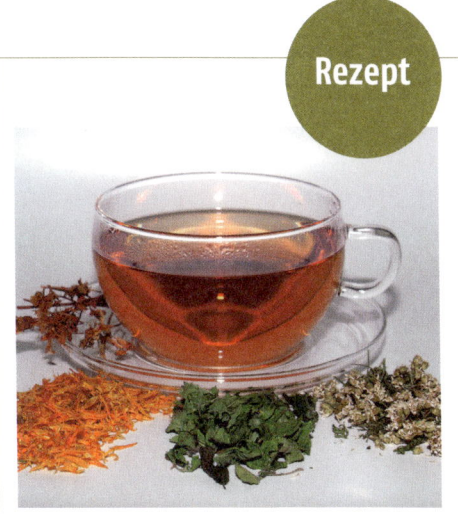

Rezept

Gute-Laune-Tee für trübe Tage

Allein schon der Anblick der sonnigen Farben der Blüten schickt uns die Sonne in unsere Herzen. Die gemütsaufhellende Wirkung von Johanniskraut und die leicht beruhigende Wirkung der Zitronenmelisse helfen uns, den Stress des Alltags zu verarbeiten.
Dazu getrocknetes Johanniskraut und Zitronenmelisse zu gleichen Teilen mischen, ein paar getrocknete Blütenblätter von Ringelblume, Löwenzahn und Rose als Schmuck dazugeben, das sieht hübsch aus und macht Laune. 2 TL der Mischung in eine schöne große, hitzebeständige Glastasse geben, mit 250 ml kochendem Wasser übergießen, zehn Minuten ziehen lassen, abfiltern.

Kamille, Echte *Matricaria recutita*

Mit ihren kleinen, weißen Strahlenblüten ist die Echte Kamille von Mai bis Juni ein ausgesprochen hübscher Blickfang. Ihr Erkennungsmerkmal ist der längliche hohe, hohle, gelbe Blütenkopf mit leicht zurückgeschlagenen weißen Blütenblättchen. In freier Natur ist die Echte Kamille nur noch selten anzutreffen. Sie liebt trockene, sonnige Plätze an Feld-, Acker- und Wegrändern.

Kamillentee
Bei Blasenentzündung, Migräne, Bauchschmerzen, Husten, Schnupfen, Nasennebenhöhlenentzündung, Entzündungen von Hals und Rachen, Nervosität, Magenschleimhautentzündung
Rezept: 1 TL Blüten mit 250 ml kochendem Wasser überbrühen, fünf Minuten ziehen lassen, abseihen.

Kamillenöl
Bei Bauchschmerzen mit sanften Bewegungen den Bauch mit Kamillenöl massieren. Bei Schuhabdrücken (gerötete, gereizte Haut) an den Zehen die geschundenen Stellen damit einreiben. Bei spröden Händen abends das pflegende Öl gut in die Hände einmassieren, leichte Baumwoll-

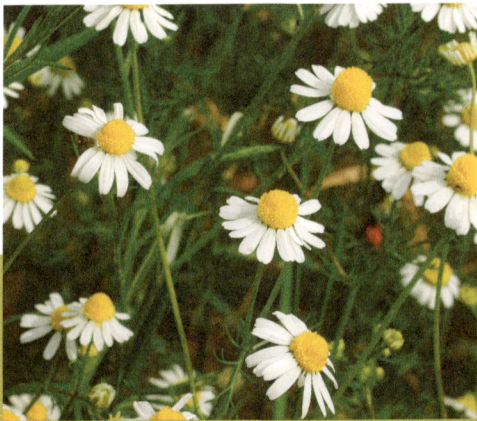

ERNTE
Blüten

INHALTSSTOFFE
Ätherisches Öl, Cumarine, Flavonoide

WIRKUNG
Entzündungshemmend, krampflösend

VERWENDUNG
Bei Hämorrhoiden, Dammschnitt, Periodenschmerzen, ärztlich abgeklärter Blasenentzündung, Migräne, Bauchschmerzen, Halsschmerzen, Husten, Nervosität

DENKEN SIE DARAN
• Unklare Beschwerden oder Menstruationsprobleme medizinisch abklären
• Nicht während der Schwangerschaft

handschuhe anziehen und über Nacht einwirken lassen. Bei Hämorrhoiden mit einem getränkten Wattebausch die betreffenden Stellen betupfen.
Rezept: Getrocknete Kamillenblüten im Verhältnis 1:10 mit Olivenöl in ein gut verschließbares, helles Glas geben. Für vier Wochen an einen warmen Ort stellen. Danach abfiltern und in kleinen dunklen Flaschen mit Beschriftung aufbewahren.

Kamillensalbe
Bei spröden und rauen Lippen, bei Hämorrhoiden
Rezept: Das selbst hergestellte Kamillenöl im Wasserbad in einem hitzebeständigen Glas erwärmen und mit Bienenwachs unter ständigem Rühren zu einer cremigen Salbe verarbeiten. In Salbentöpfe abfüllen, beschriften, fertig.
Sie benötigen für 200 ml Olivenöl 3 EL Bienenwachs.

Kamillenmaske
Beruhigt, pflegt trockene, strapazierte, gereizte Haut und wirkt entspannend – nach einem arbeitsreichen Tag oder einfach so, weil Sie es sich wert sind.
Dazu die Haare mit einem Tuch zurückbinden. Das Gesicht mit einer Waschlotion reinigen und mit einem Frotteetuch sanft trockentupfen, nicht rubbeln, um die Haut nicht zu reizen. Suchen Sie sich einen schönen Platz, wo Sie für ein paar Minuten ungestört genießen können. Geben Sie 2 EL von dem beschriebenen Kamillenöl in eine kleine hitzebeständige Schüssel, erwärmen Sie das Öl im Wasserbad auf Körpertemperatur, so fühlt es sich auf der Haut sehr entspannend an. Mit Hilfe eines Pinsels das erwärmte Kamillenöl in sanften, zarten Streichbewegungen auf dem Gesicht verteilen. Bis zu fünf Minuten einwirken lassen.

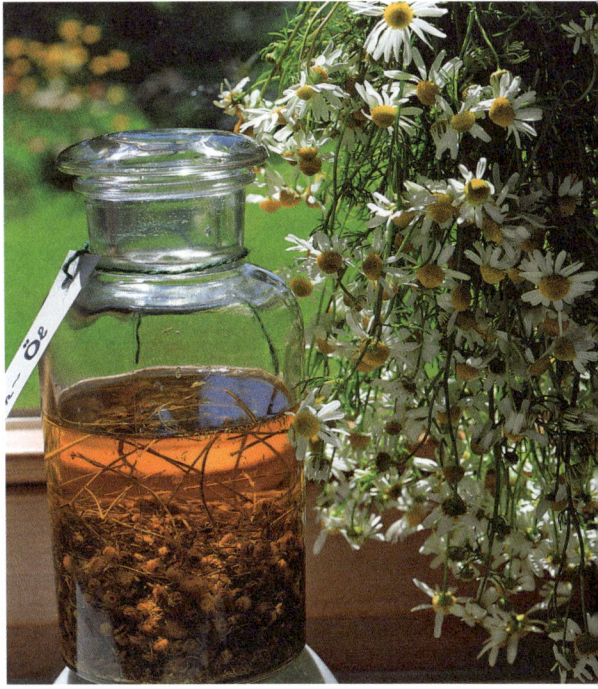

Meine ausgesäte Kamille ist so üppig, dass ich aus ihr sogar ein Öl ansetzen kann.

Dazu im Hintergrund leise Entspannungsmusik. Herrlich!
Wenn Sie jemanden haben, der Ihnen das Öl aufträgt, können Sie völlig entspannt den sanften Bewegungen des weichen Pinsels auf Ihrer Haut folgen. Wer sich so richtig verwöhnen lassen möchte, kann damit auch eine Ganzkörperölmassage machen lassen. Auf eine Liege einfach ein dickes Handtuch legen, fertig ist die Wellnessoase.

Kamillenbad
Bei Blasenentzündung zur Entspannung und bei Nervosität
Rezept: Überbrühen Sie 6 EL Kamillenblüten mit 1 l Wasser. Für zehn Minuten stehen lassen und direkt ins bereits eingefüllte Badewasser abfiltern.

Katzenminze *Nepeta cataria*

In meinem Garten pflanzte ich drei wunderschöne Pflanzen an einem trockenen, sonnigen Standort. Sie wuchsen prächtig und zeigten mir von Juni bis November ihre üppigen lila Blüten. Eines mittags kam ich in den Garten und sah, wie eine dicke, schwarz-weiße Katze sich förmlich darin aalte. Katzenminze macht ihrem Namen wirklich alle Ehre.

Alkoholauszug
Äußerlich zum Einreiben bei Kopfschmerzen und rheumatischen Schmerzen.
Rezept: Die Sprossteile im Verhältnis 1:10 mit 38,5 %igem Wodka in ein gut verschließbares Glas geben. Für vier Wochen

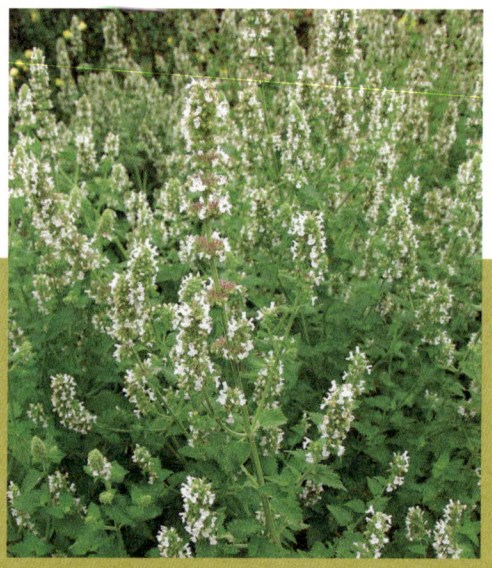

ERNTE
Sprossteile von April bis Juni. In freier Natur zählt die Katzenminze zu den vom Aussterben bedrohten Arten und darf dort nicht geerntet werden.

TROCKNUNG
Geerntete Sprossteile zu kleinen Bündeln zusammengebunden oder auf einem mit einem Leinentuch ausgelegten Trockengitter ausgebreitet, an einem luftigen, trockenen, sonnenfreien Platz.

INHALTSSTOFFE
Ätherisches Öl, Gerbstoffe, Bitterstoffe

WIRKUNG
Harntreibend, schweißtreibend, fiebersenkend, beruhigend, menstruationsfördernd

VERWENDUNG
Bei schwacher Monatsblutung, Bauchschmerzen, Magen-Darmstörungen, nervösem Magen, Blähungen, Bronchitis, rheumatischen Schmerzen, Kopfschmerzen

DENKEN SIE DARAN
• Nicht während der Schwangerschaft
• Unklare Beschwerden oder Menstruationsprobleme medizinisch abklären

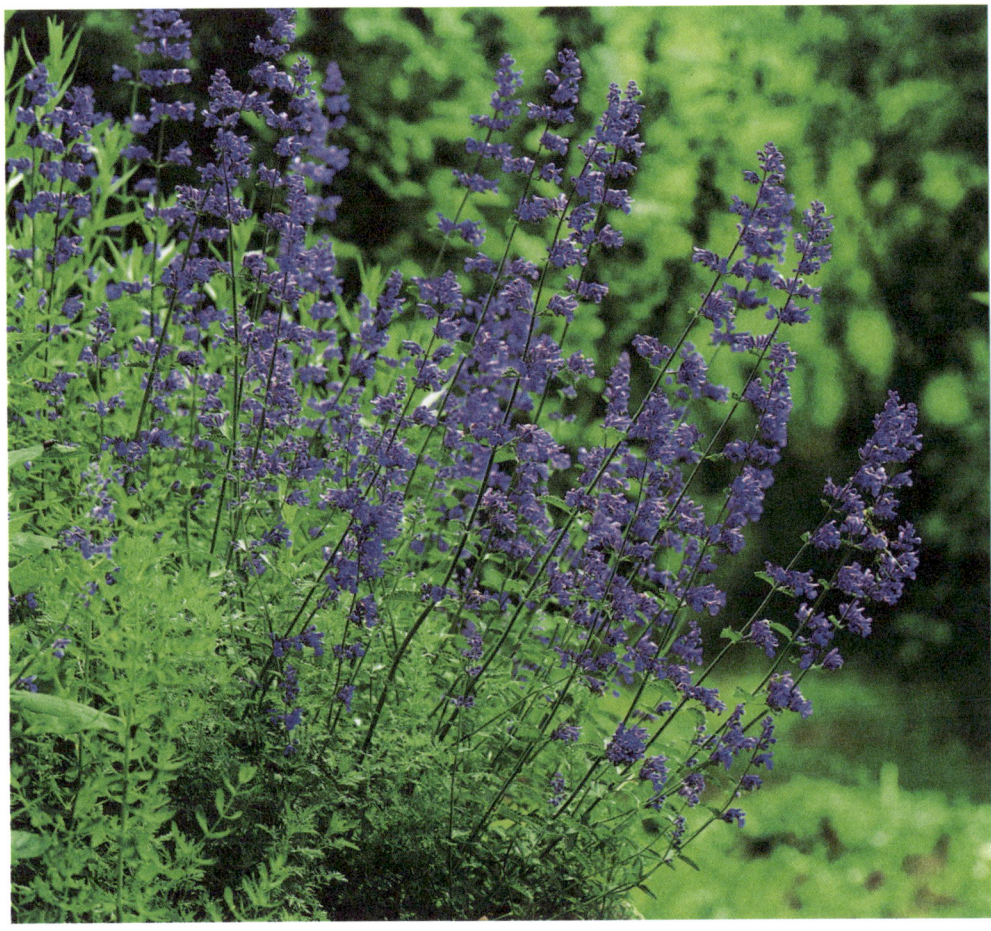
Diese Pflanze macht ihrem Namen alle Ehre. Außer von uns wird sie auch von Katzen sehr geliebt.

an einen warmen Ort stellen. Danach in kleine dunkle Flaschen abfiltern und beschriften.
Geben Sie ein paar Tropfen des Alkoholauszuges in Ihre Hand und reiben damit die schmerzenden Stellen ein. Bei Kopfschmerzen mit sanften, kreisenden Fingerbewegungen die Schläfen massieren oder Stirn und Nacken damit einreiben, je nachdem, wo der Kopfschmerz sitzt. Darauf achten, dass nichts in die Augen gelangt.

Katzenminze-Kamillen-Tee
Bei zu schwacher Periodenblutung, Bauchschmerzen, Magen-Darmstörungen, nervösem Magen, Blähungen, Bronchitis
Rezept: Katzenminze und Kamille zu gleichen Teilen mischen. 1 TL der Mischung mit 250 ml kochendem Wasser überbrühen, fünf Minuten ziehen lassen, abseihen.
Die beruhigende, krampflösende Wirkung beider Pflanzen hilft uns bei Bauch- und Regelschmerzen, jedoch nur bei zu schwacher Monatsblutung einsetzen.

Lavendel, Echter

Lavandula officinalis

Die Heimat des wilden Lavendels sind die hohen kalkigen, trockenen Berge Spaniens, Frankreichs und Italiens. In 600 bis 1500 m Höhe entfaltet er sein unverkennbares, sehr intensives Aroma. Bei richtiger Pflege und regelmäßigem Rückschnitt können Sie sich bis zu zehn Jahre an Ihrem Lavendelstock erfreuen.

Lavendel-Salbei-Tee
Bei Wechseljahresbeschwerden wie leichter Unruhe und Hitzewallungen
Rezept: Getrocknete oder frische Lavendelblüten und Salbei zu gleichen Teilen mischen. 1 TL der Mischung mit 250 ml kochendem Wasser überbrühen, zugedeckt fünf Minuten ziehen lassen, abseihen. In Ruhe genießen. Bis zu zwei Tassen täglich.

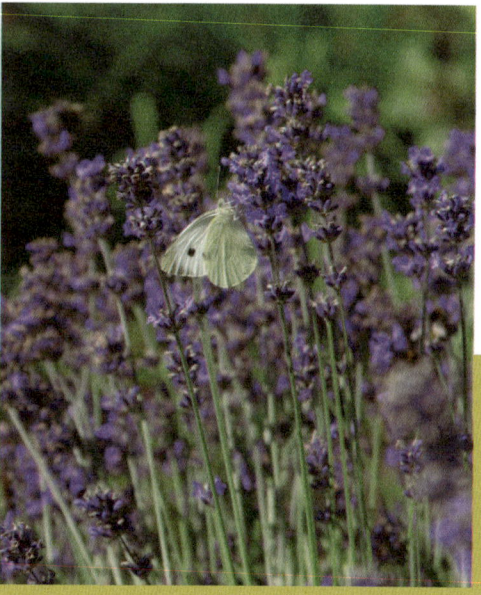

ERNTE
Vollständig geöffnete Blüten

INHALTSSTOFFE
Ätherische Öle, Harze, Saponin, Gerbstoffe und Bitterstoffe

WIRKUNG
Beruhigend, antidepressiv, krampflösend, menstruationsfördernd

VERWENDUNG
Bei Kopfschmerzen, Nervosität, Wechseljahresbeschwerden, Schlafstörungen, Stimmungsschwankungen, bei Einschlafstörungen, Schmerzen in den Knochen und Gelenken, Fußpilz, Insektenstichen, unreiner Haut, in der Küche

DENKEN SIE DARAN
• Unklare Beschwerden oder Menstruationsprobleme medizinisch abklären
• Nicht während der Schwangerschaft

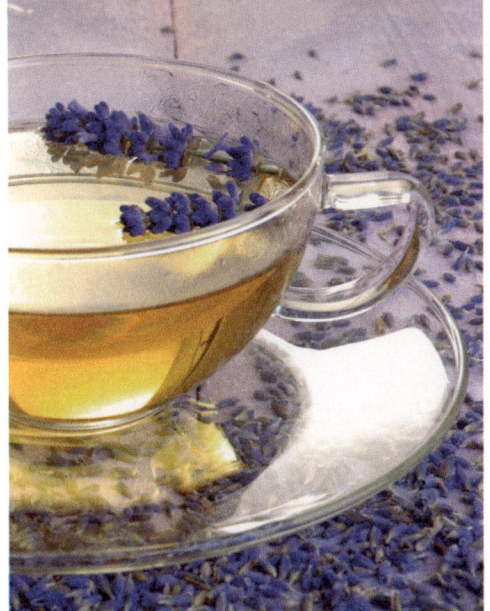

Ich liebe Lavendel und bin ständig am ausprobieren neuer Rezepte.

Lavendel-Pfefferminz-Tee
Bei Kopfschmerzen und Völlegefühl
Rezept: Getrocknete Lavendelblüten und Pfefferminzblätter zu gleichen Teilen mischen. 1 TL der Mischung mit 250 ml kochendem Wasser überbrühen, fünf Minuten ziehen lassen und abseihen.
Trinken Sie eine Tasse des Tees in ruhiger Atmosphäre ohne Hektik. Gönnen Sie sich danach eine kleine Ruhepause, damit Sie sich noch etwas entspannen können.

Alkoholauszug
Äußerlich bei Verspannungen und Kopfschmerzen, die betreffenden Stellen damit sanft einreiben.
Rezept: Getrocknete Lavendelblüten im Verhältnis 1:10 mit 38,5 %igem Wodka in einem gut verschließbaren Glas ansetzen. Für drei Wochen an einen warmen Platz stellen, abfiltern, in kleine dunkle Flaschen abfüllen und beschriften.

Lavendelkompresse
Für eine schöne glatte, reine, lebendige Haut oder nach einem arbeitsreichen Tag.
Rezept: Überbrühen Sie 1 EL Lavendelblüten mit 1 l kochendem Wasser. Zugedeckt zehn Minuten ziehen lassen, abseihen, etwas abkühlen lassen, bis die Temperatur auf der Haut als angenehm empfunden wird. Nehmen Sie ein sauberes Baumwolltuch, tauchen Sie es in das Lavendelwasser, bis es sich vollgesaugt hat, dann wringen Sie das Tuch aus und schließen Ihre Augen. Jetzt legen Sie sich das Tuch auf Ihr zuvor mit einer Waschlotion gereinigte Gesicht. Genießen Sie die Wärme und den sommerlichen Blütenduft. Lassen Sie sich entführen in die Welt des mediterranen Flairs. Ist das Tuch abgekühlt, können Sie den Vorgang noch zwei- bis dreimal wiederholen. Danach die Haut mit einer leichten, pflegenden Creme nachbehandeln.

Rezept

Lavendelzucker

100 g feinen weißen Zucker zusammen mit einem gestrichenen EL getrockneter Lavendelblüten in einer ausgedienten Kaffeemühle fein zermahlen und in ein gut verschließbares Glas abfüllen. Bereiten Sie immer nur kleinere Mengen zu, um das blumig erfrischende Aroma nicht zu verlieren. Eine frische Portion Lavendelzucker ist im Nu wieder hergestellt.
Verziert mit Lavendelrispen ein sehr hübsches Geschenk für liebe Freunde. Bei jedem Schluck Tee wird man an Sie denken.
Mit Lavendelzucker lassen sich Kuchen und Gebäck rasch verfeinern.

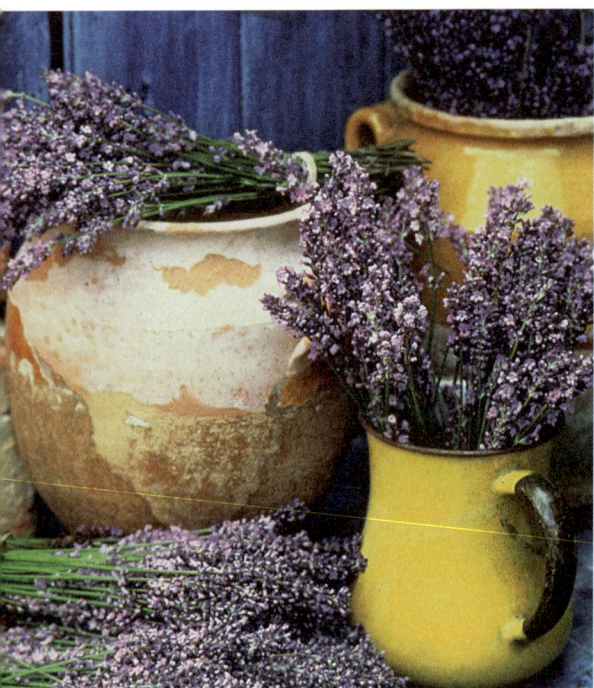

Mit Lavendel lassen sich im Handumdrehen die schönsten Tischdekos zaubern.

Lavendelöl

Äußerlich bei Kopfschmerzen.
Ein paar Tropfen auf die Fingerspitzen geben und damit die Schläfen in sanften, kreisenden Bewegungen einmassieren. Der frische Duft hilft die Übelkeit zu vertreiben, die oft eine Begleiterscheinung bei Kopfschmerzen ist.

Rezept: Frische Lavendelblüten im Verhältnis 1:10 mit Weizenkeimöl in ein weithalsiges, gut verschließbares Glas geben. Für vier Wochen an einen warmen Ort stellen. Immer wieder beim Vorbeigehen das Glas kurz hochnehmen und kräftig schütteln, damit sich die ätherischen Öle mit dem Weizenkeimöl gut vermengen können. Nach vier Wochen abfiltern und in dunkle Fläschchen abfüllen und beschriften.

Lavendelzungen

Biskuitteig mit Lavendelzucker:
3 Eier, 3 EL heißes Wasser, 30 g Lavendelzucker, 120 g weißer Zucker, 1 gestrichener TL Backpulver, 150 g Mehl Type 405. Etwas Lavendelzucker für die Garnitur.
Den Backofen auf 180 °C vorheizen. Kuchenblech in Löffelbiskuitform (im Handel erhältlich) ausfetten.
Dann die Eier trennen, Eiweiß in einer Schüssel auffangen. Eigelb und Wasser in einer zweiten Schüssel schaumig schlagen, vom Zucker 2 EL zurückbehalten, den restlichen Zucker nach und nach unter die Eigelbmasse schlagen. Die Masse wird so lange mit dem Rührgerät bearbeitet, bis sie eine cremige Konsistenz bekommt und der Zucker vollkommen aufgelöst ist. Das Eiweiß sehr steif schlagen, dann langsam die zurückbehaltenen 2 EL Zucker untermengen. Das mit dem Backpulver vermischte und gesiebte Mehl über den Eischnee geben und mit einem Rührlöffel rasch, jedoch vorsichtig unterheben, damit die Luft nicht aus dem Eischnee verdrängt wird – nur dann werden die Lavendelzungen schön

Wer keine Zeit hat sich das Lavendelöl auf diese Art herzustellen, kann sich im Fachhandel naturreines ätherisches Lavendelöl besorgen. Davon vier Tropfen in 50 ml Weizenkeimöl geben, gut schütteln, damit sich alles gut miteinander vermengt, in ein dunkles Tropffläschchen abfüllen, fertig.

Rezepte

luftig. Sofort in das vorbereitete Kuchenblech in Löffelbiskuitform geben und zehn bis 15 Minuten bei 180 °C backen. Wenn die Lavendelzungen goldgelb fertiggebacken sind, aus den Formen lösen und noch warm mit Zucker bestreuen.

Zarte Lavendelblüten

150 g Butter, 30 g Lavendelzucker, 70 g weißer Zucker, 200 g Mehl, 100 g Haselnüsse, 1 Ei und das Mark einer Vanilleschote zu einem Teig verarbeiten und den Teig 5 mm dick ausrollen.
Plätzchen in Form von Blüten ausstechen, auf ein mit Backpapier ausgelegtes Blech legen und im vorgeheizten Backofen bei 170 °C für zehn Minuten backen. Nach der Backzeit die noch warmen Blütenplätzchen mit Lavendelzucker bestreuen oder mit Zitronen-Puderzucker-Glasur bestreichen.

Aromatischer Lavendellikör

Geben Sie einen gestrichenen EL Lavendelblüten in ein weithalsiges Glas, dazu 200 ml 38,5 %igen Wodka. Gut verschließen und für zwei Wochen an einen warmen Platz stellen.
Danach den Lavendelalkohol abfiltern und in einem großen Glas aufbewahren. Zuckerlösung: Bei 200 ml Lavendelalkohol benötigen Sie 50 g Wasser und 50 g Zucker. Lösen Sie den Zucker im kochenden Wasser ganz auf, lassen Sie das Zuckerwasser erkalten und geben es dann zum Lavendelalkohol dazu. Jetzt kann der Lavendellikör in eine schöne Schmuckflasche abgefüllt werden. Gönnen Sie ihm in einem dunklen Keller für drei Wochen noch etwas Ruhe, damit er sein harmonisches, blumiges Aroma entfalten kann.
Lavendellikör schmeckt ausgezeichnet zu Vanillekeksen oder Vanilleeis.

Lavendel-Vanilletee

Einfach zum Genießen! Nehmen Sie zwei Teile Himbeer- oder Erdbeerblätter und einen Teil Lavendelblüten, gut vermischen. 1 TL der duftenden Mischung mit 250 ml kochendem Wasser überbrühen und fünf Minuten ziehen lassen, abseihen, mit echtem Vanillezucker verfeinern.

Lavendelpeeling

Wohlduftend, pflegend für eine strahlend schöne, weiche vitale Haut.
Rezept: Geben Sie auf Ihre Handfläche 2 TL Sesamöl und 1 TL getrocknete Lavendelblüten. Zerreiben Sie dies nun mit beiden Handflächen und tragen es in sanften kreisenden Bewegungen auf das zuvor gereinigte Gesicht. Die etwas raueren, getrockneten Lavendelblüten sorgen für eine glatte Haut, das Sesamöl gibt ihr die notwendigen Vitamine und Pflege.

Lein, Flachs *Linum usitatissimum*

Aus den Erzählungen meiner Mutter weiß ich, dass an den Hängen meiner Geburtsstadt Schwäbisch Gmünd im Sommer die blauen Flachsfelder leuchteten. Aus den Fasern des Leins wurden Leinenstoffe hergestellt. Eines Tages brannte die Flachsfabrik bis auf die Grundmauern ab. Damit verabschiedete sich der Anbau von Flachs aus dieser Gegend. Als Wildpflanze ist sie heute kaum noch zu finden. Selbst in meinem Garten schaffe ich es nicht, die Pflanze über mehrere Jahre zu halten.

Breiumschlag
50 g frisch geschrotete Leinsaat mit 1 l heißem Wasser zum Quellen bringen. Den so entstandenen Brei auf ein Leinentuch streichen. So warm wie möglich auf die schmerzenden Gelenke auflegen. Die feuchte Wärme vertreibt die Kälte aus den Gelenken, die Wirkstoffe der Leinsaat lindern den Schmerz.

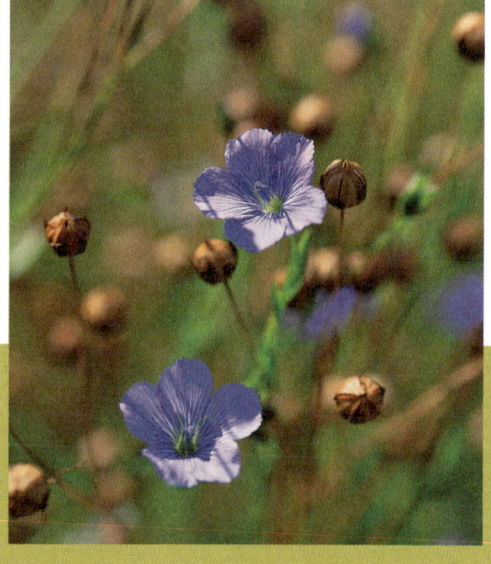

VERWENDETE PFLANZENTEILE
Reife Samen im September

ERNTE
Besorgen Sie sich die Leinsaat im Supermarkt oder Naturkostladen.

INHALTSSTOFFE
Schleimstoffe, Fette, ungesättigte Fettsäuren, Proteine, Sterole, Triterpene

WIRKUNG
Entzündungshemmend, abführend

VERWENDUNG
Bei Hautproblemen, Verstopfung, bei Husten, Gelenkschmerzen, in der Küche

DENKEN SIE DARAN
• Unklare Beschwerden sollten medizinisch abgeklärt werden.
• Nicht während der Schwangerschaft

Kaltauszug

Der sehr hohe Anteil an Schleimstoffen schützt unsere Schleimhäute bei Hustenreiz und trockenem Husten.
Die Schleimstoffe der Leinsaat lösen sich in heißem Wasser auf und lassen einen dicken, schleimigen, unappetitlichen „Brei" entstehen. Aus diesem Grund wird ein Kaltauszug zubereitet.
Rezept: Dafür wird 1 TL geschrotete Leinsaat mit 250 ml kaltem Wasser in einem Gefäß angesetzt. Zugedeckt 20 Minuten stehen lassen, ab und zu umrühren, abseihen, fertig. Nach dem Abfiltern kann die Flüssigkeit erwärmt werden, denn kalte Getränke verstärken den Halsschmerz.

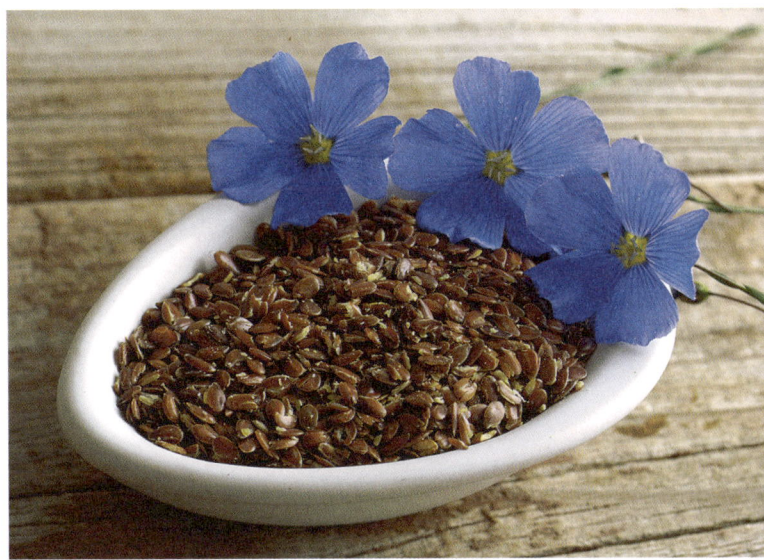

Leinsaat hilft nicht nur bei Verstopfung, sie kann noch viel mehr.

Abführmittel

Als Abführmittel ist Leinsaat im herkömmlichen Sinne nicht zu bezeichnen, da sie den Stuhlgang nicht „künstlich" abführt, sondern durch die Quellstoffe das Volumen im Darm erhöht. Das führt zu einer natürlichen, gesteigerten Darmbewegung.
Rezept: 2 TL geschrotete Leinsaat mit reichlich Flüssigkeit (250 ml) einnehmen. Die Leinsaat quillt im Darm mit Hilfe des Wassers auf, dadurch wird der Darm zur Tätigkeit angeregt, und der vorhandene Stuhlgang wird abgeführt, ohne die Darmschleimhaut zu reizen oder zu schädigen. Bei ballaststoffreicher Nahrung müssen Sie darauf achten, dass Ihre Trinkmenge, die Sie zu sich nehmen, ausreichend ist, denn nur so kann Leinsaat aufquellen und die anregende Wirkung auf den Darm entfalten.

Gesichtsmaske

Bei unreiner, gereizter Haut
Rezept: 1 EL geschrotete Leinsaat in 100 ml warmer Milch auf der ausgeschalteten Herdplatte aufquellen lassen und mit 1 EL Honig zu einer streichfähigen Maske verarbeiten. Mit einem Pinsel auf das zuvor gereinigte Gesicht auftragen. Fünf Minuten einwirken lassen und mit lauwarmem Wasser abwaschen.

Leinöl

Für gesunde Haut, zur Kräftigung des gesamten Organismus sowie bei abklingender Schuppenflechte zur Hautregenerierung. Das im Handel erhältliche Leinöl gibt es in ganz kleinen Fläschchen. Über einen Zeitraum von sechs Wochen wird jeden Tag 1 TL davon eingenommen. Es ist reich an Omega-3-Fettsäuren.

Linde *Tilia cordata, Tilia plathyllos*

Viele romantische Gedichte wurden über den Lindenbaum geschrieben, früher wurde er auch der Baum der Liebenden genannt. In der Frauenheilkunde sind uns seine Blüten von Juni bis Juli sehr hilfreich.

Lindenblütentee
Der Lindenblütentee färbt sich leicht rosa und schmeckt ausgezeichnet. Ich trinke ihn auch gerne, wenn ich keine Beschwerden habe. Er lässt sich gut in Teemischungen verarbeiten und hilft uns Frauen bei Kopfschmerzen, Schlafstörungen und Unruhezuständen, allen körperlichen Beschwerden, die während unserer Tage oder in der Zeit unserer Wechseljahre auftreten können.
Rezept: 2 TL getrocknete Lindenblüten mit 250 ml kochendem Wasser überbrühen, zehn Minuten ziehen lassen und abseihen.

Lindenblüten-Teemischung
Gegen Kopfschmerzen, leichte Nervosität
Rezept: Getrocknete Lindenblüten, Pfefferminzblätter, Passionsblumenkraut zu gleichen Teilen mischen. 2 TL der Mischung mit 250 ml kochendem Wasser überbrühen und zehn Minuten ziehen lassen, abseihen.

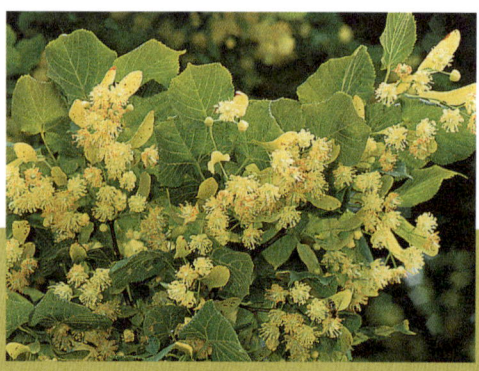

INHALTSSTOFFE
Ätherisches Öl, Schleimstoffe, Gerbstoffe, Flavonoide, Zucker

ERNTE
Zwei Tage nachdem sich die Blüten geöffnet haben, ist der richtige Erntezeitpunkt. Geerntet werden die Blüten und das erste gut erkennbare Hochblatt dazu.

WIRKUNG
Kreislaufstärkend, schweißtreibend, krampflösend, beruhigend

VERWENDUNG
Bei Kopfschmerzen, leichter Nervosität, beginnender Erkältung, Schlafstörungen

TROCKNUNG
Mit dem Trockengut muss sorgfältig umgegangen werden. Es muss dunkel und trocken aufbewahrt werden, da es sehr rasch zu schimmeln beginnt.

DENKEN SIE DARAN
• Unklare Beschwerden medizinisch abklären
• Nicht während der Schwangerschaft

Löwenzahn *Taraxacum officinalis*

Von April bis Juni leuchten die gelben Blüten des mehrjährigen Löwenzahns auf unseren Wiesen. Später bilden sich die filigranen Fliegerchen, an denen das Samenkorn hängt.

Frühjahrskur mit Frischpflanzensäften
Fertige Frischpflanzensäfte aus der Apotheke oder dem Reformhaus eignen sich hervorragend für eine entschlackende, stoffwechselanregende Frühjahrskur. Durch die blutreinigende Wirkung bringen sie unsere Leber wieder auf Vordermann.

Löwenzahnwurzeltee
Bei Gallensaftmangel, Hautproblemen, Bindegewebsschwäche, Appetitlosigkeit, Blähungen, Rheuma, Gicht
Rezept: 1 TL gereinigte, zerkleinerte Wurzel mit 250 ml kaltem Wasser ansetzen, aufkochen, von der Herdplatte nehmen und zugedeckt zehn Minuten ziehen lassen, abseihen. Bei Bedarf können Sie zwei

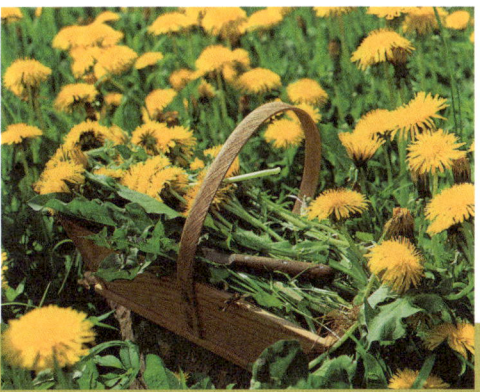

ERNTE
Junge Blätter und Wurzeln im April, entkelchte Blüten von April bis Juni

TROCKNUNG
Die geerntete Wurzel wird gut gewaschen, geschält, zerkleinert und mit Hilfe des Dörrapparates getrocknet.

INHALTSSTOFFE
Bitterstoffe, Vitamine, ätherisches Öl, Mineralstoffe, Schleimstoffe, Inulin, Carotin, Flavonoide, Gerbstoffe

WIRKUNG
Harntreibend, appetitanregend, leberreinigend

VERWENDUNG
Bei Gallensaftmangel, Hautproblemen, Bindegewebsschwäche, Appetitlosigkeit, Blähungen, Rheuma, Gicht, in der Küche

DENKEN SIE DARAN
• Löwenzahnstängel sind ungenießbar und ihre Milch giftig. Löwenzahn nicht anwenden bei Nierenproblemen und Gallensteinen.
• Unklare Beschwerden medizinisch abklären
• Nicht während der Schwangerschaft

Tassen täglich davon kurmäßig über vier Wochen trinken.

Löwenzahnblätter und -Blüten

Frische junge zarte Löwenzahnblättchen sind eine willkommene Beigabe zu Salaten oder anderen Gerichten im Frühjahr. Entkelchte Blüten sehen in Teemischungen sehr hübsch aus und eignen sich wunderbar als essbare Dekoration in der Küche. Die Bitterstoffe regen die Verdauung an, wirken auf Leber und Galle positiv.

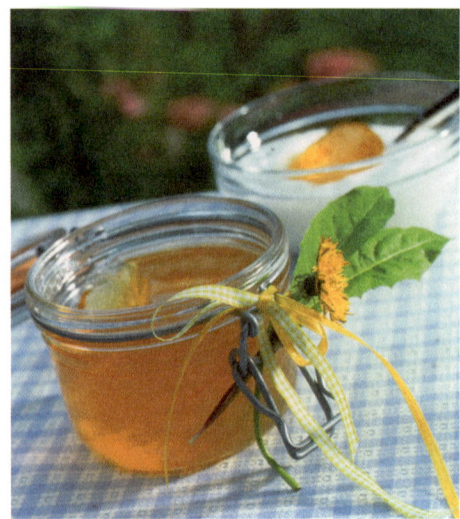

Rezept

Löwenzahngelee

An einem sonnigen Tag pflücke ich die Blütenköpfchen des Löwenzahns. Zur Verarbeitung werden die gelben mit reichlich Blütenstaub überzogenen Blütenblätter von ihrem grünen Blütenkelch befreit. Dabei werden die Fingerspitzen samt weich und verfärben sich gelb. Daher trage ich bei dieser für mich schönen Arbeit keine Handschuhe.

Ich möchte den Löwenzahn so erfühlen und genießen, wie er wirklich ist, ich will ihn tatsächlich begreifen dürfen. Mit all meinen Sinnen bin ich zugegen.

Bringen Sie nun in einem großen Topf 2 l Wasser zum Kochen und geben Sie etwas Zitronensaft oder Zitronensäure dazu. Dann werden die 280 g abgezupften Blütenblätter hinzugefügt; gut umrühren, damit auch alles unter Wasser ist. Deckel darauf und 15 Minuten ziehen lassen. Abseihen und die Flüssigkeit auffangen. Die so gewonnene Flüssigkeit abmessen und mit Gelierzucker im Verhältnis 1:1 vermengen. Nun das Ganze unter ständigem Rühren zwei Minuten kochen lassen, heiß in Marmeladegläser füllen und verschließen.

Dazu noch ein paar praktische Tipps: Das leere Marmeladeglas zum Befüllen auf ein nasses Tuch stellen, damit es nicht zerspringt. Nachdem es gut verschlossen ist, für zwei Minuten auf den Kopf drehen, um auch den Deckel durch die Hitze zu sterilisieren. Anschließend umdrehen, damit das Gelee später nicht am Deckel klebt.

Rezepte

Löwenzahnschiffchen

Den Knetteig zubereiten aus: 300 g gesiebtem Mehl Type 405, 180 g Zucker, 200 g Butter oder Margarine, 6 Messerspitzen Backpulver, 2 EL Brennnesselsamen (im Fachhandel und in Apotheken erhältlich).
Aus dem fertigen Teig kleine Schiffchen herstellen, indem Sie ein kleines Stückchen Teig mit beiden Händen zu einem Röllchen formen, auf ein mit Backpapier ausgelegtes Backblech legen und mit einem Teelöffel in die Mitte eine ovale Vertiefung drücken. Die Schiffchen in den auf 180 °C vorgeheizten Backofen schieben und 15 Minuten ausbacken. Die fertigen Schiffchen auf einem Kuchengitter abkühlen lassen. In der Zwischenzeit für die Füllung 3 TL fein gemahlenen Zitronen-Thymian (dafür verwende ich getrockneten Zitronen-Thymian und mahle ihn frisch in einer ausgedienten Kaffeemühle) mit ca. 12 EL selbst gemachtem Löwenzahngelee vermengen. Diese Füllung mit einem Teelöffel in die Vertiefung der abgekühlten Löwenzahnschiffchen geben und einen halben Tag bei Zimmertemperatur trocknen lassen.

Löwenzahnbrotaufstrich

Die Löwenzahnblüten wie zur Geleeherstellung vorbereiten. Anschließend 2 l Wasser zum Kochen bringen und in das kochende Wasser 1,8 kg braunen Rohrzucker einrühren, den Saft einer Zitrone oder 1 TL Zitronensäure sowie 280 g abgezupfte Blütenblätter dazugeben, gut umrühren. Dann kommt der Deckel auf den Topf. Stellen Sie ihn beiseite und lassen Sie das Ganze über Nacht stehen. Achten Sie darauf, dass auch wirklich alles mit der Zuckerlösung bedeckt ist. Am nächsten Tag wird die Masse noch einmal aufgekocht, dann die Blüten abgeseiht, Flüssigkeit aufgefangen und so lange eingedickt (gekocht), bis eine honigartige Konsistenz erreicht ist. Das fertige Produkt hat eine schöne dunkle Farbe und erinnert geschmacklich an Waldhonig. Sehr lecker!

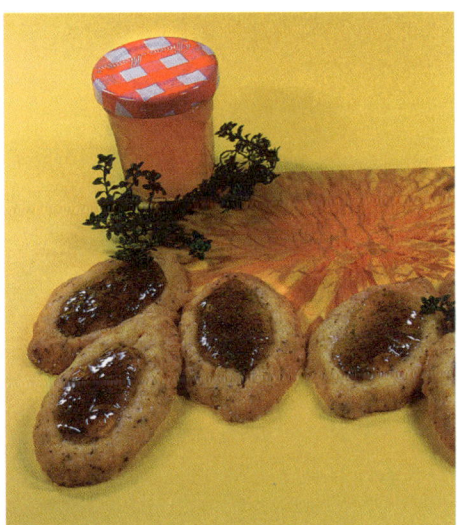

Myrte *Myrtus communis*

Die Brautmyrte, wie sie meine Urgroßmutter liebevoll nannte, gehört zu den anspruchslosen, immergrünen Sträuchern, die in ihrer Heimat bei guter Pflege bis zu 3 m hoch werden können. Bei uns als Topfpflanze kultiviert, benötigt die Myrte etwas sandige Erde. Geben Sie ihr eine Mulchschicht aus Laub, denn sie liebt einen leicht sauren Boden, kalkhaltiges Wasser verabscheut sie jedoch. Ihre weißen, unscheinbaren Blüten zeigt sie von Juni bis August.

Wunderbare Myrte

Myrte wird bei Blasenleiden und Hämorrhoiden sowie bei Verdauungsbeschwerden verwendet. Myrte als Fertigpräparat in Kapselform ist ein besonders gutes Mittel bei Nasennebenhöhlenentzündung, da es antiseptisch wirkt. Das bedeutet, es wirkt abtötend auf die Krankheitserreger.
Die Fertigpräparate gibt es in Apotheken. Bei Hämorrhoiden kann ein Balsam zur äußerlichen Behandlung aus Myrte und Hamamelis angewendet werden. Hamamelis wirkt ebenfalls zusammenziehend, blutstillend und entzündungshemmend.

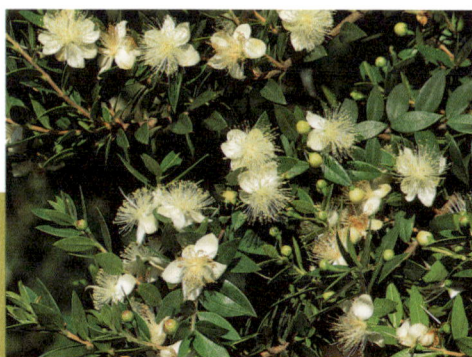

WIRKUNG
Zusammenziehend, antiseptisch, schleimlösend

VERWENDETE PFLANZENTEILE
Blätter. Es gibt sehr gute Fertigpräparate in Kapselform. Sie haben den Vorteil, dass durch die magensaftresistente Kapsel das Myrtenöl erst im Darm freigesetzt wird. Myrtenöl wirkt auf die Magenschleimhaut reizend.

INHALTSSTOFFE
Ätherisches Öl, Flavonoide, Gerbstoffe

VERWENDUNG
Bei Blasenleiden und Hämorrhoiden, bei Verdauungsbeschwerden und Nasennebenhöhlenentzündung.

DENKEN SIE DARAN
- Reines ätherisches Öl innerlich nur unter medizinischer Anleitung einnehmen.
- Unklare Beschwerden sollten medizinisch abgeklärt werden.
- Nicht während der Schwangerschaft

Nelkenwurz, Echte *Geum urbanum*

Die behaarte, ausdauernde Staude kann bis zu 70 cm groß werden. Ihre gelben Blüten zeigt sie uns von Mai bis September. Bei mir im Garten wächst die Nelkenwurz entlang des Zaunes als Randgewächs meiner Heckensträucher, da sie es eher schattig mag. Sie bevorzugt einen etwas feuchteren Boden und den Schutz von Hecken, Büschen, Waldrändern, Zäunen und Mauern.

Waschung
Bei Hämorrhoiden oder Ausfluss.
Mit einem geeigneten Krug auf der Toilette sitzend, können Sie den abgekühlten Sud über die Scheide laufen lassen. Bei Hämorrhoiden können Sie einen Wattebausch damit tränken und die Hämorrhoiden damit betupfen.

Rezept: 1 EL gereinigte, zerkleinerte getrocknete Wurzelstücke mit 1 l kochendem Wasser übergießen und zugedeckt zehn Minuten ziehen lassen. Danach abfiltern und abkühlen lassen.

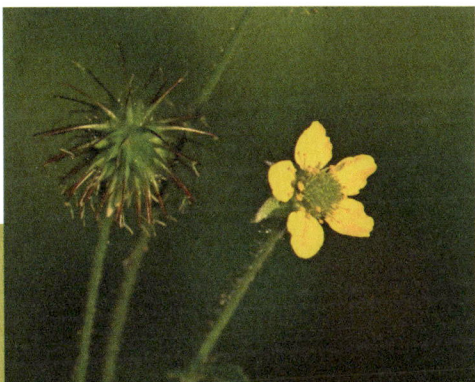

VERWENDETE PFLANZENTEILE
In Apotheken und dem Fachhandel sind getrocknete Wurzelstücke erhältlich. Ich empfehle hier jedoch die Fertigpräparate, da die Wurzel der Pflanze benötigt und somit in den Bestand eingegriffen wird. Auch kann die Pflanze bei mangelnden Kenntnissen mit giftigen Hahnenfußgewächsen verwechselt werden.

INHALTSSTOFFE
Ätherische Öle, Gerbstoffe, Bitterstoffe, Glykoside

WIRKUNG
Fiebersenkend, zusammenziehend, beruhigend

VERWENDUNG
Bei Hämorrhoiden, Ausfluss, Durchfall, Halsentzündungen, zur allgemeinen Kräftigung

DENKEN SIE DARAN
- Unklare Beschwerden oder Menstruationsprobleme medizinisch abklären
- Nicht während der Schwangerschaft

Passionsblume *Passiflora incarnata*

Mystisch wirkt die Blüte der Passionsblume. Die Blüte mit ihren fünf Staubgefäßen und drei Narben wird von den Menschen in einen engen Bezug zu Jesus gebracht. Jesus soll fünf Wunden gehabt haben und von drei Nägeln am Kreuz festgehalten worden sein.

Tee
Bei innerer Unruhe, Nervosität, Schlafstörungen
Rezept: 1 TL getrocknetes Passionsblumenkraut mit 150 ml kochendem Wasser übergießen, zugedeckt fünf Minuten ziehen lassen, abseihen.
Lassen Sie einfach mal alles liegen und stehen, denn jetzt sind Sie an der Reihe. Trinken Sie Ihren Tee an einem schönen Platz, wo Sie sich wohl fühlen und für ein paar Minuten ungestört genießen können.

Teemischung
Gut schmeckt der Tee auch mit Zitronenmelisse, die ebenfalls für ihre beruhigenden Eigenschaften bekannt ist.
Rezept: Getrocknetes Passionsblumenkraut und Zitronenmelisse zu gleichen Teilen mischen, 2 TL der Mischung mit 250 ml kochendem Wasser überbrühen und fünf Minuten ziehen lassen. Abseihen, fertig.

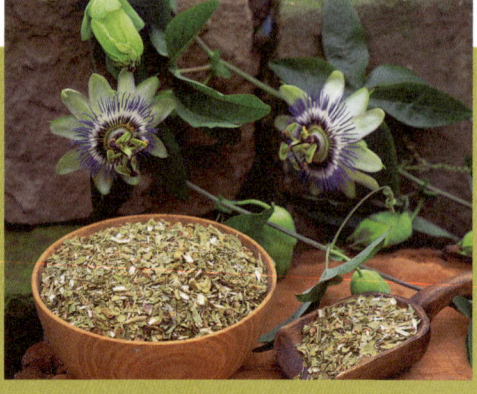

INHALTSSTOFFE
Flavonoide, Alkaloide, Glykoside

VERWENDUNG
Bei Wechseljahresbeschwerden wie leichte Stimmungsschwankungen, bei innerer Unruhe, Nervosität, Schlafstörungen, Abgeschlagenheit, periodenbedingten Unterleibsschmerzen und Kopfschmerzen

VERWENDETE PFLANZENTEILE
Eignet sich nicht zur Selbsternte. Fertigpräparate gibt es in Apotheken dem Fachhandel oder Reformhaus. Die Präparate müssen auf die Inhaltsstoffe kontrolliert sein, da es *P. carnata* in Gärtnereien nur sehr selten gibt.

DENKEN SIE DARAN
• Unklare Beschwerden oder Menstruationsprobleme sollten medizinisch abgeklärt werden.
• Nicht während der Schwangerschaft

Pfefferminze *Mentha x piperita*

Die Pfefferminze ist ein hübscher essbarer Bodendecker mit einer Höhe von 30 bis 70 cm, je nachdem, wie viel Platz ihr nach oben bleibt – sie passt sich an. Bei mir wächst sie u.a. am Zaun entlang, wo es feucht und etwas schattig ist. Hier darf sie ihre langen Ausläufer bilden.

Alkoholauszug
Ohne meinen Alkoholauszug aus Minze gehe ich auf keine Wanderung, er gehört in meine Erste-Hilfe-Tasche. Äußerlich bei Kopfschmerzen, Verstauchungen oder Müdigkeit kann er sehr hilfreich sein.
Rezept: Frisch geerntete Minzeblätter etwas zerkleinern und im Verhältnis 1:10 mit 38,5 %igem Weinbrand in eine gut verschließbare Flasche geben. Für acht Tage an einen warmen Platz stellen. Abfiltern, in kleine dunkle Tropfflaschen abfüllen und beschriften. Bei Bedarf die schmerzende Stelle damit einreiben.

Pfefferminztee
Erfrischt, belebt, regt die Verdauung an, löst Blähungen, lindert verdauungsbedingten Kopfschmerz

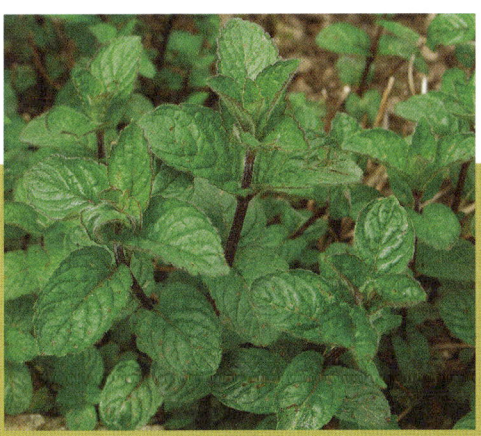

ERNTE
Die oberen, jüngeren Blätter von der Pflanze

INHALTSSTOFFE
Ätherische Öle, Gerbstoffe, Bitterstoffe, Flavonoide

VERWENDUNG
Bei Migräne, Blähungen, Verdauungsstörungen, Verstauchungen, Übelkeit, in der Küche

DENKEN SIE DARAN
• Unklare Beschwerden oder Menstruationsprobleme medizinisch abklären
• Nicht während der Schwangerschaft
• Minze sollte nicht über längere Zeit getrunken werden, da das ätherische Öl Menthol die Magenschleimhaut reizen kann. Bei Kindern unter sieben Jahren sollte man auf Minze ganz verzichten, sie ist für sie zu intensiv und kann zu Atemproblemen führen. Für Kinder oder Minzeliebhaber gibt es in Gärtnereien eine spezielle mentholfreie Minze zu kaufen.

Rezept: 2 TL Pfefferminzblätter mit 250 ml kochendem Wasser überbrühen und zugedeckt zehn Minuten ziehen lassen, danach abseihen.

Minzauflage
Bei Migräne
Rezept: Frische Minzeblätter zwischen ein Baumwolltuch legen. Mit dem Fleischklopfer leicht draufschlagen, so dass die Blätter in dem Tuch gequetscht werden. Diese Auflage auf die Stirn legen. Achten Sie, dass nichts in die Augen gelangt. Sie müssen während der Anwendung geschlossen bleiben, da der frische Mentholduft die Augen zum Tränen reizt. Der frische Duft vertreibt die Übelkeit, die bei Migräne gerne noch dazukommt. Das Menthol kühlt und

> **Rezept**
>
> ## Pfefferminztaler mit Schokolade
>
> 150 g weiche Butter mit 175 g Zucker schaumig rühren, drei Eigelb, 4 EL sehr fein zerhackte Minzeblätter und die Schale einer halben unbehandelten Zitrone unterrühren. 500 g gesiebtes Mehl mit einem Päckchen Weinsteinbackpulver mischen und unter die Zuckermasse rühren. Den Teig mit 2 EL in kleinen Häufchen auf das mit Backpapier ausgelegte Backblech geben. Im vorgeheizten Backofen bei 180 °C ca. zehn Minuten backen, herausnehmen und auf einem Kuchengitter abkühlen lassen. In der Zwischenzeit Aprikosenmarmelade auf die Kekse streichen, etwas antrocknen lassen und mit Schokoladenglasur überziehen. Der Teig lässt sich auch sehr gut in Muffinformen ausbacken.

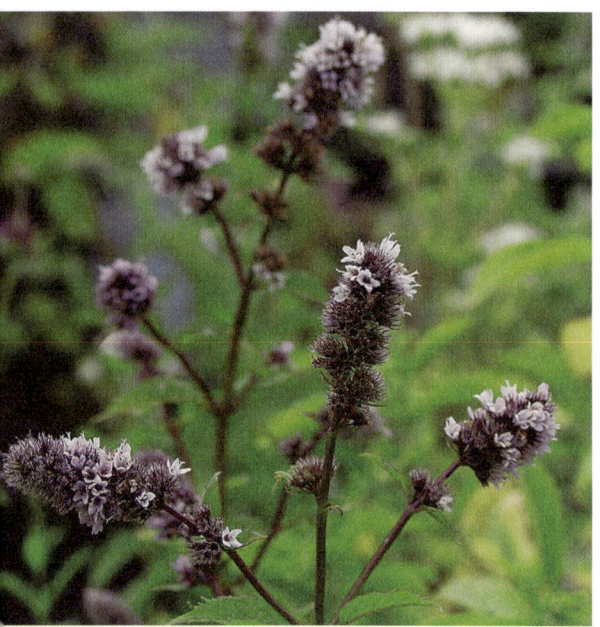

Mit ihren zartlila ährenartigen Blüten und den roten Stängeln ist die Pfefferminze ein hübscher Blickfang.

erleichtert die pochenden Kopfschmerzen. Jetzt gönnen Sie sich noch etwas Ruhe. Entspannen Sie sich, dann haben Sie es bald überstanden.

Minzöl
Bei Kopfschmerzen, zum Einreiben der Brust bei Schnupfen oder Verstauchungen. Ganz schnell und einfach können Sie sich Ihr Minzöl oder Salbe selbst herstellen.
Rezept: Nehmen Sie 100 g Lanolin oder Vaseline und geben acht Tropfen reines ätherisches Pfefferminzöl dazu, gut vermengen, fertig. Anwendung nicht für Kinder unter sieben Jahren.

Reis *Oryza sativa*

Die Reispflanzen zählen zur Familie der Süßgräser und wuchsen daher ursprünglich auf trockenem Boden. Erst im Laufe der Jahre entwickelte sich die heute uns bekannte Reispflanze, die sumpfigen Boden und tropisch warmes Klima bevorzugt.

Gewichtsregulierung mit einem Reistag

Ungesalzener Reis entwässert. Als Entlastungstag oder bei Übergewicht kann es hilfreich sein, einmal in der Woche einen Reistag einzulegen.
Kochen Sie morgens 200 g Vollwertreis ab, ergibt ca. 500 g fertigen Reis.
Morgens: 150 g gekochten Reis und 150 g Obst
Mittagessen: 150 g gekochten Reis und 200 g gedämpftes Gemüse
Abends: 200 g gekochten Reis mit glutamatfreier Gemüsebrühe
Achten Sie auf eine ausreichende Trinkmenge.

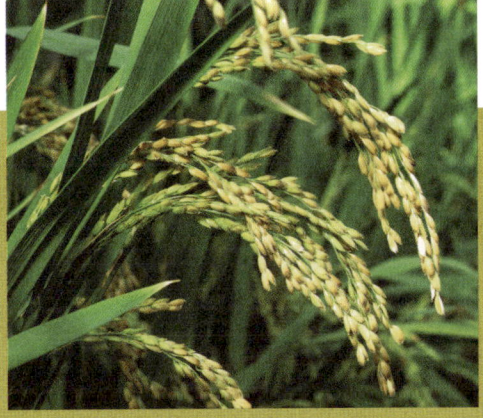

VERWENDETE PFLANZENTEILE
Reissamen (Reiskörner)

INHALTSSTOFFE
Kohlenhydrate, Mineralstoffe, Proteine, Vitamine. Ungeschälter Reis enthält mehr Vitamine und Mineralstoffe als geschälter Reis.

WIRKUNG
Entwässernd, stoffwechselanregend. Vollkornreis ist durch den Anteil an B-Vitamin sehr gesund für Haut, Haare und Nägel. Reis wird leicht verdaut und eignet sich daher zur Krankenkost bei Verdauungsproblemen. Die Kohlenhydrate bestehen aus Stärke und werden vom Körper sehr gut verwertet. Cholesterinfrei, Ballaststoffreich.

VERWENDUNG
Bei krankhaftem Übergewicht (Adipositas), Völlegefühl, Magenschwäche, Wassereinlagerungen, Entschlackung, in der Küche

DENKEN SIE DARAN
Unklare Beschwerden oder Menstruationsprobleme sollten medizinisch abgeklärt werden.

Ringelblume *Calendula officinalis*

Der geringelte Samen gab ihr den Namen. Einmal im Garten ausgesät, vermehrt sich die Ringelblume rasch von ganz allein. Ihre Blüten leuchten von Hellgelb bis dunklem Orange in den Monaten Juni bis Oktober. Die einjährige Ringelblume darf in keinem Naturgarten fehlen.

Ringelblumentee

Meist werden die leuchtenden Blütenblättchen nur als Schmuckbeigabe für Teemischungen verwendet.
Bei Periodenschmerzen jedoch sollte acht Tage vor dem planmäßigen Einsatz der Monatsblutung eine Tasse reiner Ringelblumentee täglich getrunken werden. Ringelblumen wirken krampflösend und auf die Periode regulierend.
Rezept: 1 TL Ringelblumenblüten mit 250 ml kochendem Wasser überbrühen, zugedeckt zehn Minuten ziehen lassen und abseihen.

Krampfadern

Bei schmerzenden Krampfadern können Sie mit dem abgekühlten Tee ein Leinentuch tränken und zur Linderung auf die schmerzenden Beine legen.

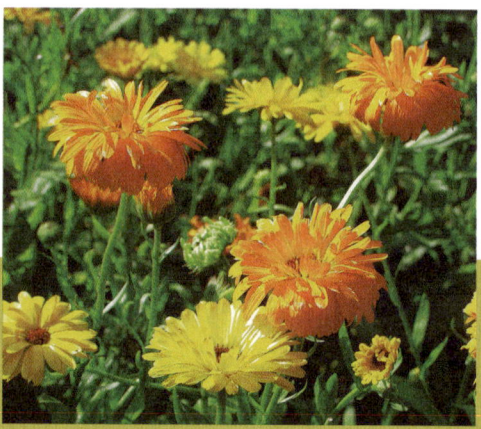

ERNTE
Blütenblätter von Juni bis Oktober

INHALTSSTOFFE
Ätherisches Öl, Saponine, Glykoside, Bitterstoffe, Schleimstoffe, Flavonoide

WIRKUNG
Entzündungshemmend, antiviral, antimykotisch, zusammenziehend, krampflösend, pflegend, leichte Östrogenwirkung

VERWENDUNG
Bei unreiner Haut, Periodenschmerzen, Krampfadern, bei Nagelbettentzündung, Fußpilz, Herpes sowie kleineren Wunden

DENKEN SIE DARAN
• Unklare Beschwerden oder Menstruationsprobleme sollten medizinisch abgeklärt werden.
• Nicht bei zu starker Monatsblutung
• Nicht in der Schwangerschaft

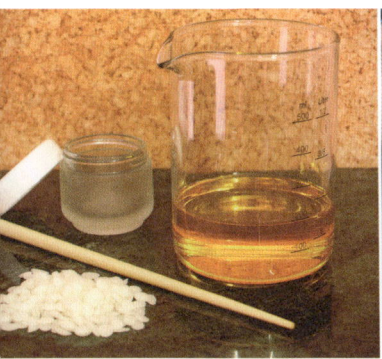 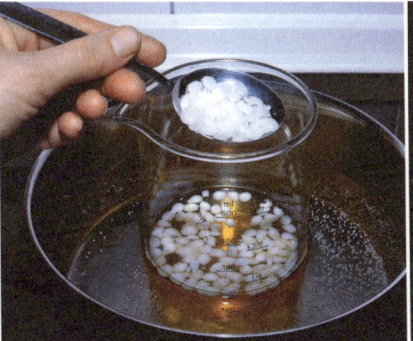 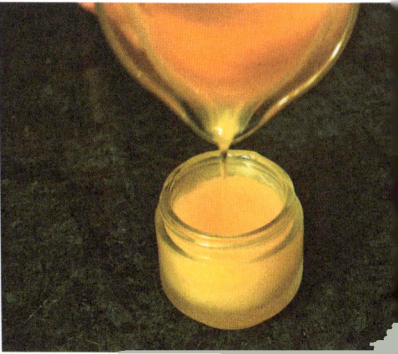

Utensilien zur Salbenherstellung

Bienenwachs verleiht eine cremige Konsistenz

Abfüllen des Endproduktes in das Salbengefäß

Waschung
Eine Waschung mit dem auf Seite 136 beschriebenen, abgekühlten Tee hilft bei unreiner Haut.

Ringelblumenöl
Bei Periodenschmerzen, rheumatischen Schmerzen oder Blähungen kann eine sanfte Massage mit Ringelblumenöl die gewünschte Entspannung bringen.
Rezept: Abgezupfte Ringelblumenblüten im Verhältnis 1:10 mit Weizenkeimöl in ein gut verschließbares Glas geben und für zwei Wochen an einen warmen Ort stellen. Abfiltern und in kleine dunkle Flaschen abfüllen.

Ringelblumensalbe
Aus der Ringelblume können hübsche Sträuße und Tischdekorationen, wertvolle Cremes, Tinkturen und Salben hergestellt werden. Meine Urgroßmutter stellte aus Schweineschmalz und Ringelblumen eine Salbe her, die sie für ihre Knie verwendete, wenn sie schmerzten. Schweineschmalz begeistert mich nicht so sehr, ich verwende Lanolin oder Weizenkeimöl mit Bienenwachs.

Rezept: 200 ml des beschriebenen Ringelblumenöls in einem hitzebeständigen Glas im Wasserbad erwärmen, 3 EL Bienenwachs dazugeben, unter ständigem Rühren schmelzen lassen. In vorbereitete Salbendosen abfüllen und beschriften.

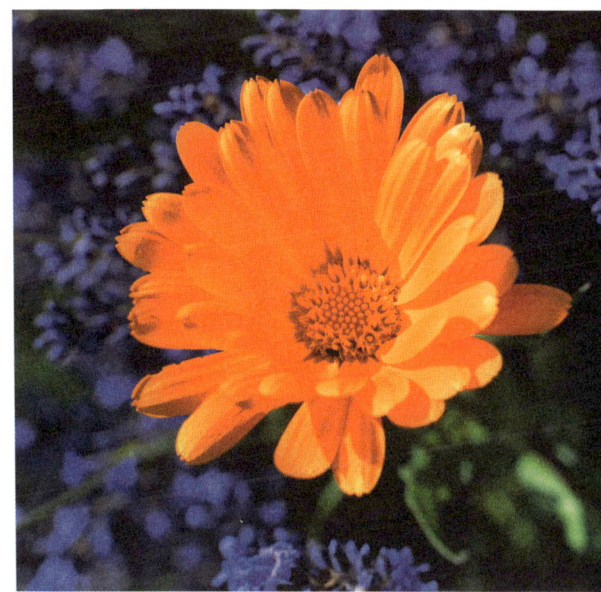

Meinen Ringelblumen im Garten danke ich für ihre pflegende und heilende Wirkung.

Rose, Apothekerrose *Rosa gallica*

Seit einem Jahr bin ich die stolze Besitzerin einer echten Medizinrose, wie es im Schwäbischen so schön heißt. Ich bekam sie von einem bekannten Rosenzüchter geschenkt. Ihre roten Blüten entfalten in der warmen Sommerluft einen betörenden Duft und ich musste mit ihr gleich meine Rezeptideen ausprobieren. Zum Glück blühte sie in ihrem ersten Sommer bereits erstaunlich üppig.

Rosenöl
Für schöne zarte Haut, zur Entspannungsmassage
Rezept: Getrocknete Rosenblätter im Verhältnis 1:10 mit Weizenkeimöl in ein gut verschließbares Glas geben. Für zehn Tage an einen warmen Ort stellen. Während dieser Zeit muss das Glas immer wieder geschüttelt werden, damit sich die Inhaltsstoffe gut mit dem Trägeröl vermengen und sich die Blättchen immer wieder neu mit Öl überziehen, so kann Fäulnis vermieden werden. Nach zehn Tagen abfiltern und in kleine dunkle Flaschen abfüllen.

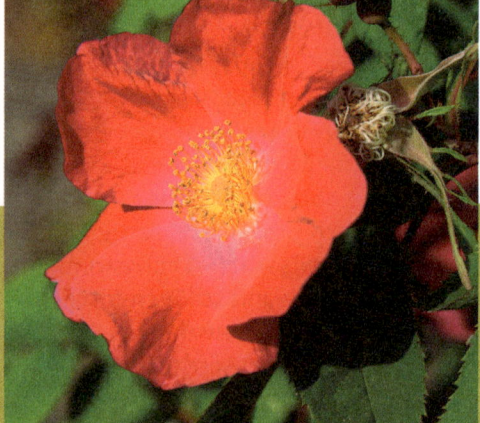

ERNTE
Die geöffneten Blütenblätter müssen behutsam gepflückt werden, da zu starker Druck mit den Fingern unschöne Druckstellen verursachen kann. *Rosa gallica* ist von der Wildsammlung ausgenommen, man muss sie im Garten anpflanzen.

INHALTSSTOFFE
Ätherisches Öl, Terpene

WIRKUNG
Pflegend, zusammenziehend, antidepressiv, entzündungshemmend

VERWENDUNG
Bei unreiner und gereizter Haut, als Kosmetik, zur Entspannung

DENKEN SIE DARAN
• Unklare Beschwerden oder Menstruationsprobleme medizinisch abklären

Rezepte

Rosenzucker

Feiner, weißer Zucker im Wechsel mit getrockneten Rosenblüten in ein Glas schichtweise einfüllen und gut verschließen. So geben die ätherischen Öle ihr wohlriechendes Aroma an den Zucker ab. Jetzt haben Sie rasch einen Rosenzucker zur Hand, um Tees, Gebäck oder andere Speisen zu aromatisieren. Sie brauchen ihn nur noch abzusieben.

Rosenlimonade

Zwei Handvoll der duftenden Rosenblütenblätter ernten. 1 l Wasser mit 100 g Zucker aufkochen und abkühlen lassen, den Saft von zwei Zitronen und die frischen Rosenblüten dazugeben. Zugedeckt für ca. vier Stunden stehen lassen, Rosenblütenblätter abseihen, eventuell noch etwas Zucker dazugeben, je nach Geschmack. Fertig ist ein fruchtig blumiger Erfrischungstrunk. In einem Glaskrug mit schönen frischen Rosenblüten und einer langen Zitronenschale garniert servieren.
Kleiner Extratipp: Die Gläser vor dem Servieren mit einem hübschen Zuckerrand versehen, Ihre Gäste werden begeistert sein.

Rosenbad

Für schöne Stunden zum Träumen. Wenn Sie einmal richtig entspannen möchten, dann gönnen Sie sich ein Bad aus Ihrem Rosenöl.
Rezept: Badewasser einlaufen lassen, 2 EL des Rosenöls mit einem Glas Vollmilch dazugeben. Der herrliche Rosenduft und das samtweiche Gefühl Ihrer Haut lässt Sie den ganzen Stress des Alltags vergessen. Ich liebe es, wenn noch ein paar frische Rosenblütchen auf der Wasseroberfläche treiben. Ist das nicht märchenhaft?

Rosensalbe

Bei unreiner Haut und für besonders schöne Momente der Pflege
Rezept: 200 ml des oben beschriebenen Rosenöls in ein hitzebeständiges Glas geben und im Wasserbad erwärmen. Mit 3 EL Bienenwachs zur gewünschten Salbenkonsistenz rühren und in schöne Schmucktiegel abfüllen, denn diese Salbe ist besonders kostbar.

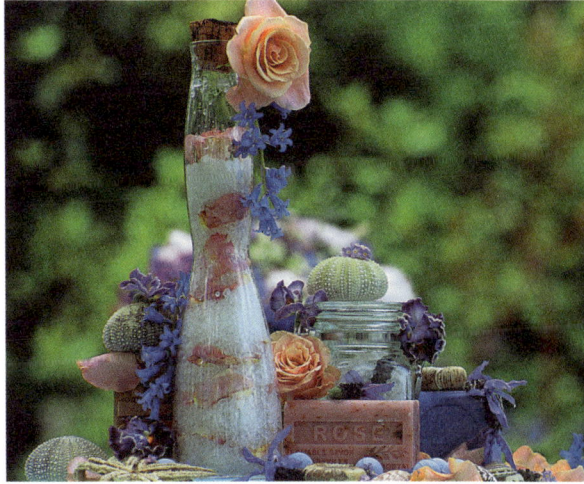

Ein hübsches Geschenk ist in Flaschen geschichtetes Meersalz im Wechsel mit frischen Rosenblüten.

Rotklee *Trifolium pratense*

Bis in den Herbst hinein erfreuen uns die roten Kleeblüten. Als Kinder suchten wir oft nach dem glücksbringenden, vierblättrigen Kleeblatt. Wollten wir uns besonders hübsch machen, flochten wir uns hübsche Haarkränze.

Salbe
Schmerzende, spannende Brüste damit einreiben, nicht in der Stillzeit
Rezept: 100 g Lanolin in einem hitzebeständigen Gefäß im Wasserbad schmelzen, 12 Kleeblüten dazugeben, 20 Minuten ziehen lassen. Von der Herdplatte nehmen, abkühlen lassen, zugedeckt bis zum nächsten Tag bei Zimmertemperatur stehen lassen. Am nächsten Tag die Masse noch einmal im Wasserbad erwärmen, wiederum 20 Minuten ziehen lassen. Abfiltern, abgekühlt in Salbentöpfe abfüllen, beschriften. Fertig!

Tee
Bei Wechseljahresbeschwerden, zur Vorbeugung gegen Osteoporose, bei spannenden Brüsten, Ausfluss, Durchfall, Bronchitis, Schleimhautentzündung, trockenen Schleimhäuten
Rezept: Vier getrocknete Blütenköpfe mit 250 ml kochendem Wasser überbrühen, 15 Minuten ziehen lassen und abseihen. Bis zu zwei Tassen täglich kurmäßig trinken.

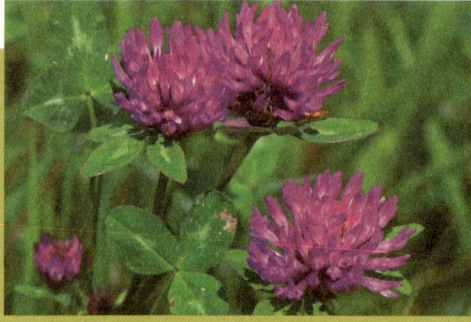

ERNTE / VERWENDETE PFLANZENTEILE
Getrocknete Rotkleeblüten aus dem Reformhaus, Fachhandel oder der Apotheke.

INHALTSSTOFFE
Provitamin A, Gerbstoffe, Glykoside, Phenole, Isoflavone

WIRKUNG
Zusammenziehend und hormonähnlich. Rotklee besitzt eine östrogenartige Wirkung.

VERWENDUNG
Bei Wechseljahresbeschwerden, zur Vorbeugung gegen Osteoporose, bei spannenden Brüsten, Ausfluss, bei Durchfall, Bronchitis, Schleimhautentzündung, in der Küche

DENKEN SIE DARAN
• Nicht während der Schwangerschaft oder Stillzeit
• Unklare Beschwerden oder Menstruationsprobleme medizinisch abklären

Salbei *Salvia officinalis*

Salbei kann bis 60 cm hoch werden. Ein regelmäßiger Rückschnitt verhindert das Verholzen der Stängel. Seine Blütenpracht entfaltet er in den Monaten Juni bis August. An heißen, trockenen Sommertagen enthalten seine Blätter einen hohen Anteil an ätherischem Öl.

Salbeitee
Bei Menstruationsbeschwerden, Pubertät, Hitzewallungen während der Wechseljahre, Magen-Darmbeschwerden, Zahnfleischentzündungen, Halsschmerzen

Rezept: 1 TL Salbeiblätter mit 250 ml kochendem Wasser überbrühen, zehn Minuten ziehen lassen und abseihen.
Bei Schweißattacken, während den Wechseljahren oder in der Pubertät machen wir uns seine schweißregulierende Wirkung zunutzen und trinken eine Tasse kalten Salbeitee.

Salbeiöl
Zum Einreiben der Stirn (nur äußerlich) und dem Wangenbereich (Jochbogen) bei Nasennebenhöhlenentzündung,

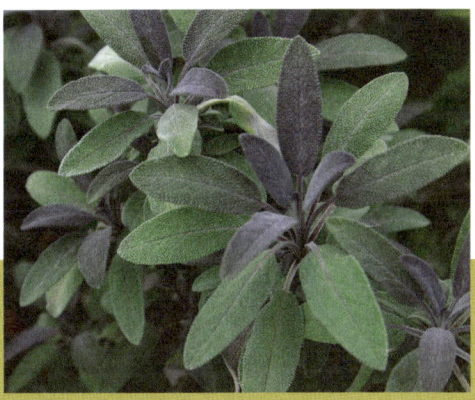

ERNTE
Blätter vor der Blüte

INHALTSSTOFFE
Ätherische Öle (Thujon), Bitter-, Gerbstoffe

WIRKUNG
Schweißregulierend, entzündungshemmend, zusammenziehend, östrogenartig, antiseptisch, milchsekretionshemmend, menstruationsfördernd

VERWENDUNG
Bei Menstruationsbeschwerden, in der Pubertät, bei Hitzewallungen während der Wechseljahre, bei Magen-Darmbeschwerden, Zahnfleischentzündungen, Halsschmerzen, Nasennebenhöhlenentzündung

DENKEN SIE DARAN
• Nicht während der Schwangerschaft und Stillzeit, da Salbei milchreduzierend wirkt. Wegen des Thujongehalts nicht überdosieren.
• Unklare Beschwerden oder Menstruationsprobleme sollten medizinisch abgeklärt werden.

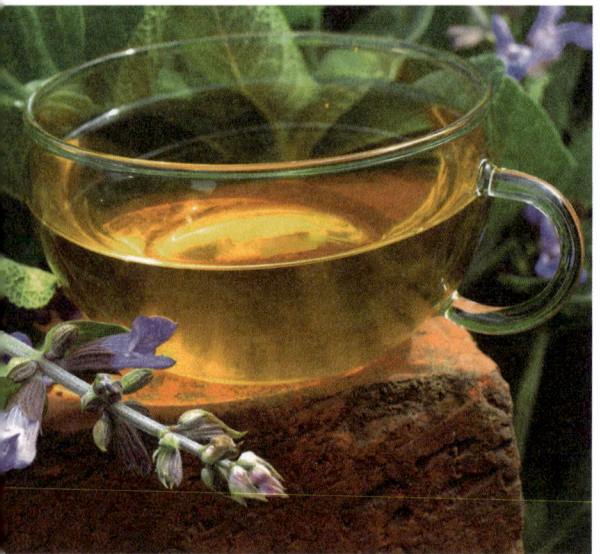

Salbei steht uns Frauen während der Wechseljahre hilfreich zur Seite.

bei Schnupfen sowie rheumatischen Schmerzen.
Rezept: Frische Salbeiblätter zusammen mit Weizenkeimöl im Verhältnis 1:10 gut verschlossen in ein hitzebeständiges Glas geben. Kaltes Wasser in einen Topf geben und für das Glas auf den Topfboden ein Gitter legen, damit es beim Erhitzen später nicht zerspringt. Das mit Salbeiöl gefüllte Glas in das kalte Wasserbad stellen und langsam zum Kochen bringen. Dann bei geringer Temperatur 20 Minuten sanft weiterkochen lassen. Nach 20 Minuten den Topf von der Herdplatte ziehen und abkühlen lassen.

Salbe
Zum Einreiben der Brust, Stirn oder des Wangenbereichs (Jochbogen) bei Nasennebenhöhlenentzündung, bei Schnupfen sowie zum Einreiben bei rheumatischen Schmerzen.

Rezept

Salbei-Schinken Fladen

Hefeteig zubereiten: Für zwei Fladen 500 g Mehl Type 405, zwei Päckchen Trockenhefe, 1 EL Salz, Wasser je nach Bedarf.
Den Teig an einem warmen Ort gehen lassen, bis er sich verdoppelt hat.
Für den Belag 250 g Schinkenscheiben in feine Würfel schneiden und zwei große Zwiebeln würfeln. Zehn frische Blättchen Salbei waschen und in feine Streifen schneiden. Olivenöl in einer Pfanne erhitzen, Zwiebelwürfel dazugeben, andünsten, Salbeistreifen dazugeben und kurz mitdünsten.
Den Backofen auf 200 °C vorheizen. Zwei runde Kuchenbleche einfetten und mit dem Hefeteig auslegen. Die Schinkenwürfel darauf verteilen, pro Kuchenblech je eine Knoblauchzehe auspressen und mit der gedünsteten Salbei-Zwiebelmasse auf dem Kuchen verteilen. 200 g Emmentaler reiben und verteilen. Im vorgeheizten Backofen bei 180 °C backen, bis der Käse goldbraun und knusprig ist.

Salbe und Öl haben die gleiche Wirkung und können je nach persönlichen Vorlieben gleichermaßen verwendet werden.
Rezept: 200 ml des beschriebenen Öls in ein hitzebeständiges Glas geben, im Wasserbad erwärmen und mit 3 EL Bienenwachs zu einer homogenen Salbe verrühren. In Salbendosen abfüllen und beschriften.

Schafgarbe *Achillea millefolium*

Die weißen Doldenblüten erscheinen von Juni bis September. Bei den Chinesen wurden die Stängel der Schafgarbe als Orakel für das I Ging, dem Buch der Wandlungen verwendet.

Schafgarbenöl

Wenn Sie dieses Öl etwas erwärmen und sich damit bei periodenbedingten Unterleibsschmerzen sanft den Unterbauch massieren, kann es Schmerzen lindern.
Auch bei rheumatischen Schmerzen kann das Schafgarbenöl eingesetzt werden, um die schmerzenden Bereiche zu massieren.
Rezept: Frische Schafgarbenblätter und -Blüten mit Olivenöl im Verhältnis 1:10 in ein Glas geben. Gut verschlossen für vier Wochen an einen warmen Ort stellen und abfiltern. Das Öl in kleine dunkle Flaschen abfüllen und beschriften.

Schafgarbensalbe

Bei Hämorrhoiden
Rezept: 200 ml des beschriebenen Öls in ein hitzebeständiges Glas geben und im Wasserbad erwärmen. Mit 3 EL Bienenwachs zu einer schönen homogenen Salbe rühren. In Salbentiegel abfüllen. Bei Bedarf bis zu zweimal täglich salben.

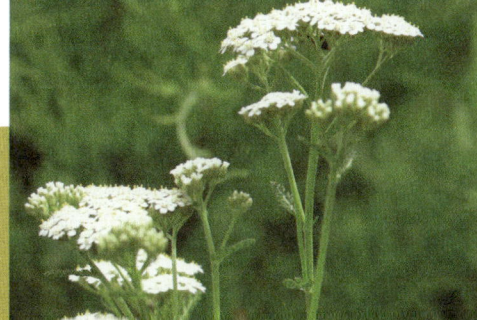

ERNTE
Obere Blätter und Blüten zur Blütezeit

INHALTSSTOFFE
Ätherisches Öl, Gerbstoffe, Bitterstoffe, Flavonoide, Mineralstoffe

WIRKUNG
Entzündungshemmend, krampflösend, zusammenziehend, menstruationsregulierend, appetitanregend

VERWENDUNG
Bei periodenbedingten Unterbauchschmerzen, unregelmäßiger Monatsblutung, Ausfluss, unreiner Haut sowie Hämorrhoiden, bei magenbedingten Kopfschmerzen, Magen-Darmproblemen, nervösem Reizmagen, rheumatischen Schmerzen

DENKEN SIE DARAN
• Nicht während der Schwangerschaft
• Unklare Beschwerden oder Menstruationsprobleme medizinisch abklären

Sesam *Sesamum indicum*

Vitamin E und Folsäure sind wichtig für eine schöne Haut. Es lohnt sich als Frau vorbeugend gegen Osteoporose Nahrungsmittel zu sich zu nehmen, die reich an Calcium und an pflanzlichen Östrogenen sind. Das Calcium lagert sich in den Knochen ein und verleiht ihnen die nötige Stabilität.

Verwöhnmaske
Sesamöl pflegt die Haut, macht sie weich und geschmeidig.
Rezept: 1 EL Sesamöl mit einem Eigelb in einer kleinen Schüssel verrühren. Mit einem Pinsel die wohltuende, entspannende und pflegende Öl-Eigelb-Maske auf das zuvor gereinigte Gesicht auftragen. Fünf Minuten einwirken lassen, mit lauwarmem Wasser abwaschen. Danach benötigen Sie keine weitere Creme, Ihr Gesicht fühlt sich durch das pflegende Sesamöl ganz weich und seidig an. In der ayurvedischen Schönheitsmedizin wird Sesamöl gerne zur Selbstmassage und gegen Alterserscheinungen verwendet.

VERWENDETE PFLANZENTEILE
Sesamsaat; in Lebensmittelläden erhältlich

INHALTSSTOFFE
Reich an ungesättigten Fettsäuren sowie Mineralstoffen, Vitamin E, Proteine, Folsäure

WIRKUNG
Milchsekretionssteigernd, pflegend und nährend für die Haut

VERWENDUNG
Für Stillende zur Unterstützung des Milchflusses. Sesamsaat und Sesamöl für die Küche und in der Kosmetik sowie zur Gesunderhaltung des Knochenskeletts.

DENKEN SIE DARAN
• Die rohe Sesamsaat ist giftig, sie muss immer für mindestens fünf Minuten geröstet oder gekocht werden. Beim Rösten fängt die Sesamsaat an zu knallen und hüpfen, Vorsicht, dass Sie sich nicht verbrennen.
• Unklare Beschwerden oder Menstruationsprobleme sollten medizinisch abgeklärt werden.

Sojabohne *Glycine max*

Wie unsere einheimischen Bohnen entwickeln die Pflanzen bis zu 2 m lange Ranken, die sich an einem Pfahl hochschlängeln. Ihre lilafarbenen Blüten wirken sehr zierend. Aus der Sojabohne werden viele Fertigprodukte hergestellt, so dass ihr Einsatz in der Küche sehr vielseitig ist. Achten Sie beim Kauf auf Ware aus biologischem Anbau.

Für uns Frauen eignen sich Produkte aus Soja zur Vorbeugung gegen die typischen Frauenbeschwerden. In asiatischen Ländern haben die Frauen wesentlich weniger Probleme mit Wechseljahresbeschwerden.

Sojakeimlinge
Sie werden hergestellt aus den grünen Mungbohnen (erhältlich in Asialäden oder Supermarkt als Mungbohnenkerne) und passen zu vielen Gerichten. Sie dürfen nicht roh verzehrt werden, mindestens fünf Minuten kochen lassen.

Sojareismilch
Sojareismilch ist sehr lecker, leicht und cholesterinfrei. Ihre natürliche Süße erhält sie aus der Fermentierung des Reises.

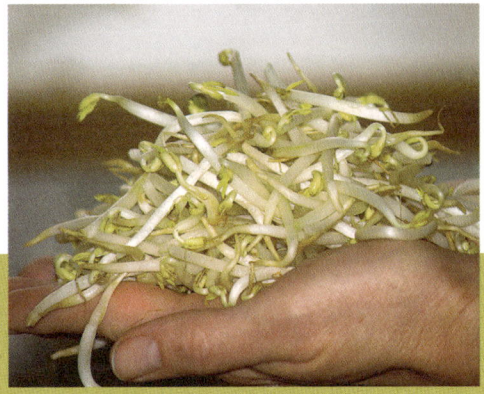

VERWENDETE PFLANZENTEILE
Samen/Bohnen. Wie bei unserer Bohne dürfen die Samen nicht roh verzehrt werden. Erhältlich sind sie in der Asiaabteilung von Märkten und im Naturkostladen.

INHALTSSTOFFE
Fette, Öle, Lecithin, Mineralstoffe, Vitamine, Isoflavone (ähneln den Östrogenen) und Cumestrol

WIRKUNG
Soja gehört zu den hormonaktiven Pflanzen, sie haben auf den Körper eine östrogenartige Wirkung.

VERWENDUNG
Zur Vorbeugung gegen Osteoporose, bei Stoffwechselproblemen, Kreislaufschwäche, in der Küche

DENKEN SIE DARAN
• Sojamilch als Milchersatz bei Allergien oder Milchunverträglichkeit.
• Unklare Beschwerden oder Menstruationsprobleme medizinisch abklären
• Nicht während der Schwangerschaft

Taubnessel, Weiße *Lamium album*

Als ich noch klein war, sammelten wir von April bis Oktober die kleinen Lippenblüten der Weißen Taubnessel und sogen den süßen Nektar heraus. Früher konnte ich das machen, die Wiesen waren weitgehend ungedüngt. Heute ist es nicht mehr ratsam. Zu finden ist die Weiße Taubnessel überall dort, wo sich auch die Brennnessel wohlfühlt, z. B. an Wegesrändern, Zäunen, Mauern und an lichten Wald- oder Heckenrändern. Die Weiße Taubnessel ist mehrjährig, kann bis zu 50 cm hoch werden und ähnelt stark der Kleinen Brennnessel.

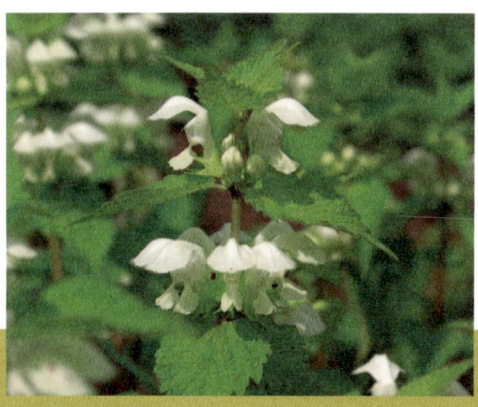

Tee
Bei Regelschmerzen oder Weißfluss
Rezept: 2 gestrichene TL getrocknete Taubnesselblüten mit 250 ml kochendem Wasser überbrühen, fünf Minuten ziehen lassen und abfiltern. Zum Trinken den Tee auf Körpertemperatur abkühlen lassen. Täglich zweimal eine Tasse.

ERNTE
Obere Triebspitzen während der Blüte oder Blüten ohne Blütenkelch

TROCKNUNG
Zusammengebunden zu dünnen Büscheln oder ausgebreitet auf einem mit einem Leinentuch ausgelegten Trockengitter an einem luftigen, trockenen, schattigen Platz.

INHALTSSTOFFE
Gerbstoffe, Schleimstoffe, Glykoside, ätherisches Öl, Saponine

WIRKUNG
Zusammenziehend, die Schleimstoffe wirken auf die Schleimhäute schützend.

VERWENDUNG
Bei periodenbedingten Unterleibsschmerzen kurz vor dem Einsatz der Periodenblutung, bei Krampfadern, Weißfluss, unreiner Haut, bei Schnupfen, Halsentzündung, Blähungen, Völlegefühl, zu stark fettendem Haar

DENKEN SIE DARAN
• Nicht während der Schwangerschaft
• Unklare Beschwerden oder Menstruationsprobleme medizinisch abklären

Sitzbad
2 EL getrocknetes Taubnesselkraut mit 2 l kochendem Wasser übergießen, fünf Minuten ziehen lassen und abfiltern. Anschließend auf Körpertemperatur abkühlen lassen.
Begießen Sie damit die Scheide, während Sie auf der Toilette sitzen oder bereiten Sie sich ein Sitzbad. Verwenden Sie für das Sitzbad eine kleine Wanne.

Gesichtswasser gegen zu fettige Haut
1 EL getrocknetes Taubnesselkraut und zwei unbehandelte Zitronenschnitze mit 2 l Wasser zugedeckt aufkochen und fünf Minuten ziehen lassen. Danach abfiltern und abgekühlt verwenden.
Das Gesicht mit diesem Wasser ohne Verwendung von Seife mit einem etwas raueren Waschhandschuh gefühlvoll waschen. Abschließend das Gesicht mit einem Frotteetuch nur trockentupfen und mit einer geeigneten Gesichtscreme pflegen.

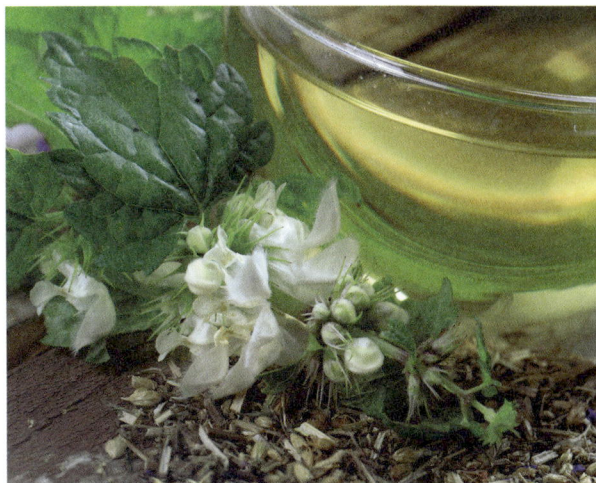

Die Weiße Taubnessel ist eine wertvolle Pflanze, speziell für uns Frauen.

Haarshampoo bei fettigem Haar
1 l destilliertes Wasser in einem großen Topf zum Kochen bringen.
Einen halben Liter des destillierten und zuvor abgekochten Wassers benötigen Sie für den Taubnesselaufguss. Hierfür nehmen Sie eine Handvoll getrocknetes Taubnesselkraut, übergießen es und lassen es 20 Minuten zugedeckt ziehen. Danach durch einen Kaffeefilter abfiltern. In den restlichen halben Liter des kochenden Wassers werden 100 g Haushaltsschmierseife aufgelöst und unter ständigem Rühren 15 Minuten lang sanft gekocht. Dann geben Sie zu der Seifenlösung 20 g Pottasche und den Aufguss aus dem Taubnesselkraut dazu. Das Ganze ca. 70 Minuten einkochen lassen. Das Shampoo hat die richtige Konsistenz, wenn es stark aufschäumt. Etwas abkühlen lassen und in die dafür vorgesehenen Flaschen abfüllen.

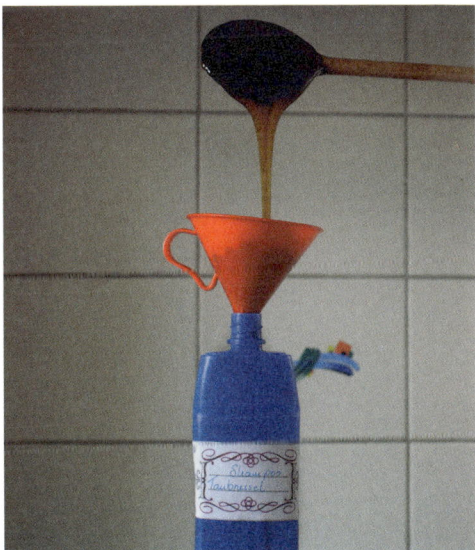

Selbst gemachtes Taubnessel-Shampoo wird in seine Flasche abgefüllt.

Wiesenknopf, Großer

Sanguisorba officinalis

Der Große Wiesenknopf wächst auf feuchten Wiesen. Er kann mit seinen langen, dünnen Blütenstängeln bis zu 90 cm hoch werden. Sehr auffällig sind seine tiefroten kugeligen, etwa 2 cm langen Blütenköpfchen, die uns selbst in einer bunten Wildwiese sofort auffallen.

Tinktur
Bei zu starker Monatsblutung, Hämorrhoiden und medizinisch abgeklärten, unklaren Unterleibsblutungen. Tinktur in Apotheken erhältlich. Einnahme nach medizinischer Anweisung oder Beipackzettel.

Tee
Bei Hämorrhoiden und zu starker Monatsblutung. Bei Bedarf bis zu zwei Tassen täglich. Bei Hämorrhoiden den abgekühlten Tee mit einem Wattebausch auftragen.
Rezept: 1 TL getrocknete Blätter mit 250 ml kochendem Wasser überbrühen, fünf Minuten ziehen lassen, abseihen.

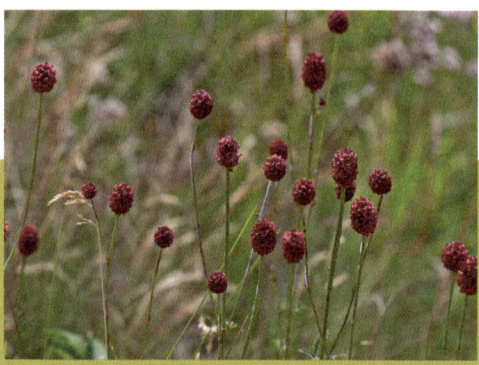

ERNTE
Blätter während der Blütezeit von Juni bis September, Wurzeln im Herbst

TROCKNUNG
Die Wurzel wird gewaschen, geschält, zerkleinert und mit Hilfe eines Dörrapparates getrocknet; Blätter (siehe Seite 81)

INHALTSSTOFFE
Flavonoide, Glycerin, Gerbstoffe, Saponine, Vitamin C

WIRKUNG
Zusammenziehend, antiseptisch, entzündungshemmend, blutstillend

VERWENDUNG
Bei zu starker Monatsblutung, Hämorrhoiden sowie Nasenbluten

DENKEN SIE DARAN
• Wegen der Gerbstoffe nicht überdosieren, dies kann zu einer Magenreizung führen.
• Unklare Beschwerden oder Menstruationsprobleme medizinisch abklären
• Nicht während der Schwangerschaft

Ysop

Hyssopus officinalis

Ysop liebt es sehr warm, dennoch ist er winterhart. Bei guter Pflege kann der verholzende, mehrjährige Halbstrauch bis zu 60 cm groß werden. Seine Blütezeit ist von Juli bis September, in der er zahlreiche Bienen anlockt.

Tee
Bei Blasenproblemen, spärlicher Monatsblutung, Magen-Darmproblemen, Appetitmangel, Blähungen, Atemwegserkrankungen, Hautproblemen
Rezept: 1 TL getrocknetes Ysopkraut mit 250 ml siedendem Wasser übergießen, zugedeckt fünf Minuten ziehen lassen und abseihen.
Bei Bedarf bis zu zwei Tassen täglich trinken.

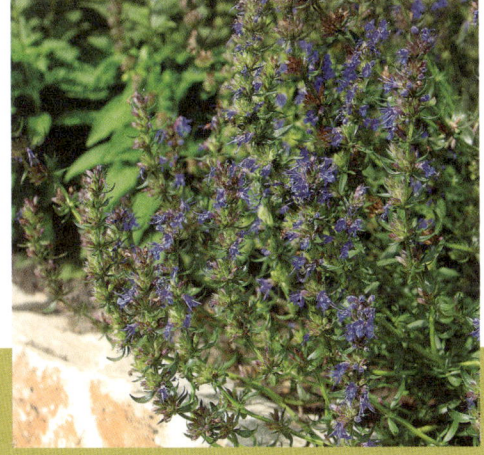

ERNTE
Die zarten blühenden, oberen Triebspitzen während der Blüte

TROCKNUNG
Als dünne Bündel an einem luftigen, schattigen, trockenen Plätzchen oder auf einem Leinentuch (siehe Seite 81)

INHALTSSTOFFE
Ätherische Öle, Gerbstoffe, Bitterstoffe, Glykoside, Flavonoide

WIRKUNG
Beruhigend, kräftigend, schleimlösend, krampflösend, harntreibend

VERWENDUNG
Bei Blasenproblemen, spärlicher Monatsblutung, übermäßigem Schwitzen, bei Magen-Darmproblemen, Appetitmangel, Blähungen, Atemwegserkrankungen, Hautproblemen, in der Küche

DENKEN SIE DARAN
• Nicht während der Schwangerschaft, darf nicht überdosiert werden, nicht über einen längeren Zeitraum einnehmen.
• Unklare Beschwerden oder Menstruationsprobleme medizinisch abklären

Zitronenmelisse *Melissa officinalis*

Einmal in den Garten gepflanzt, erfreut die mehrjährige Zitronenmelisse uns ein Leben lang. Zum Glück, denn aus ihr lässt sich so manches Wunderbare, Hilfreiche und Wohlschmeckende herstellen. Während ihrer Blütezeit von Juni bis August ist sie mit ihren vielen kleinen, unscheinbaren Lippenblütchen eine regelrechte Bienenweide.

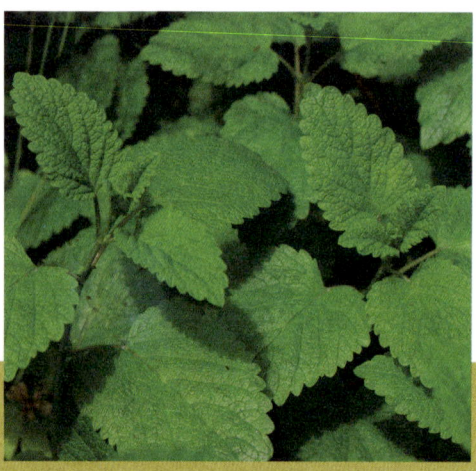

Melissentinktur
Bei Menstruationsschmerzen, Nervosität, Schlafstörungen, Bauchschmerzen
Rezept: An einem warmen Tag zur Mittagszeit die Sprossteile ernten, mit einer Schere etwas zerkleinern und zusammen mit einem 38 %igen Weinbrand im Verhältnis 1:10 in ein gut verschließbares Glas geben. Nun für drei Wochen an einen warmen Ort stellen,

ERNTE
Blätter oder Sprossteile vor der Blütezeit.

TROCKNUNG
Die geernteten Sprossteile zu dünnen Bündeln zusammengebunden oder die bereits abgezupften und verlesenen Blättchen; auf einem mit einem Leinentuch ausgelegten Trockengitter, an einem luftigen, trockenen, sonnenfreien Platz.

INHALTSSTOFFE
Ätherische Öle, Bitterstoffe, Gerbstoffe

WIRKUNG
Krampflösend, entspannend, beruhigend, antiviral

VERWENDUNG
Bei Menstruationsschmerzen, Nervosität, Schlafstörungen, gereizter Haut, spröden Lippen, bei Bauchschmerzen, nervlich bedingtem Bluthochdruck

DENKEN SIE DARAN
• Unklare Beschwerden oder Menstruationsprobleme sollten medizinisch abgeklärt werden.
• Nicht während der Schwangerschaft

danach in kleine dunkle Flaschen abfiltern und beschriften. Bei Bedarf fünf Tropfen auf einem Stück Zucker oder in Wasser einnehmen. Wenn Sie keinen Alkohol trinken möchten oder bei der Periode, nehmen Sie heißes Wasser zum Übergießen der Darreichungsmenge, abkühlen lassen.

Teemischung
Gegen Kopfschmerzen
Rezept: Zitronenmelisse und Pfefferminze zu gleichen Teilen mischen, 2 TL der Mischung mit 250 ml kochendem Wasser überbrühen, zugedeckt zehn Minuten ziehen lassen, abseihen.
Gönnen Sie sich eine Auszeit, achten Sie auf leichte, den Magen und den Kreislauf nicht belastende Kost, meiden Sie Käse.

Warme Tücher
Beruhigt die gereizte Haut, hilft bei unreiner Haut
Rezept: 1 EL Melisse mit 1 l kochendem Wasser überbrühen, fünf Minuten zugedeckt ziehen lassen, abseihen.
Lassen Sie das Melissenwasser etwas abkühlen, damit Sie sich nicht verbrennen. Tauchen Sie nun ein sauberes Leinentuch in den Melissenaufguss, gut auswringen. Testen Sie vorsichtig, ob die Temperatur auf Ihrer Gesichtshaut als angenehm empfunden wird, indem Sie das Tuch kurz an Ihre Wange halten oder Ihre Armbeuge damit berühren. Dort ist die Haut am empfindlichsten, wenn etwas zu warm sein sollte, bemerkt man es hier auf jeden Fall. Dieses warme Tuch behutsam auf das zuvor gereinigte Gesicht auflegen. Augen und Nase frei lassen. Kurz sanft andrücken, wegnehmen. Der Vorgang kann bis zu dreimal wiederholt werden. Danach das Gesicht mit einem trockenen Tuch abtupfen, mit einer milden Pflegecreme eincremen.

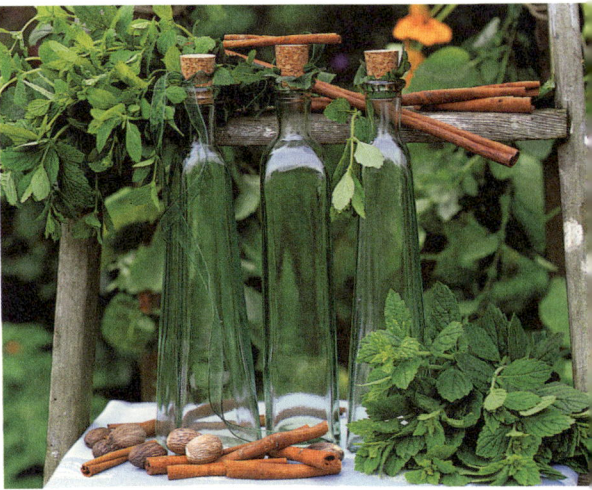

Aus Zitronenmelisse lassen sich auch leckere Getränke zubereiten.

Melissenöl
Bei empfindlicher, gereizter Haut, zur pflegenden Nachbehandlung von bereits verheilten Hautverletzungen sowie bei spröden Lippen.
Rezept: Frische Melissenblätter im Verhältnis 1:10 mit Weizenkeimöl in ein gut verschließbares Glas geben. Für zwei Wochen an einen warmen Ort stellen, abfiltern, in kleine dunkle Flaschen abfüllen und beschriften oder zu einer Salbe weiterverarbeiten.

Melissensalbe
Bei empfindlicher, gereizter Haut, zur pflegenden Nachbehandlung von bereits verheilten Hautverletzungen sowie bei spröden Lippen.
Rezept: 200 ml des oben beschriebenen Öls in einem hitzebeständigen Glas im Wasserbad erwärmen, mit 3 EL Bienenwachs unter ständigem Rühren zu einer cremigen Salbe verarbeiten und in Salbentöpfe abfüllen. Abschließend beschriften.

Zitronenverbene *Aloysia triphylla*

An heißen Tagen fühlen sich ihre lanzettlichen Blättchen, die sie im Herbst verliert, richtig klebrig an, jetzt enthalten sie besonders viel ätherisches Öl. Die Zitronenverbene liebt es warm, sonnig und windstill. Bei einem durchlässigen Boden und guter Pflege kann sie sich zu einem 1,50 m hohen Busch entwickeln, der uns Ende August mit kleinen weißen Blüten erfreut. Da die Zitronenverbene nicht winterhart ist, muss sie im Herbst von ihrem Sommerplatz im Freien Abschied nehmen. Ein letzter Rückschnitt und ab in den Keller, wo sie an einem kühlen, etwas dunklen Platz überwintert.

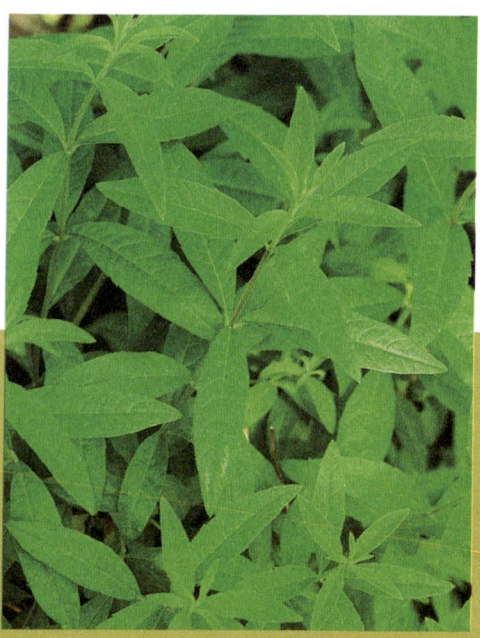

Tee
Das sehr kräftige Zitronenaroma der Verbene harmoniert besonders gut zu Minze. Der Tee schmeckt lecker, fördert den Appetit, löst Blähungen, lindert Kopfschmerzen und kann schlechte Laune vertreiben.
Rezept: Frische oder getrocknete Zitronenverbene und Minze zu gleichen Teilen

WIRKUNG
Beruhigend, schlaffördernd, blähungstreibend, appetitanregend

VERWENDUNG
Bei Wechseljahresbeschwerden wie Schlafstörungen, Stimmungsschwankungen und leichter Nervosität, bei Blähungen, Appetitmangel, in der Küche

ERNTE
Blätter von Frühjahr bis Herbst

INHALTSSTOFFE
Ätherisches Öl, Schleimstoffe, Glykoside

DENKEN SIE DARAN
• Unklare Beschwerden oder Menstruationsprobleme medizinisch abklären
• Nicht während der Schwangerschaft

Rezepte

Zitronenverbenen-Kekse

Teig:
200 g Mehl Type 405, fein gesiebt
200 g Haferflocken
200 g weiche Butter
200 g weißer Zucker
2 Päckchen echter Vanillezucker
2 große Eier
1 EL sehr fein gehackte Zitronenverbene
2 EL Kakaopulver
Glasur:
Puderzucker, 1 EL fein gehackte Zitronenverbene und etwas Zitronensaft für die Glasur
Alle Zutaten zu einem geschmeidigen Knetteig verarbeiten, 15 Minuten im Kühlschrank ruhen lassen. Auf einer mit Mehl bestäubten Arbeitsfläche mit Ausstechformen Kekse ausstechen. Im vorgeheizten Backofen bei 180 °C ca. zehn Minuten backen. Aus dem Ofen nehmen, abkühlen lassen und mit der Zitronenverbene-Puderzuckerglasur verzieren.
Die gebackenen Haferflocken, das Kakaoaroma und der Zitronengeschmack der Verbene harmonieren wunderbar miteinander.

Zitronenverbenen-(sirup)-Limo

Geben Sie 200 g frische gereinigte Zitronenverbeneblätter in ein großes Glas (nicht aus Metall) und Schnitze von drei unbehandelten, gereinigten Zitronen. Bringen Sie 2 l Wasser und 500 g Zucker zum Kochen. Wenn sich der Zucker ganz im Wasser gelöst hat, von der Herdplatte nehmen, abkühlen lassen und über die Zitronenverbeneblättchen gießen. Mit einem Tuch oder einem Teller das Gefäß abdecken und über Nacht stehen lassen (12 bis 15 Stunden). Dann abfiltern und servieren, mit kohlensaurehaltigem Mineralwasser verdünnen, fertig ist ein leckerer, fruchtiger und spritziger Erfrischungstrunk.

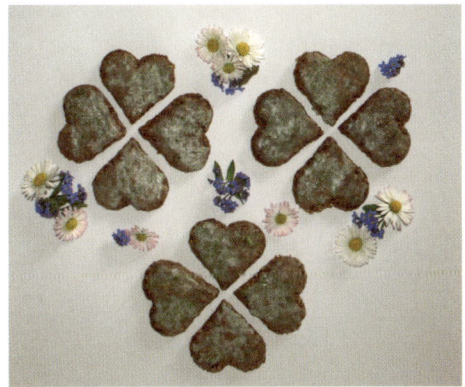

mischen. 2 TL der Mischung mit 250 ml kochendem Wasser überbrühen, zugedeckt zehn Minuten ziehen lassen, abseihen. In Ruhe genießen. Bei Bedarf bis zu zwei Tassen täglich.

Aromatischer Genuss für die Küche
Mit ihren klein geschnittenen Blättchen lässt sich ein fruchtig frischer Obstsalat aromatisch verfeinern.

Fertigpräparate

MÖNCHSPFEFFER *Vitex agnus-castus*

VERWENDETE PFLANZENTEILE
Früchte. Für eine geregelte, standardisierte Einnahme sind hier ebenfalls Fertigpräparate in Form von Tabletten oder als Tinktur aus Apotheke, Reformhaus und Fachhandel vorzuziehen.

INHALTSSTOFFE
Flavonoide, Alkaloide, Ätherisches Öl, Iridoide

VERWENDUNG
Bei Menstruationsproblemen, unregelmäßiger Periode, zu schwacher Monatsblutung, Unfruchtbarkeit, Wechseljahresproblemen wie Stimmungsschwankungen, Reizbarkeit, Migräne, unreiner Haut

DENKEN SIE DARAN
- Nicht während der Schwangerschaft
- Unklare Beschwerden oder Menstruationsprobleme medizinisch abklären

NACHTKERZE *Oenothera biennis*

VERWENDETE PFLANZENTEILE
Samen. In der Frauenheilkunde kommt es uns hauptsächlich auf das in den Samen enthaltene Öl an. Als Fertigpräparate sind in Apotheken, Reformhäusern und im Fachhandel Nachtkerzensamenölkapseln erhältlich, sie vereinfachen die konsequente und standardisierte Einnahme. Zur Pflege der Haut eignen sich Cremes die das Nachtkerzensamenöl enthalten.

INHALTSSTOFFE
Die Samen enthalten ungesättigte Fettsäuren und einen hohen Anteil Gamma-Linolensäure.

VERWENDUNG
Bei Menstruationsproblemen, Wechseljahresproblemen wie innere Unruhe, Schlafstörungen, Nervosität und bei unreiner oder trockener Haut, bei Schuppenflechte, Cholesterinprobleme, Durchfall, Ekzeme, Neurodermitis

DENKEN SIE DARAN
- Nicht während der Schwangerschaft und Stillzeit oder bei Epilepsie
- Unklare Beschwerden oder Menstruationsprobleme sollten medizinisch abgeklärt werden.

SILBERKERZE *Cimicifuga racemosa*

VERWENDETE PFLANZENTEILE
Wurzel. Standardisierte Fertigpräparate in Form von Tinktur oder Tabletten gibt es in Apotheken, Reformhäusern und im Fachhandel.

INHALTSSTOFFE
Cimicifugin, Gerbstoffe, Phytosterin, Glykoside und ätherisches Öl, Salycilsäure

VERWENDUNG
Bei Wechseljahresbeschwerden wie Hitzewallungen, Depressionen, Nervosität, bei Menstruationsbeschwerden, zu schwacher Monatsblutung, bei Periodenschmerzen, Kopfschmerzen, Rheuma, Asthma, Bluthochdruck

DENKEN SIE DARAN
- Nicht während der Schwangerschaft
- Unklare Beschwerden oder Menstruationsprobleme sollten medizinisch abgeklärt werden.

Register

Halbfette Seitenzahlen verweisen auf Abbildungen.

Abführmittel, Lein 125
Abkochung 85
Abkochung, Blutweiderich 85
Abnabelung 11
Achillea millefolium 143, **143**
Akupressur 70 ff.
- Brüste, Spannungsschmerzen 74
- Menstruation, schmerzhafte 74
- Milchstau 77
- Monatsblutung, schwache 74
- Monatsblutung, unregelmäßige 74
- Reizbarkeit, erhöhte 75
- Schlafstörungen 75
- Wechseljahresbeschwerden 75
- Stillzeit 76
- Probleme, sexuelle 76
- Wassereinlagerung 77
- Muttermilch, Mangel 77
Akupressurpunkte **72,** 73 ff.
Akupunktur 13
Alchemilla vulgaris 100, **100**
Alkoholauszug, Katzenminze 118
Alkoholauszug, Lavendel 121
Alkoholauszug, Pfefferminze 133
Alter 19
Angelica archangelica 96, **96**
Ängste 17, 20, 25, 39
Appetitlosigkeit 88, 94 f., 127, 152
Appetitmangel 149
Arteriosklerose 92
Atemwegserkrankungen 149
Auflage, Fenchel 98
Auflage, Pfefferminze 134
Augen 98
Ausfluss 85, 88, 98, 131, 140, 143
Aussehen 24
Ausstrahlung 24 f., 43
Avena sativa 104, **104**

Bad, Kamille 117
Bad, Rose 139
Bauchgefühl 23
Bauchmuskulatur 57
Bauchmuskulatur, Übung 61
Bauchschmerzen 98, 116, 118, 150
Beruf 25, 36 f., 42
Berufkraut 84
Berufkraut, Kanadisches 84, **84**
Bindegewebsschwäche 127
Blähungen 118, 127, 133, 146, 149, 152
Blase 84, 90, 104, 116, 127, 149
Blätter und Blüten, Löwenzahn 128

Blutarmut 90
Bluthochdruck 92
Bluthochdruck, nervlich bedingt 150
Blutreinigung 94
Blutweiderich 85, **85**
Blutweiderich, Abkochung 85
Blutweiderich, Tee 85
Blutwurz 86, **86**
Blutwurz, Salbe 86
Blutwurz, Tee 86
Blutwurz, Tinktur 86, **87**
Bockshornklee 88, **88**
Bockshornklee, Kaltauszug 88
Breiumschlag, Lein 124
Brennnessel 89, **89**
Brennnessel, Tee 89
Brennnessel-Bärlauch-Nudeln 91
Brennnessel-Kartoffelrösti 91
Bronchitis 118, 140
Brotaufstrich, Löwenzahn 129
Brust 55
Brüste, spannende 140
Buchweizen 92, **92**
Buchweizen, Tee 92
Buchweizensuppe 93

Calendula officinalis 136, **136**
Capsella bursa-pastoris 107, **107**
Chinesische Medizin 12 f., 15
Cholesterin 88
Conyza canadensis 84, **84**

Dammschnitt 116
Depressionen, wechseljahresbdingte 112
Diabetes 88
Durchblutung 92, 102,
Durchfall 84 f., 90, 95, 98, 100 f., 131, 140

Ehrenpreis, Echter 94, **94**
Ehrenpreis, Tee 94
Ehrenpreis, Waschung 94
Eisenkraut 95, **95**
Eisenkraut, Tee 95
Eisenkraut, Waschung 95
Eisenmangel 56
Ekzeme 85
Elemente 46 ff.
Elementekreislauf 46, **47**
Engelwurz, Echte 96, **96**
Engelwurz, Tee 96
Entschlackung 135
Entspannung 138
Erkältung 10, 126
Ernährung 40, 56

Fagopyrum esculentum 92, **92**
Fehler 22
Fenchel 98, **98**
Fenchel, Auflage 98
Fenchel, Likör 98
Fenchel, Salbe 98
Fenchel, Tee 98
Fesseln 18
Fingernägel, Johanniskraut 114
Foeniculum vulgare 98, **98**
Frauenbeschwerden, häufigste 56
Frauenmantel 100, **100**
Frauenmantel, Tee 100
Freiheit 14 ff., 18, 43
Frieden 13
Frühjahrskur 90, 105
Fußpilz 120, 136

Gallensaftmangel 127
Gänsefingerkraut 101, **101**
Gänsefingerkraut, Milch 101
Gänsefingerkraut, Tee 101
Geburt 55
Gedanken 22 f., 28 ff., 39
Gedanken eliminieren 28 f.
Gedankenmüll 29
Gefangenschaft 16
Gefühl 22 f., 27
Gegenwart 32 f.
Gelee, Löwenzahn 128, **128**
Gelenkschmerzen 90, 120, 124
Gesellschaft, Frauen 36 f.
Gesichtsmaske, Lein 125
Gesichtswasser, Taubnessel 147
Geum urbanum 131, **131**
Gewichtsregulierung, Reis 135
Gicht 127
Gingseng, Tee 103
Ginkgo 102, **102**
Ginkgo biloba 102, **102**
Ginkgo, Tee 102
Ginkgo, Tinktur 102
Ginseng 103, **103**
Glück 34 f.
Glücksmomente 34
Glycine max 145, **145**

Haar 104
Haar, fettendes 146
Hafer 104, **104**
Hafer, Kleiebad 105
Hafer, Schleimtag 105
Hafer, Strohbad 104
Haferflocken mit Soja-Reismilch 105
Haferflockenpeeling 105
Haferkissen 105

Halsentzündung 94, 131, 146
Halsschmerzen 116, 141
Hämorrhoiden 84 f., 116, 130 f., 143, 148
Handbalsam, Holunder 108
Hände, kalte 108
Handpflege 112, 114
Haut 86, 90, 94 f., 98, 104, 107, 120, 124, 127, 136, 138, 143, 146, 149, 150
Heilpflanzen 80 ff.
Heilpraktikerin 12, 42
Herpes 136
Hirtentäschel 107, **107**
Hirtentäschel, Tee 107
Hitzewallungen 141
Holunder 108, **108**
Holunder, Handbalsam 108
Holunder, Limonade 110, **110**
Holunder, Sirup 109, **109**
Holunder, Tee 109, **111**
Hormone 55
Hüften, trainierte 61
Husten 98, 116
Hypericum perforatum 112, **112**
Hyssopus officinalis 149, **149**

I Ging 15
Inhaltsstoffe, wichtige 82 f.
Insektenstiche 120
Intuition 22

Johanniskraut, Fingernägel 114
Johanniskraut, Handpflege 114
Johanniskraut, Tüpfel- 112, **112**
Johanniskraut, Öl 113, **113**
Johanniskraut, Salbe 115
Johanniskraut, Tee 115, **115**
Juckreiz 85

Kaltauszug 88, **88**
Kaltauszug, Bockshornklee 88
Kaltauszug, Lein 125
Kamille, Echte 116, **116**
Kamille, Bad 117
Kamille, Maske 117
Kamille, Öl 116, **117**
Kamille, Salbe 117
Kamille, Tee 116
Katzenminze 118, **118**, 119
Katzenminze, Alkoholauszug 118
Katzenminze, Tee 119
Kindheit 10 ff.
Kleidung 42 f.
Kleiebad, Hafer 105
Kompresse, Lavendel 121
Konzentrationsschwäche 102
Kopfschmerzen 98, 112, 118, 120, 126, 132
Kopfschmerzen, magenbedingte 143
Körper, kennen 54 ff.
Körperdehnung, seitliche 61
Körperübungen 52 ff., 58
Kräftigung 131

Krampfadern 92, 102, 136, 146
Krampfadern, Ringelblume 136
Krankheit 1 5, 44
Kräuter 80 ff.
Kräuter, Ernte 81 ff.
Kräuter, richtige Anwendung 81 ff.
Kräuter, Trocknung 81 ff.
Kräuter, Verwendung 81 ff.
Kreislauf 104, 107, 145

Lächeln 35
Lachen 35
Lamium album 146, **146**
Laotse 15, 17
Lavandula officinalis 120, **120**
Lavendel, Alkoholauszug 121
Lavendel, Echter 120, **120**
Lavendelblüten, Zarte (Gebäck) 123
Lavendelkompresse 121
Lavendel, Likör 123
Lavendel, Öl 122
Lavendel, Peeling 122, **122**
Lavendel, Tee 120, **121**
Lavendel, Zucker 121
Lavendelzungen (Gebäck) 123
Leben 32 f.
Lebenssituation 22
Lein, Abführmittel 125
Lein, Breiumschlag 124
Lein, Flachs 124, **124**
Lein, Gesichtsmaske 125
Lein, Kaltauszug 125
Lein, Öl 125
Likör, Lavendel 123
Limonade, Holunder 110, **110**
Limonade, Rose 139, **139**
Linde 126, **126**
Lindenblüten, Tee 126
Linum usitatissimum 124, **124**
Lippen, spröde 150
Lösung 22 f.
Lösungswege 33 f.
Löwenzahn 127, **127**
Löwenzahn, Blätter und Blüten 128
Löwenzahn, Brotaufstrich 129
Löwenzahn, Gelee 128, **128**
Löwenzahn, Saft 127
Löwenzahnschiffchen (Gebäck) 129, **129**
Löwenzahn, Tee 127
Lythrum salicaria 85, **85**

Magen-Darmprobleme 84, 95, 98, 118, 141, 149
Magenschleimhaut 85, 88
Magenschwäche 135
Maske, Kamille 117
Maske, Sesam 144
Massage, Johanniskraut **113**, 114
Matricaria recutita 116, **116**
Melissa officinalis 150, **150**
Melisse, Öl 151
Melisse, Salbe 151
Melisse, Tee 151

Melisse, Tinktur 150
Menstruation 74
Menstruation, unregelmäßige 94
Menstruationsbeschwerden 141
Menstruationsschmerzen 150
Mentha x *piperita* 133, **133**
Migräne 94 f., 116, 133
Milchbildung 98
Milchfluss 144
Minderwertigkeitsgefühle 26, 45
Monatsblutung 74
Monatsblutung, spärliche 149
Monatsblutung, starke 100, 107
Monatsblutung, unregelmäßige 143
Monatsblutung, zu starke 148
Monatszyklus 56
Mutterbänder 57
Myrte 130, **130**
Myrtus communis 130, **130**

Nagelbettentzündung 136
Nasenbluten 86, 107, 148
Nasennebenhöhlenentzündung 130, 141
Naturheilkunde 12
Nelkenwurz, Echte 131, **131**
Nelkenwurz, Waschung 131
Nepeta cataria 118, **118**
Nervenschmerzen 112
Nervosität 94, 112, 120, 126, 132, 150, 152

Oberschenkel, Übung 59 f.
Öl, Johanniskraut 113, **113**
Öl, Kamille 116, **117**
Öl, Lavendel 122
Öl, Lein 125
Öl, Melisse 151
Öl, Pfefferminze 134
Öl, Ringelblume 137
Öl, Rose 138
Öl, Salbei 141
Öl, Schafgarbe 143
Oryza sativa 135, **135**
Osteoporose 90, 140, 145

Panax ginseng 103, **103**
Passiflora incarnata 132, **132**
Passionsblume 132, **132**
Passionsblume, Tee 132
Peeling, Lavendel 122, **122**
Periode 146
Periode, Schmerzen 100, 101, 108, 116, 136
Periodenblutung, schwache 56, 95, 118
Periodenblutung, starke 56, 84 f.
Periodenblutung, unregelmäßige 95
Pfefferminze, Alkoholauszug 133
Pfefferminze, Auflage 134
Pfefferminze 133, **133**
Pfefferminze, Öl 134
Pfefferminztaler mit Schokolade (Gebäck) 134

Pfefferminze, Tee 133
Pomuskulatur, Übung 59 f.
Potentilla anserina 101, **101**
Potentilla erecta 86, **86**
Probleme 15, 17

Qi Gong 13

Reis 135, **135**
Reis, Gewichtsregulierung 135
Reizmagen, nervöser 143
Rheuma 84, 94, 127, 143
Ringelblume 136, **136**
Ringelblume, Krampfadern 136
Ringelblumenöl 137
Ringelblumensalbe 137, **137**
Ringelblumentee 136
Ringelblumenwaschung 137
Rollenverteilung 36 f.
Rosa gallica 138, **138**
Rose, Apothekerrose 138, **138**
Rose, Bad 139
Rose, Limonade 139, **139**
Rose, Öl 138
Rose, Salbe 139
Rose, Zucker 139
Rotklee 140, **140**
Rotklee, Salbe 140
Rotklee, Tee 140

Saft, Löwenzahn 127
Salbe 87
Salbe, Blutwurz 86
Salbe, Fenchel 98
Salbe, Johanniskraut 115
Salbe, Kamille 117
Salbe, Melisse 151
Salbe, Ringelblume 137, **137**
Salbe, Rose 139
Salbe, Rotklee 140
Salbe, Salbei 142
Salbe, Schafgarbe 143
Salbei 140, **141**
Salbei, Öl 141
Salbei, Salbe 142
Salbei-Schinken-Fladen (Gebäck) 142
Salbei, Tee 141, **142**
Salvia officinalis 141, **141**
Sambucus nigra 108, **108**
Sanguisorba officinalis 148, **148**
Schafgarbe 143, **143**
Schafgarbe, Öl 143
Schafgarbe, Salbe 143
Schlafstörung 120, 126, 132, 150, 152
Schleimhautentzündung 140
Schnupfen 146
Schwangerschaft 57
Schwitzen, übermäßiges 149
Selbstbewusstsein 11
Selbstwertgefühl 24
Sesam 144, **144**
Sesamum indicum 144, **144**
Sesam-Verwöhnmaske 144
Shampoo, Taubnessel 147, **147**

Sicherheit 16,
Sinn des Lebens 14
Sinne 32 f.
Sirup, Holunder 109, **109**
Sitzbad, Taubnessel 147
Sojabohne 145, **145**
Sojareismilch 145
Sonnenbrand 112
Sorgen 21
Stärken 25
Stimmungsschwankungen 132, 152
Strohbad, Hafer 104

Tao 10 f.
Taraxacum officinalis 127, **127**
Taubnessel, Weiße 146, **146**
Taubnessel, Gesichtswasser 147
Taubnessel, Shampoo 147, **147**
Taubnessel, Sitzbad 147
Taubnessel, Tee 146
Tee 84 ff., 89
Tee, Berufkraut 84
Tee, Blutweiderich 85
Tee, Blutwurz 86
Tee, Brennnessel 89
Tee, Buchweizen 92
Tee, Ehrenpreis 94
Tee, Eisenkraut 95
Tee, Engelwurz 96
Tee, Fenchel 98
Tee, Frauenmantel 100
Tee, Gänsefingerkraut 101
Tee, Ginkgo 102
Tee, Ginseng 103
Tee, Hirtentäschel 107
Tee, Holunder 109, **111**
Tee, Johanniskraut 115, **115**
Tee, Kamille 116
Tee, Katzenminze 119
Tee, Lavendel 120, **121**
Tee, Linde 126
Tee, Löwenzahn 127
Tee, Melisse 151
Tee, Passionsblume 132
Tee, Pfefferminze 133
Tee, Ringelblume 136
Tee, Rotklee 140
Tee, Salbei 141, **141**
Tee, Taubnessel 146
Tee, Wiesenknopf 1 48
Tee, Ysop 149
Thrombose 102
Tilia cordata, *Tilia plathyllos* 126, **126**
Tinktur, Blutwurz 86
Tinktur, Ginkgo 102
Tinktur, Melisse 150
Tinktur, Wiesenknopf 148
Tormentill 86, **86**
Trifolium pratense 140, **140**
Trigonella foenum-graceum 88, **88**
Tüpfel-Johanniskraut 112, **112**

Übelkeit 133
Übergewicht 135

Unruhe, innere 132
Unterbauchschmerzen 143
Unterbewusstsein 27
Unterleibsschmerzen 56, 132
Unterleibsschmerzen, perdioden-
    bedingte 146
Unzufriedenheit 44
Urteil 20 f.
Urtica diocia 89, **89**
Urvertrauen 10 f., 23

Verbena officinalis 95, **95**
Verdauung 97 f., 133
Vergangenheit 28
Verhaltensmuster 18 f.
Veronica officinalis 94, **94**
Verstopfung 124
Vertauchung 133
Vertrauen 16 f.
Verwandtschaft 18
Völlegefühl 135
Vorurteile 20 f.

Warme Tücher, Melisse 151
Waschung, Ehrenpreis 94
Waschung, Eisenkraut 95
Waschung, Nelkenwurz 131
Waschung, Ringelblume 137
Wasser treten 62 f.
Wassereinlagerung 135
Wechseljahre 39 ff., 75
Wechseljahresbeschwerden 94 f., 98,
    132, 140, 152
Weg, richtiger 11
Weiblichkeit 38
Weißfluss 146
Wendepunkte 12 f.
Wiesenknopf, Großer 148, **148**
Wiesenknopf, Tee 148
Wiesenknopf, Tinktur 148
Wildsammlung 80 ff.
Wunden, kleine 136
Wurzeln, starke 10 f.

Yang 20 f., **20**, 38
Yin 20 f., **20**, 38
Ysop 149, **149**
Ysop, Tee 149

Zitronenmelisse 150, **150**
Zucker, Lavendel 121
Zucker, Rose 139
zufrieden 26
Zukunft 33
Zwänge 18 f., 43

Dankeschön an meine Kinder und meinen Partner, wir sind ein wirklich tolles Team.

Mit 143 Farbabbildungen von:
Otmar Diez, Sulzthal: 81 li, 109, 110, 142; **Flora Press,** Hamburg: 2/3, 4 li, 5 re, 8/9, 22, 78/79, 81 li, 87 u, 99 re, 121, 122, 124, 147 o; **Gartenschatz GmbH,** Stuttgart: 7, 44, 82 alle drei, 83 re, 85, 86, 90, 92, 95, 97, 98, 101, 104, 106, 107, 108, 112, 116, 118, 119, 120, 131, 133, 134, 136, 138, 140, 141, 143, 146, 148, 149, 150, 152; **Tobias Görner Fotodesign,** Hofheim am Tanus: 36; **Kosmos/Sarah Veith,** Stuttgart: 20, 47; **Botanik Bildarchiv Laux,** Biberach/Riß: 1, 34, 84, 88, 93 re, 102, 117, 123, 126, 137 u, **B. Redeleit/Grassegger**: 76; **Reinhard/Tierfoto/Hans Reinhard, Heiligkreuzsteinach/Eiterbach:** 12, 29, 80, 83 li, 94, 103, 105, 109, 111, 113 re, 114, 127, 128, 130, 132, 144; **Ulrike Romeis,** Lünen 27; **Manfred Ruckzio,** Taunusstein: 16, 25, 57, 96, 135; **Hans-Joachim Schneider,** Wäschenbeuren: 6, 13, 19, 24, 26, 30 o, 37, 40, 48, 60 beide, 62, 67, 71, 72 alle zehn, 75, 87 o, 93 li, 99 li, 113 li, 115, 129, 137 oben alle drei, 145, 147 u, 153; **Peter Schönfelder,** Pentling: 100; **Annette Timmermann,** Kalübbe: 4 re, 5 li, 11, 21, 30 u, 43, 52/53, 68/69, 81 re, 89, 139, 151; **Janine Urbon,** Böbingen: 14, 58, 59; **W. Wisniewski,** Waltrop: Seite 17;

Umschlaggestaltung von solutioncube GmbH, Reutlingen
Umschlagvorderseite mit zwei Bildern von:
Liv Friis-Larsen/Shutterstock (Steine)
Elena Elisseeva/Shutterstock (Lavendel)

Unser gesamtes lieferbares Programm und viele weitere Informationen zu unseren Büchern, Spielen, Experimentierkästen, DVDs, Autoren und Aktivitäten finden Sie unter **www.kosmos.de**

Gedruckt auf chlorfrei gebleichtem Papier
1. Auflage
© 2008 Franckh Kosmos Verlags GmbH & Co. KG, Stuttgart
Alle Rechte vorbehalten
ISBN 978-3-440-11192-5
Lektorat: Birgit Grimm
Produktion: Atelier Reichert, Stuttgart
Grundlayout: solutioncube GmbH, Reutlingen
Printed in Italy / Imprimé in Italie

Gebrauchsnamen, Handelsnamen, Warenbezeichnungen sind in diesem Buch ohne nähere Kennzeichnung in Bezug auf Marken, Gebrauchsmuster oder Patentschutz wiedergegeben. Daraus kann nicht abgeleitet werden, dass diese Namen und Verfahren als frei im Sinne der Gesetzgebung gelten und von jedermann benutzt werden dürfen.

Die Rechtschreibung der deutschen Pflanzennamen ist nicht eindeutig geregelt. Auch jede andere Art der Schreibung ist möglich, die Sie sowohl in Fach- als auch in populärwissenschaftlichen Büchern finden werden.

Der Gebrauch von Heilpflanzen setzt ihre sichere Kenntnis voraus. Nur auf die beschriebenen Arten trifft die angegebene Verwendung zu. Behandelt werden dürfen nur leichtere Gesundheitsstörungen, die keiner ärztlichen Behandlung bedürfen. Den Arztbesuch kann das vorliegende Buch auf keinen Fall ersetzen. Alle Angaben in diesem Buch sind sorgfältig geprüft und geben den neuesten Wissensstand bei der Veröffentlichung wieder. Da sich das Wissen aber laufend weiterentwickelt, muss jeder Anwender prüfen, ob die Angaben nicht durch neuere Erkenntnisse überholt sind. Dazu muss er zum Beispiel Beipackzettel lesen und die Gebrauchsanweisungen befolgen. Jede Dosierung und Anwendung erfolgt auf eigene Gefahr. Autoren und Verlag müssen alle Schadensersatzansprüche von vornherein ablehnen.

Service

Barbara Urbon
Heilpraktikerin
Naturheilpraxis für Traditionelle Chinesische Medizin
Nelkenweg 3
73560 Böbingen
Tel.: 0 71 73 / 38 87
E-Mail: barbaraurbon@web.de
www.barbaraurbon.de

Kräuter

Kräuter- u. Staudengärtnerei Mann
Schönbacherstraße 25
02708 Lawalde
Tel.: 0 35 85 / 40 37 38
E-Mail: info@plantasia.de
www.staudenmann.de

Rühlemanns Kräuter u. Duftpflanzen
Auf dem Berg 2
27367 Horstedt
Tel.: 0 42 88 / 92 85-58
E-Mail: info@ruehlemanns.de
www.ruehlemanns.de

Otzberg Kräuter
Erich Ollenhauer-Straße 87a
65187 Wiesbaden
Tel.: 06 11 / 8 12 05 45

Kräuter Schulte
Drogerie
Schlossstraße 7
76593 Gernsbach / Schwarzwald
Tel.: 0 72 24 / 38 76
E-Mail: kraeuterschulte@aol.com

Syringa Duft- und Würzkräuter
Bachstraße 7
78247 Hilzingen-Binningen
Tel.: 0 77 39 / 14 52
E-Mail: info@syringa-samen.de
www.syringa-samen.de

Hof Berggarten
Wildpflanzen für Blumenwiesen
& Naturgarten
Birgit Lau und Robert Schönfeld
Großherrischwand
Lindenweg 17
79737 Herrischried

Staudengärtnerei Gaissmayer
Jungviehweide 3
89257 Illertissen
Tel.: 0 73 03 / 72 58
E-mail: info@staudengaissmayer.de

Raritätengärtnerei Treml
Eckerstraße 32
93471 Arnbruck
Tel.: 0 99 45 / 90 51 00
E-Mail: terml@pflanzentreml.de
www.pflanzentreml.de